MANUEL

DE

CHIRURGIE ET DE PATHOLOGIE

DENTAIRES

MANUEL

DE

CHIRURGIE ET DE PATHOLOGIE

DENTAIRES

PAR LE PROFESSEUR ALFRED COLEMAN

TRADUCTION DU Dr DARIN

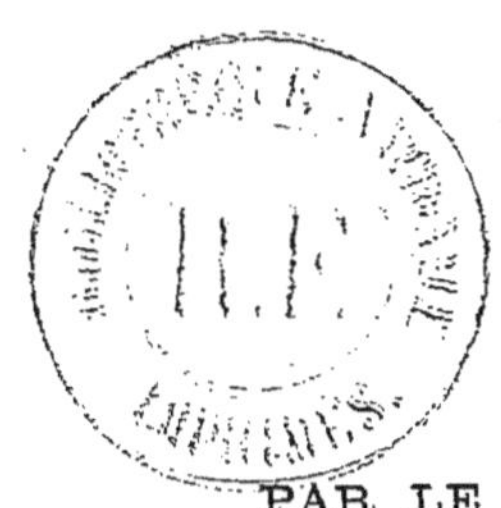

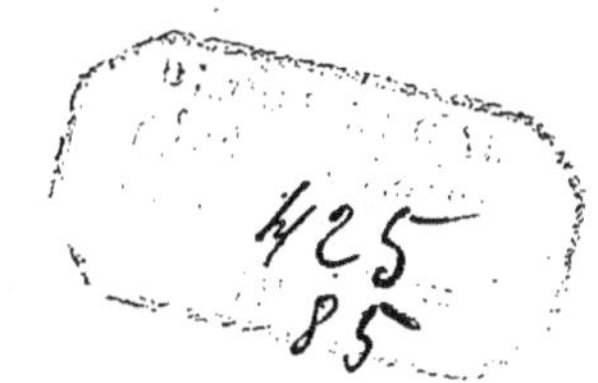

TOURS

IMPRIMERIE PAUL BOUSREZ

5, RUE DE LUCÉ, 5

PRÉFACE

« S'il était nécesssaire de démontrer les immenses progrès réalisés dans la science et la pratique de la chirurgie dentaire depuis trente à quarante ans, la meilleure preuve se trouverait dans ce fait que, au commencement de cette période, la plupart des principaux ouvrages publiés sur la spécialité traitaient à la fois, et dans des limites très-restreintes, de toutes ses branches : anatomie, physiologie, chimie, pathologie, thérapeutique, matière médicale et souvent même prothèse dentaires.

« L'établissement, dans ce pays et diverses autres contrées, d'un plan d'études méthodique et défini comprenant des cours distincts sur l'anatomie et la physiologie dentaires, la chirurgie et la pathologie dentaires, et la mécanique dentaire, a peut-être contribué plus que toute autre chose à faire naître des traités spéciaux et plus complets sur ces diverses parties de notre art.

« Quelques-uns de ces livres sont réellement parfaits, et les étudiants ne sauraient rien désirer de plus que l'admirable traité sur l'*Anatomie dentaire, humaine et comparée*, qui a été récemment publié par mon éminent collègue, M. Ch.-S. Tomes.

« Un autre sujet, celui de la *mécanique dentaire*, a fait l'objet d'un excellent manuel, dû à la plume de M. Oakley Coles, et les étudiants anglais qui voudront un ouvrage plus complet peuvent se procurer le *Traité pratique de prothèse dentaire* du docteur Joseph Richardson, de Ohio (États-Unis).

« Quant à la chirurgie dentaire, que j'ai eu le privilége d'enseigner pendant quinze ans dans la plus considérable école médicale de Londres, peut-être n'a-t-elle pas encore trouvé un manuel parfaitement adapté aux besoins des élèves. Les excellents livres de MM. John et Ch.-S. Tomes, qui ont été si fort appréciés, comprennent aussi l'anatomie et la physiologie dentaires de l'homme, sujets qui peuvent n'être pas nécessaires à beaucoup de personnes et surtout aux étudiants en médecine. D'autre part, l'ouvrage fort apprécié de M. Salter, tout en se limitant spécialement à la pathologie et à la chirurgie dentaires, est, comme le dit l'auteur, « une collection de tous ses essais et mémoires antérieurs, disposés sous forme de cha- « pitres, avec quelques additions, » plutôt qu'un traité méthodique sur le sujet.

« J'ai donc lieu d'espérer que ce manuel comblera une lacune, sans avoir la prétention de lui attribuer la valeur qu'a celui de M. Ch.-S. Tomes sur l'anatomie. J'ai confiance néanmoins que l'expérience considérable acquise dans un service hospitalier pendant près d'un quart de siècle ne sera pas perdue, et que, grâce à mon livre, j'en pourrai faire profiter autrui.

« Un de mes principaux désirs a été de traiter le sujet d'une manière aussi méthodique que possible, en groupant ensemble une variété de questions qui se tiennent, pour ne pas multiplier trop les chapitres et en évitant les relations d'observations, qui auraient encombré le volume.

« Pour donner à mon ouvrage un caractère pratique, j'ai mis à contribution diverses personnes à qui je tiens à adresser ici tous mes remerciements. C'est d'abord M. C.-S. Rogers, démonstrateur à l'hôpital dentaire de Londres, qui s'est chargé de la majeure partie du chapitre relatif aux aurifications. Ce sont ensuite MM. C. Ash et fils, qui ont bien voulu me prêter environ deux cent cinquante clichés d'appareils, instruments, etc., ainsi que les praticiens distingués qui ont inventé ces appareils, et dont j'ai pris le soin de rappeler les noms, dans des notes au bas des pages. J'ai également à remercier le Conseil de la Société odontologique, qui m'a autorisé à reproduire les figures illustrant ceux de mes travaux qui ont paru dans les comptes rendus de cette Société. Ma reconnaissance est encore acquise à M. Noble Smith, pour le travail et l'habileté que lui ont demandé les dessins originaux de ce Manuel. Je ne saurais oublier non plus les nombreux auteurs à qui j'ai fait des emprunts dont mon livre a profité. Enfin, M. E. Harrisson, avocat, s'est donné la tâche ingrate et fastidieuse de corriger les épreuves de l'ouvrage; je le prie de croire à ma plus profonde gratitude. »

MANUEL

DE

CHIRURGIE ET DE PATHOLOGIE

DENTAIRES

CHAPITRE Ier.

PREMIÈRE DENTITION.

Le développement précoce des dents atteste leur importance dans l'économie animale. Dès la septième semaine de la vie fœtale commencent à apparaître ces organes, destinés à soustraire l'enfant à la dépendance de sa mère. Pour que cette indépendance puisse se réaliser de bonne heure, la plupart des animaux sont pourvus de deux séries de dents, l'une temporaire et de développement relativement rapide, qui sort peu après la naissance et suffit alors aux besoins de la mastication ; l'autre dite permanente, comprenant des organes dont le développement est plus lent et plus parfait.

L'homme, de tous les animaux le plus dépendant de l'organisme maternel, ne possède généralement de dents que vers la fin de la première année de son existence, et le travail de la dentition se termine rarement avant l'âge adulte. Pendant la période comprise entre la naissance et l'apparition d'un nombre de dents suffisant pour rendre le jeune être indépendant de sa mère, il trouve dans le lait de celle-ci un aliment complet et approprié à l'état encore rudimentaire de son canal digestif. Plus tard, les diverses parties du tube alimentaire se modifient, en même temps que les dents se développent, pour devenir aptes à la digestion des substances qui demandent à être broyées avant d'être introduites dans l'estomac.

Si l'on examine la bouche d'un enfant peu après la naissance, on verra les contours plus ou moins distincts des dents temporaires, — surtout des antérieures, — qui sont situées évidemment fort peu au-dessous de la surface des gencives du côté externe des mâchoires. A mesure que l'enfant avance en âge, ces organes deviennent, par suite du développement des bords alvéolaires et de la membrane muqueuse, de moins en moins apparents, jusqu'à s'effacer presque complétement. Le moment de la dentition s'annonce par l'apparition d'une petite crête, ayant tout à fait l'aspect d'une cicatrice, au sommet des gencives ; c'est probablement les débris du *sillon dentaire primitif* de Goodsir, du repli épithélial qui constitue l'organe de l'émail. Pendant la période qui précède la dentition, on remarquera que la bouche de l'enfant est moins humide que ne l'est celle de l'adulte ; tandis que, à mesure que la dentition approche, le contraire se manifeste, la salive s'écoulant généralement en quantité considérable. Avec un aliment liquide comme le lait, le rôle des sécrétions buccales est inutile ; mais quand le besoin d'une nourriture plus dure, plus sèche et plus compliquée commence à se faire sentir, les glandes salivaires se développent et acquièrent plus d'importance. Sous l'influence du stimulus exagéré, que provoque sans doute l'irritation de la dentition, la sécrétion de ces glandes est d'une abondance anormale et, en dépouillant ainsi le sang de quelques-uns de ses principes constituants, réduit, comme certains auteurs l'ont supposé, la tendance à l'inflammation locale ; cette opinion est corroborée par ce fait que, dans certains états inflammatoires des gencives, on se trouve [bien de l'usage des sialagogues.

A mesure que la période de la dentition approche, on notera que les procès alvéolaires, alors fortement développés, présentent à leurs sommets des élévations inégales. Elles varient beaucoup chez les différents individus ; en les observant de jour en jour, on voit qu'elles deviennent plus distinctes, de couleur plus claire, si bien qu'il faut s'aider du toucher pour pouvoir s'assurer qu'on n'a pas sous les yeux des dents véritables ; dans les points où la membrane muqueuse a été beaucoup soulevée, son retrait après l'éruption d'une dent laisse celle-ci saillir à une certaine distance de la surface, comme si cette dent était sortie plus rapidement à cette période qu'à d'autres moments du travail de la dentition.

Les dents temporaires chez l'homme sont au nombre de vingt,

dix à chaque mâchoire, placées symétriquement de chaque côté de la ligne médiane; leur formule se représente ainsi qu'il suit : incisives $\frac{2}{2}$, canines $\frac{1}{1}$, molaires $\frac{2}{2}$.

L'ordre et les époques d'éruption des dents de lait, comme on appelle encore les organes de la première dentition, varient beaucoup. Il en est qui sortent à la naissance ou même antérieurement, tandis que leur sortie est retardée, chez certains sujets, presque à la fin de la deuxième année, fait dont l'observation n'a pas échappé à la sagacité de nos poëtes. L'auteur a rencontré plusieurs exemples

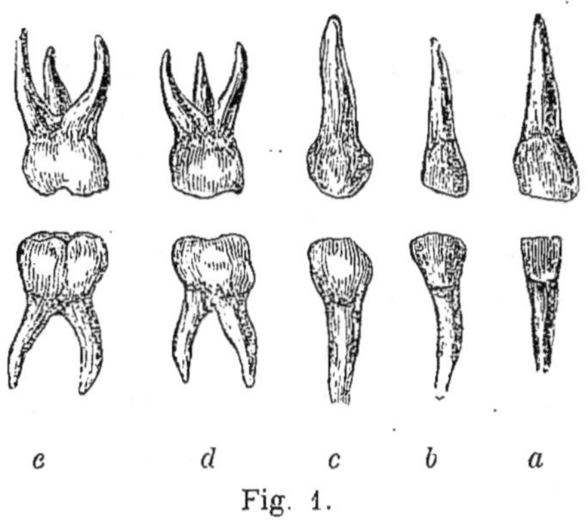

Fig. 1.

Dents temporaires du côté droit des mâchoires supérieure et inférieure : *a*, incisives centrales ; *b*, incisives latérales ; *c*, canines ; *d*, premières molaires ; *e*, secondes molaires.

de dents bien formées au moment de la naissance, et quelques cas où la dentition ne commençait qu'après le douzième mois. Autrefois, on avait l'habitude d'enlever les dents que présentaient les nouveau-nés, parce qu'il est presque impossible de nourrir à la mamelle de semblables enfants; mais, depuis l'introduction des bouts de sein en caoutchouc, ce traitement barbare a été abandonné. Il n'en est pas de même quand il s'agit de petites dents rabougries et flottantes dans la membrane muqueuse, dépourvues de racines. Ces masses informes ne pouvant qu'être nuisibles à l'enfant, doivent être enlevées immédiatement. Elles résultent de l'exfoliation des chapeaux d'ivoire calcifiés de dents temporaires nécrosées, et leur présence donne lieu de soupçonner la syphilis héréditaire (1).

La première incisive centrale du bas franchit la gencive, en moyenne, vers le commencement du huitième mois, et elle est suivie par sa voisine au bout de quelques jours. Après un intervalle de deux à trois mois, apparaît une incisive centrale de la mâchoire supérieure, et bientôt la seconde sort à son tour ; puis, un mois à six semaines plus tard, viennent les latérales de la même mâchoire. Certains auteurs prétendent, à tort selon nous, que les latérales du bas succèdent aux centrales du haut ; mais généralement elles n'apparaissent qu'environ deux mois après les dents correspondantes de la mâchoire supérieure, c'est-à-dire quand l'enfant approche de sa première année. Deux mois se passent, et c'est le tour des quatre premières molaires, qui sortent à quelque distance des latérales, en arrière. Une nouvelle pause de quatre à cinq mois a lieu, avant l'apparition des canines, qui font ainsi leur éruption vers l'âge de dix-huit mois, dans les espaces laissés entre les incisives latérales et les premières molaires. Ce sont les dents dont la sortie entraîne, selon quelques auteurs, le plus de désordres constitutionnels ; s'il en est ainsi, on ne saurait attribuer ces désordres au volume, ni à la forme de ces organes, car les canines sont de toutes les dents celles qui devaient franchir la gencive le plus facilement (2).

L'éruption des canines demande deux à trois mois. Puis sur-

---

(1) L'auteur a eu l'occasion de voir un cas curieux dans la clientèle de son ami, M. G.-R. Ord, de Streatham. Un enfant naquit avec une dilatation sacciforme de la membrane muqueuse, près de la symphyse du maxillaire inférieur. On sentait dans cette poche les deux incisives centrales complétement mobiles. Comme la tumeur gênait la succion, M. Ord l'ouvrit et en retira deux dents mal formées, mais vivantes. Dans ce cas, il n'y avait aucun soupçon de syphilis.

(2) Pour West, ce sont les premières molaires qui entraîneraient généralement le plus d'accidents. Trousseau et quelques autres disent que ce sont les canines, et invoquent à l'appui de leur opinion : la longueur de la racine, l'étroitesse de l'alvéole, l'obligation où sont ces organes de sortir entre des dents qui ont déjà franchi la gencive, enfin leur éloignement de la surface. Mais ces explications nous paraissent insuffisantes, l'état du système nerveux à cette époque de la vie ayant probablement plus d'influence que toutes les conditions locales.

vient une nouvelle pause de trois à cinq mois, et les secondes molaires apparaissent (représentant le cinquième et dernier groupe) vers le commencement de la deuxième année. Leur sortie complète exige ordinairement de trois à cinq mois, au bout desquels le travail de la première dentition est achevé. On dit, et nous partageons cette opinion, que ce processus commence et se termine plus tôt chez les filles que chez les garçons. Certaines maladies, notamment le rachitisme, passent pour retarder la période d'éruption.

Voici, pour aider la mémoire, un tableau récapitulatif des données précédentes :

Mois.

1er Groupe. — Incisives centrales inférieures, sept mois.   7
            Durée d'éruption, un à dix jours.
            Pause, deux à trois mois.

2e Groupe. — Incisives centrales et latérales supérieures,
            neuf mois.   9
            Durée d'éruption, quatre à six semaines.
            Pause, deux mois.

3e Groupe. — Incisives latérales inférieures, douze mois.   12
            Premières molaires, quatorze mois.   14
            Durée d'éruption, un à deux mois.
            Pause, quatre à cinq mois.

4e Groupe. — Canines, dix-huit mois.   18
            Durée d'éruption, deux à trois mois.
            Pause, trois à cinq mois.

5e Groupe. — Secondes molaires, vingt-six mois.   26
            Durée d'éruption, trois à cinq mois.

La période de la première dentition éveille plus ou moins la sollicitude des parents, car on sait qu'elle constitue un acte important dans la vie de l'enfant, et qu'il y a beaucoup de vrai dans cet adage: *Bel enfant jusqu'aux dents.* C'est évidemment un temps d'épreuve, comme l'est pour les oiseaux celui où le duvet cède la place aux plumes. Des enfants nés faibles et délicats traversent souvent cette phase dans les meilleures conditions, tandis que d'autres d'une apparence superbe souffrent gravement et conservent des lésions qui compromettent leur bien-être futur.

Dans les circonstances les plus favorables, les dents peuvent apparaître successivement en temps normal et suivant l'ordre habituel, avec si peu de trouble apparent pour le sujet, qu'on n'en découvre la présence qu'accidentellement. Plus souvent, cependant, quelque temps avant l'éruption de chaque groupe, l'enfant devient agité, salive abondamment et presse plus ou moins souvent ses doigts contre les gencives (1). Sa bouche est chaude, les gencives se tuméfient, sont tendues et luisantes. A mesure que le travail de la dentition avance, les parties les plus saillantes de la gencive pâlissent, jusqu'à ce que, comme nous l'avons déjà dit, il devienne difficile de savoir si les dents ne sont pas déjà sorties. Quand un groupe a terminé son évolution, les symptômes disparaissent d'ordinaire pendant un certain temps. Mais les choses ne se passent pas toujours aussi favorablement. Certains enfants, avant de percer une dent ou un groupe, sont de mauvaise humeur et irritables; leurs gencives sont chaudes, gonflées et sensibles; les frictions qui, dans les cas précédents, étaient manifestement agréables, causent de la douleur et portent l'enfant à se retirer du sein, en s'agitant et criant. A un degré plus prononcé on observe en outre, des phénomènes généraux; il y a de la fièvre et une soif que démontre l'avidité avec laquelle l'enfant se jette sur la mamelle, pour vomir ensuite l'excès du lait qu'il a pris. Assez souvent il survient de la diarrhée, résultant d'une irritation réflexe ou directe de la muqueuse intestinale; les selles ont une odeur repoussante et sont d'un vert épinard,

---

(1) L'irritation naturelle qui accompagne la dentition et qui, chez les animaux, n'entraîne probablement jamais plus qu'un léger malaise, a peut-être un but utile. La sensation de la soif, déterminée par un défaut de liquide dans le sang, est rapportée à la région de la bouche et du pharynx, et l'on peut concevoir facilement que le jeune animal cherche pour l'apaiser à saisir avec la bouche la mamelle maternelle. Le sentiment de la faim, résultant d'un défaut de matériaux solides dans le sang, n'a pas de siége aussi bien défini et se fait sentir dans des régions plus profondes, et partant moins accessibles.

A l'époque de la dentition, le jeune animal porte sans cesse diverses substances solides à la cavité buccale, comme l'attestent souvent nos nattes et nos tapis et, avale quelques-unes des substances qui lui paraissent agréables au goût. Bientôt le sens de l'odorat rappelle à l'animal le souvenir des saveurs qui l'avaient flatté auparavant. La vue vient aussi en aide à l'odorat, et l'individu ne tarde pas alors à avoir la faculté de choisir ses aliments et à se rendre complétement indépendant de sa mère.

comme après l'administration du mercure. Une toux fatigante, provoquée par l'extension de l'irritation aux voies respiratoires, coïncide souvent avec l'éruption de chaque dent, et, comme la diarrhée, cesse quand la gencive a été franchie. Mais les symptômes les plus redoutables sont ceux qui se passent du côté du système nerveux ; car, bien que West nous ait appris, et sans doute avec raison , à regarder les convulsions des enfants comme comparables au délire chez l'adulte, elles paraissent, même quand elles ne relèvent que de la dentition, être capables de laisser des lésions plus sérieuses que celles qui succèdent généralement au délire des maladies débilitantes.

Ainsi, à la suite de convulsions très-intenses, on a vu persister des lésions cérébrales en l'absence de tout soupçon de tuberculose ou d'autre vice constitutionnel. Ces conséquences ne se limitent pas d'ailleurs au cerveau, et peuvent porter sur les parties les plus éloignées, comme le prouvent les cas de pied-bot équin rapportés à cette cause.

Pendant la sortie des dents temporaires, les affections cutanées sont loin d'être rares ; les plus fréquentes et les plus pénibles, après les éruptions érythémateuses et papuleuses fugitives et insignifiantes, étant l'eczéma, l'impétigo et l'herpès.

La dentition est un processus naturel, et non une maladie ; cependant il arrive parfois qu'un enfant peut réellement succomber à son influence directe, sans l'intervention d'aucune complication. Un être faible peut être assez épuisé par ce travail physiologique pour en être victime. L'auteur a eu l'occasion d'observer un cas de ce genre bien manifeste : un jeune enfant avait eu le malheur de perdre sa mère en venant au monde et d'être ainsi privé de l'aliment le mieux adapté à un être débile ; il résista cependant jusqu'à la période habituelle de la dentition. A ce moment les dents sortirent successiveement, et dans leur ordre régulier ; l'appétit tomba ; néanmois le peu de nourriture ingérée se digérait convenablement ; le pauvre petit perdit le sommeil, ses forces diminuèrent de jour en jour, de semaine en semaine, et il finit par mourir d'épuisement. Or, si cet enfant avait percé ses dents par groupes, avec les intervalles de repos ordinaires, au lieu de les faire *en masse* (si l'on peut ainsi parler), il y a lieu de croire qu'il aurait repris assez de forces dans les moments d'accalmie pour franchir heureusement les périodes d'épreuves. Dans

ce cas, il n'existait pas de maladie et par conséquent aucune indica-
cation pour un traitement positif; c'est là ce que l'on peut dire de la
dentition en général.

Mais, s'il n'y a pas de spécifique pour la dentition, la science a
souvent de grandes ressources pour apaiser les symptômes, qu'il
faut se garder toutefois de prendre pour des effets de ce travail physiologique, alors qu'ils ont en réalité une origine différente et plus
sérieuse. Quand le processus marche naturellement, moins on intervient, mieux cela est; mais il faut indiquer aux parents les précautions qui, moins importantes après l'achèvement de la dentition, le
deviennent beaucoup plus au moment de la sortie d'un groupe. C'est
alors surtout que l'on doit éviter le sevrage ou d'autres modifications
considérables dans le régime, les changements de température, les dangers de contagion des maladies zymotiques, etc., et la vaccination.

Appelés auprès d'enfants atteints seulement de lésions locales, nous
pouvons, si les gencives présentent du gonflement et de la congestion, sans être sensibles, procurer quelque soulagement en scarifiant
les parties avec une lancette bien aiguisée; ce dernier point est important, car l'instrument qui coupe bien détermine très-peu de douleur, et, en divisant nettement les vaisseaux superficiels, il les fait
saigner davantage et son action est plus bienfaisante; mais si les gencives étaient très-sensibles, ce qu'annonceraient les cris de l'enfant,
il faudrait remplacer les scarifications par l'application d'une sangsue à l'angle de la mâchoire. La question est de savoir si la première opération procure beaucoup de soulagement, ou un soulagement soutenu; mais il n'est pas douteux qu'elle en apporte dans
une certaine mesure et qu'elle est peu douloureuse, car nous avons
rencontré quelquefois des enfants assez âgés pour se rappeler l'action salutaire de l'instrument dans des circonstances antérieures,
qui nous demandaient de recommencer. Supposons maintenant le
cas d'un enfant atteint de symptômes généraux; si les gencives
sont élevées en certains points et si les parents nous disent qu'il est
sorti quelques dents d'un groupe; si de plus la gencive se montre
tendue au niveau des autres dents du groupe, il est alors avantageux de fendre toute l'épaisseur des tissus mous. Mais on doit prendre
soin, surtout lorsque cette simple opération est pratiquée à la partie
antérieure de la bouche, d'inciser plutôt du côté antérieur de la gencive que postérieurement, pour éviter que l'instrument, en glissant

en arrière de la dent, n'aille léser le germe de l'organe de remplacement. Les indications de cette opération sont tout à fait exception-

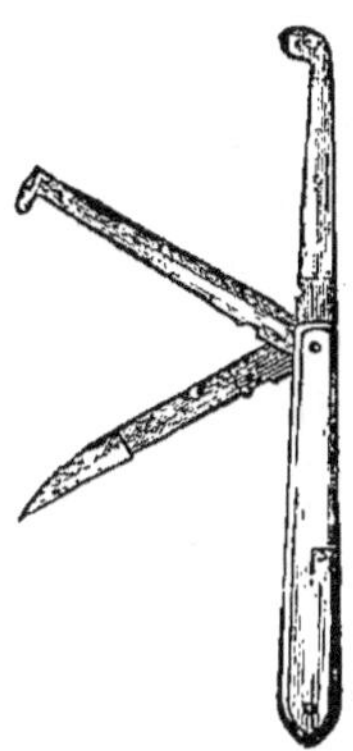

Lancette à trois lames, utile en chirurgie dentaire ; c'est la lame tout à fait ouverte qui est la mieux appropriée à la scarification des gencives.

nelles et nous sommes loin de l'époque où son emploi était général; toutefois on aurait tort de la repousser d'une façon absolue.

Relativement à la diarrhée qui accompagne la dentition et que certains auteurs considèrent comme un effort de la nature pour apaiser ou prévenir l'inflammation locale, en conseillant par suite de la respecter dans une certaine mesure, elle réclame du praticien la plus grande circonspection; des processus naturels en eux-mêmes au début peuvent cependant devenir habituels et continuer après la disparition de leur cause; or, la diarrhée, qui résulte simplement de l'action réflexe de l'évolution dentaire, peut aboutir rapidement à des symptômes alarmants et à un état pathologique difficile à contrôler. Il n'est pas toujours facile de diagnostiquer la véritable cause de la diarrhée survenant à la période de la dentition, aussi est-il toujours plus prudent d'essayer de la modérer, dans le cas même où l'on aurait de fortes raisons de lui attribuer une origine dentaire. On serait en droit d'admettre cette étiologie, si pareil accident était survenu au moment de l'éruption des dents antérieures et avait disparu avec la fin du processus. Il faut encore voir si d'autres portions de la membrane muqueuse sont semblablement affectées, c'est-à-dire présentent les symptômes catarrhaux en général; s'assurer de l'état des déjections alvines au moment de la sortie d'un groupe de dents, et par-dessus tout étudier dans quelles conditions l'enfant est alimenté. Ainsi, par exemple, s'il est élevé au sein, il importe de rechercher s'il n'y aurait pas des circonstances qui auraient pu altérer le caractère du lait ou si l'enfant ne téterait pas trop fréquemment ou à des intervalles irréguliers ; est-il nourri au biberon, on doit demander si le lait n'a pas été changé, ou bien donné en trop grande quantité ou trop peu dilué, deux erreurs qui se commettent souvent. On peut très-bien réussir avec un mélange de lait et d'eau (qui constitue la meilleure alimentation pour 99 p. 100 des enfants pendant la première année), jusqu'à la période de la dentition, où les organes digestifs paraissent moins capables de digérer la caséine du lait de vache, surtout lorsque celui-ci n'est pas suffisamment coupé. Le lait de vache contenant plus de caséine que celui de l'espèce humaine, il est nécessaire de le diluer, spécialement quand on a affaire à des enfants délicats à cette époque ; ce n'est pas tout : la caséine du lait de vache se trouve incontestablement sous une forme moins digestible que dans le lait de la femme, où il se coagule en petits flocons, tandis que, dans le premier, il se présente en masses volumineuses. Lorsque cet élément n'est pas digéré, on observe d'abord de la constipation ; les selles sortent avec difficulté et avec douleur, leur aspect offrant de l'analogie avec celui du mastic sec ; l'action du foie paraît presque suspendue et les couches sont à peine tachées. La persistance de cet état peut amener de la diarrhée, qui aboutira souvent au choléra infantile, surtout en été ; mais ce n'est pas là un accident direct de la dentition, bien qu'il puisse être fortement aggravé et même provoqué par ce processus.

Il faudra alors porter son attention sur le régime presque exclusivement ; on peut remplacer le lait de vache par le lait de chèvre, et si cette substitution ne réussit pas, le lait d'ânesse, qui se rapproche le plus de celui de l'espèce humaine, sera souvent digéré (1) ; enfin, en cas de nécessité, on pourrait essayer d'un mélange artificiel analogue au lait de femme (2).

---

(1) On a beaucoup vanté le lait de beurre dans certaines parties du continent.

(2) Voici un composé dont nous devons l'idée à notre ancien maître et ami, le docteur Frankland ;

On ajoute à la crème fournie par un demi-litre de lait 36 centilitres de

En ce qui concerne le traitement, il n'importe guère que la diarrhée soit d'origine dentaire ou autre, bien que, dans le premier cas, il doive être moins actif. Après avoir remédié aux erreurs d'hygiène (alimentation, vêtements insuffisants, etc.) qu'on aurait pu découvrir, on se trouvera très-bien d'administrer, pendant trois ou quatre jours consécutifs, une petite cuillerée d'une émulsion composée d'huile de ricin et de sirop de gomme par parties égales, que l'on peut répéter dans certains cas plus d'une fois par jour, mais que l'on suspendra aussitôt que la diarrhée aura cessé ou sera modérée; dans les cas graves, et surtout si l'on avait affaire à une rechute, il serait bon d'ajouter à l'émulsion de 1 à 3 gouttes de vin d'opium. Si l'enfant était fort épuisé et émacié, il y aurait avantage à lui donner une ou deux gouttes d'eau-de-vie à chacun de ses repas. La même dose de sel volatil rendrait service s'il y avait beaucoup de vomissements. Il faudrait encore réduire considérablement l'alimentation et se contenter de donner, par exemple, une simple cuillerée à la fois, mais à des intervalles moins longs. Nous conseillons aussi l'application, sur le ventre, d'un cataplasme large et peu épais de farine de lin, de très-peu de farine de moutarde, avec une légère couche d'huile à la surface et recouvert de taffetas gommé.

---

nouveau lait. Dans celui qui a été écrémé, on met un morceau de pomme de rainette et l'on chauffe jusqu'à ce qu'il soit complétement caillé, ce qui demande de 5 à 15 minutes. On sépare soigneusement le coagulum du petit lait; puis on chauffe ce dernier à 100 degrés pour le priver de la caséine qui s'est formée pendant l'ébullition. On dissout dans le petit lait encore chaud 6 grammes de sucre de lait et on ajoute ce produit au mélange de crème et de nouveau lait. Ce composé doit s'employer dans les 12 heures qui suivent sa préparation et il faut le conserver dans des vases parfaitement propres.

Analyses de différents laits, d'après les *Recherches expérimentales de Frankland*.

Lait de femme, d'ânesse, de vache, artificiel.

Caséine.	2.7	1.7	4.2	2.8.
Beurre.	3.5	1.3	3.8	3.8.
Sucre de lait .	5.»	4.5	3.8	5.»
Sels.	2.»	0.5	0.7	0.7.

Ce lait artificiel a paru, dans la plupart des cas, donner d'aussi bons résultats que le lait de femme. Mais l'ennui de sa préparation est tel que l'on recourra plus volontiers à l'expédient (moralement douteux) d'une nourrice.

Nous le croyons pourtant appelé à rendre de grands services dans les établissements hospitaliers.

Enfin quelques lavements amidonnés et additionnés d'une goutte *au plus* de laudanum compléteront le traitement de la diarrhée.

Lorsqu'on se trouve en face de symptômes qui, bien que bénins, indiquent une affection du système nerveux, il ne faut jamais négliger l'examen attentif de la bouche ; et pour peu que l'on soit en droit de soupçonner l'évolution dentaire, on n'hésitera pas à diviser la gencive ; car l'incision d'une gencive, même saine, est inoffensive, comparativement au mal qui peut résulter de la négligence de cette cause des convulsions infantiles.

Les accidents nerveux sont très-variables ; ils consistent, tantôt en une simple agitation, avec sommeil léger et difficile, et légère contraction des pouces sur la paume des mains ; tantôt en tremblements des muscles, agitation plus grande avec les paupières mi-closes pendant le sommeil, rêvasseries, cris violents et tressaillement au réveil ; enfin, à un degré plus intense, on observe de véritables convulsions suivies de perte complète de connaissance. Quand les mouvements convulsifs sont unilatéraux, l'étiologie doit être cherchée ailleurs que dans une irritation dentaire. Même dans les cas les plus graves, la simple incision des gencives nous a souvent permis de calmer, avec une rapidité merveilleuse, les symptômes, qui n'ont disparu tout à fait qu'au bout de 24 ou 36 heures. Mais il ne faudrait pas compter sur cette petite opération seule : on prescrira en outre un bain chaud additionné d'une poignée de farine de moutarde, des compresses froides sur la tête et l'enveloppement des pieds dans de la flanelle chaude au sortir du bain. Si l'on trouve la ace congestionnée, le pouls plein et incompressible, et les fontanelles proéminentes, on fera appliquer quelques sangsues à l'occiput, en ayant soin d'arrêter l'écoulement du sang dès qu'un effet salutaire sera produit. Si ces moyens étaient insuffisants, on pourrait faire une saignée des veines jugulaires, et retirer, suivant l'âge, de 30 à 60 grammes de sang ; en cas de besoin, un apéritif rendrait également de grands services. Mais il ne faut pas oublier que les convulsions peuvent dépendre d'une cause complétement différente, c'est-à-dire d'un état anémique, et que si on traitait ces dernières comme celles qui relèvent de la dentition, on exposerait le petit être à la mort. Les convulsions dont nous parlons sont du même ordre que celles qui surviennent chez les femmes en couches, à la suite d'hémorragies abondantes, et on comprend facilement combien les saignées seraient dangereuses en pareils cas. On observe alors les symptômes suivants : face pâle, mais rougissant de temps en temps, peau sèche avec les cheveux un peu hérissés, veines dilatées, globes oculaires proéminents, fontanelles déprimées, pouls rapide et presque imperceptible, respiration accélérée, parfois cris perçants, douloureux, qui annoncent souvent une terminaison fatale ; cet état réclame des stimulants, de la chaleur et des aliments plutôt que des moyens débilitants, et. la cause n'est pas la dentition, mais probablement une diarrhée rebelle ou une nutrition imparfaite.

Quant aux éruptions cutanées, qui sont si fréquentes à cette période et que les parents sont si anxieux de faire disparaître, il faut se borner à un traitement palliatif, sous peine de produire des lésions graves et permanentes des organes internes, surtout de l'appareil respiratoire. Le mieux est de faire tomber les croûtes, quand elles sont étendues, à l'aide des cataplasmes, et de se contenter des soins de propreté les plus scrupuleux, avec peut-être quelques légères lotions astringentes.

Parmi les affections locales qui s'observent au moment de la sortie des dents de lait, il en est une qui a été désignée sous le nom d'*odontitis infantum*. « Elle est ordinairement, dit West, précédée ou s'accompagne d'une fièvre intense et de désordres intestinaux. Les gencives deviennent alors extrêmement chaudes et gonflées, très-sensibles, surtout au niveau de telle ou telle dent, et là la gencive se boursoufle en manière de petite tumeur. De petites ulcérations, d'apparence gangréneuse, apparaissent souvent au sommet de la gencive et surtout au voisinage d'une dent qui l'a traversée. » Les exemples que nous en avons rencontrés n'étaient autres, selon nous, que des cas de stomatite ulcérative, modifiée dans une certaine mesure par l'état des parties durant le processus de la dentition, qui cédaient facilement au spécifique de la stomatite, ou au chlorate de potasse.

Chez les enfants très-délicats, notamment chez ceux qui ont eu la coqueluche, la rougeole, etc. la membrane muqueuse recouvrant une dent en voie d'éruption peut se gangréner complétement ; dans ce cas, nous n'avons trouvé aucun agent aussi efficace que l'acide phénique concentré. On peut encore voir, à cette période, se former sur la gencive une tuméfaction ampullaire, renfermant un liquide clair, qui résulte très-probablement, comme le dit M. Tomes, de la sécrétion de sérosité entre la surface de l'émail et les débris de l'organe de l'émail.

Les limites et l'objet de cet ouvrage ne nous permettant pas de nous étendre davantage sur la pathologie et la thérapeutique des accidents de la dentition, nous renvoyons ceux qui seraient désireux de détails plus complets aux écrits de West, Trousseau et Dickinson; on trouvera aussi un excellent article sur la *Diarrhée des Enfants*, dans le *Journal de Thérapeutique* du 25 juillet 1877 ; cet article, auquel nous avons fait quelques emprunts, est dû à la plume de M. Blache.

CHAPITRE II.

IRRÉGULARITÉS DES DENTS DE LAIT. — MALADIES DE CES ORGANES. — DEUXIÈME DENTITION.

Les dents temporaires ne présentent que peu de conditions anormales et n'ont probablement pas de maladies qui leur soient particulières, c'est-à-dire qu'on ne rencontre pas chez les dents permanentes. Occupons-nous donc pour l'instant des premières, en réservant les autres pour le chapitre où nous décrirons les affections des dents de la seconde dentition.

La série temporaire, comme la permanente, offre des irrégularités de volume, de forme, de nombre et de position. Les *anomalies de dimensions* sont moins prononcées sur les dents de lait que sur les organes permanents ; cependant on observe parfois des canines et des secondes molaires tellement développées qu'on pourrait facilement les prendre pour des organes de la deuxième série. Comme il est important, spécialement pour le traitement des irrégularités de position, d'éviter une erreur de ce genre, disons que, en dehors du volume, les dents de la première série se distinguent généralement par leur coloration plus délicate et leur transparence, par la terminaison brusque de l'émail au niveau du collet (voyez fig. 1), et, en cas de doute, par l'usure plus ou moins manifeste des surfaces triturantes. S'il s'agissait de canines assez volumineuses pour donner lieu à une méprise, elles seraient probablement assez chancelantes pour les faire reconnaître; quant aux secondes molaires temporaires, leur position dans la série dentaire suffirait généralement à en déterminer la véritable nature.

Sous le rapport de la *forme*, les dents de lait sont également plus constantes que celles de la seconde série. Il est rare que le nombre de leurs racines varie, mais il est souvent difficile de se prononcer sur ce point, parce que leur résorption naturelle les fait disparaître, à l'époque de l'éruption des dents permanentes. Nous avons en notre possession quatre canines supérieures, dont chacune se bifurque à l'extrémité radiculaire (voyez fig. 26), une molaire inférieure à triple racine et une molaire supérieure à quadruple racine. Une anomalie plus fréquente est la gémination ou la fusion de deux dents, soit par le cément seul, soit par la dentine et l'émail. Dans ce dernier cas, les organes géminés peuvent avoir une cavité pulpaire commune; l'union des dents par le cément seul peut se produire après le développement des organes par un processus pathologique.

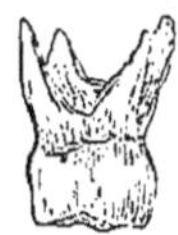

Fig. 3.

Seconde molaire temporaire du
haut à quadruple racine.

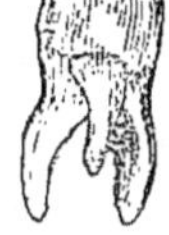

Fig. 4.

Seconde molaire temporaire du bas
à triple racine.

Les anomalies de *nombre* sont aussi plus rares dans les dents de lait que dans celles de la seconde série. La diminution du nombre de ces organes paraît être encore moins fréquente que l'excès. Cependant j'ai dans ma clientèle une famille dans laquelle un membre est dépourvu des quatre incisives latérales, un autre de toutes les incisives, sauf les centrales supérieures, et un troisième des incisives latérales. Chez ces trois personnes, qui sont toutes du sexe féminin, on aurait pu prédire presque à coup sûr cette absence d'organes, par suite du défaut de développement de la mâchoire au moment de la naissance. On rapporte que parmi les ascendants de cette famille, la grand'mère maternelle et un grand-oncle n'avaient pas eu toutes leurs dents permanentes (1).

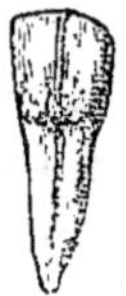

Fig. 5.

Gémination d'une incisive latérale et d'une canine temporaire, appartenant au côté gauche de la mâchoire inférieure.

Comme exemple d'exagération dans le nombre de dents de lait, nous avons rencontré huit ou neuf fois une incisive latérale additionnelle à la mâchoire supérieure, et presque toujours cette dent surnuméraire était bien formée.

Fig. 6.

Mâchoire supérieure d'un enfant manquant des incisives latérales.

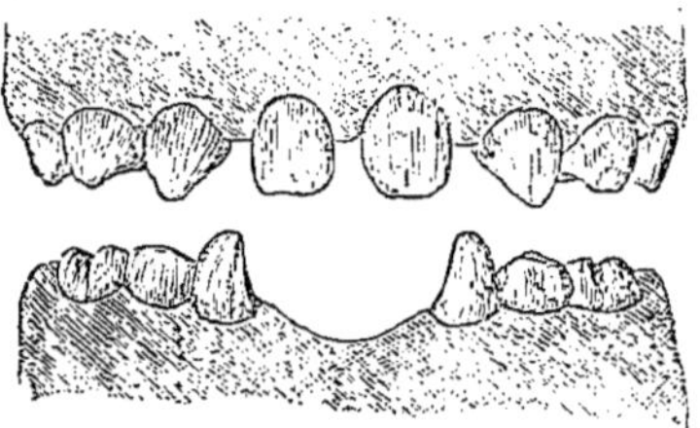

Fig. 7.

Mâchoire inférieure d'un enfant dépourvue de toutes les incisives.

Les organes de la série caduque franchissant la gencive sans être obligés de se dévier comme le font ceux de la seconde série, il s'ensuit qu'ils sont moins exposés aux anomalies de position. L'irrégularité la plus fréquente consiste en un léger recouvrement des

(1) L'auteur a récemment observé une petite fille chez qui il manquait une des incisives temporaires de la mâchoire du bas, mais qui a maintenant non-seulement ses dents permanentes au complet, mais encore une incisive latérale surnuméraire bien développée au maxillaire inférieur.

incisives centrales supérieures à leurs extrémités internes; on voit
quelquefois les dents de chaque mâchoire se rencontrer bord à bord
et, ce qui est plus rare, les dents du bas passer en arrière des dents
du maxillaire du haut.

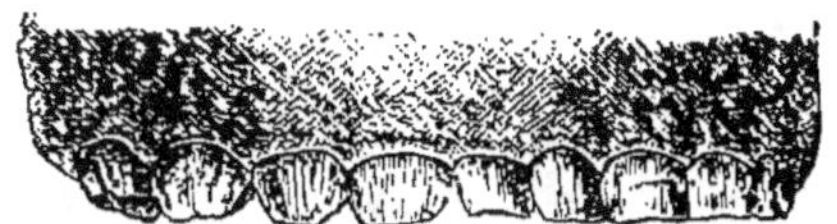

Fig. 8.

Mâchoire supérieure contenant une latérale surnuméraire du côté droit.

Nous avons observé que cette dernière difformité se produit quelques années après la sortie des dents, leur position originelle ayant
été normale. La présence de tumeurs peut amener naturellement
aussi, par compression, ce genre d'irrégularité. L'habitude vicieuse
qu'ont certains enfants de sucer leur pouce peut également occa-
sionner une difformité. Nous avons, en ce moment, en observation
un cas où les dents et le procès alvéolaire du côté droit de la
mâchoire supérieure ont été considérablement refoulés en dehors
par l'action de cette cause.

En ce qui concerne le traitement, nous n'avons jamais eu à nous
occuper de la présence des dents de lait surnuméraires, qui sont
remplacées ou non par des organes permanents. Mais si l'on se
trouvait en face d'un cas où il y aurait une tendance croissante à la
production de l'anomalie désignée sous le nom de *menton de galoche* (ce qui viendrait sans doute d'un excès de développement du
maxillaire inférieur, ou d'un développement imparfait des branches
montantes, on réussirait à prévenir cette difformité fâcheuse en
appliquant de bonne heure l'appareil représenté fig. 9, et qui a
pour but d'attirer le menton en arrière.

Quant aux maladies des dents de lait, nous n'en connaissons pas
qui leur soient spéciales et qu'on n'observe pas aussi sur les dents
permanentes. La carie, la plus commune de toutes, paraît résulter
des mêmes causes et évolue de la même manière; cependant cette
affection présente de légères différences qu'on peut signaler briève-
ment. Elle apparaît souvent sous une forme superficielle, attaquant

toutes les dents antérieures à la fois, qui semblent alors avoir été corrodées par un dissolvant acide. Généralement elle paraît marcher plus rapidement et s'accompagner plus tôt de nécrose, ce qui

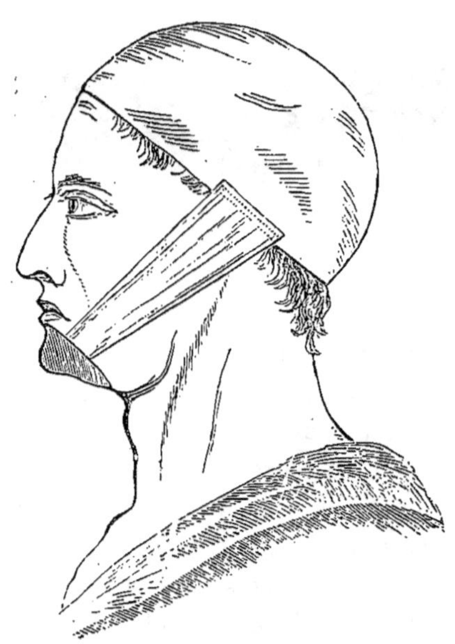

Fig. 9.

Application du rétracteur du menton.

pourrait provenir de ce qu'elles contiennent une proportion de matières organiques plus considérable que les dents permanentes (1).

Le résultat de cette perte de vitalité est ordinairement un abcès alvéolaire, qui se montre sur le côté labial de la gencive; l'os en se nécrosant au point correspondant met les racines dentaires à nu, et les fait considérer quelquefois comme une exfoliation de la paroi alvéolaire. D'autres fois, ces racines pénètrent dans là joue adjacente et y déterminent une ulcération et un gonflement considérables, suivis souvent de cicatrices qui font adhérer la joue à la mâchoire.

---

(1) Les dents de lait ayant, en outre, un développement plus rapide doivent naturellement montrer moins de résistance que les organes de

Cette lésion rend l'extraction des dents indispensable, et l'opération est facile à exécuter. Quand la racine n'est pas exposée dans toute sa longueur, il faut diviser avec une lancette la gencive qui recouvre le reste de la racine, puis à l'aide d'un élévatoire que l'on place un peu au-dessus ou au-dessous (suivant le cas) et en arrière du sommet de la racine, on détache rapidement la dent par un mouvement en bas ou en haut et légèrement en dedans. L'extraction de l'organe ne tarde pas à amener la disparition de l'ulcération et du gonflement, tout en laissant quelquefois subsister la petite cicatrice dont nous avons parlé.

Le traitement de la carie des dents de lait ne diffère guère de celui que nous décrirons en détail à propos de la carie des dents permanentes. Nous ne saurions cependant trop insister sur la nécessité d'habituer de bonne heure les enfants à se servir de la brosse à dents, surtout le soir ; les parents s'imaginent volontiers que cette pratique est inutile, et les enfants sont victimes de leur négligence. Quand il s'agit de caries superficielles, où l'on ne peut recourir à l'obturation, les soins de propreté sont indispensables ; il faut que les dents soient brossées après chaque repas et frictionnées ensuite avec quelques gouttes d'un mélange de sel volatil et d'alcool (1). Avec de la persévérance, on réussit généralement à

---

remplacement, dont l'évolution est plus lente ; la cavité pulpaire est aussi relativement plus considérable, de sorte que son contenu doit être mis plus vite à nu et la dent se nécrose plus tôt.

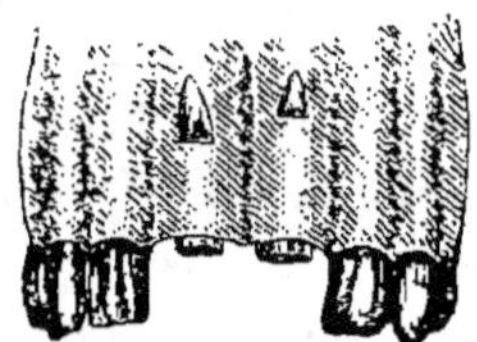

Fig. 10.

Mâchoire supérieure présentant des portions à découvert des racines des incisives centrales.

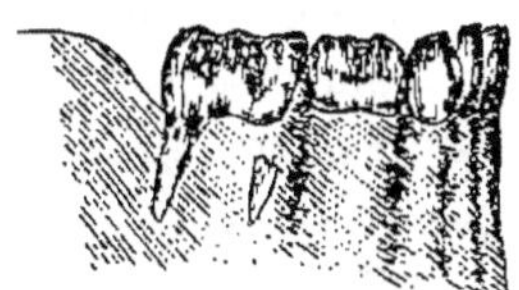

Fig. 11.

Mâchoire inférieure montrant une seconde molaire temporaire dont l'une des racines est complétement et une autre partiellement mise à nu

(1) Esprit d'ammoniaque aromatique 30 grammes.
Alcool de vin, 90 grammes.
Mettre environ 10 gouttes de ce mélange dans une cuillerée d'eau pour frictionner les dents après leur nettoyage avec la brosse.

arrêter les progrès de la carie et à conserver les dents jusqu'au
moment de leur chute naturelle. De plus, ces organes, qui sont
d'ordinaire très-sensibles quand ils sont affectés de carie superficielle, perdent leur sensibilité sous l'influence de ce traitement et
peuvent servir à la mastication.

Les dents temporaires, lorsqu'elles ont rempli leur office, cèdent
la place aux organes plus durables qui doivent les remplacer. La
question du mécanisme de la chute des dents de lait a provoqué
des débats assez prolongés. Autrefois on croyait que les dents
permanentes en se développant absorbaient et s'assimilaient les
éléments des organes temporaires, et il y avait peut-être une part
de vérité dans cette opinion. Selon une idée plus récente, les dents
de lait sont soumises, comme tous les tissus de l'économie, cellules,
fibres et leurs combinaisons, comme tout l'organisme lui-même,
à des phases déterminées d'existence, après lesquelles elles tombent
comme les poils, les épithéliums, etc., tandis que les tissus sous-
cutanés se désagrégent et rentrent, par voie d'absorption, dans le
système circulatoire. Quoi qu'il en soit, il n'est pas moins évident
que le travail de la chute des dents temporaires est en relation
intime avec le processus qui détermine l'éruption des organes destinés à les remplacer ; car, en l'absence de ces dernières, ce travail
tarde souvent des années à se manifester et il n'est pas rare de voir
des dents demeurer parfaitement solides dans la bouche après avoir
atteint leur période de maturité. L'auteur a eu l'occasion d'aurifier
une seconde molaire temporaire du bas chez un vieillard de plus
de soixante ans.

Étant donnés les rapports intimes qui existent entre les deux
processus de la chute des dents de la première série et de l'éruption
des dents permanentes, il nous paraît à propos d'exposer les opinions que nous avons émises sur le dernier processus, dans un
cours fait à Saint-Bartholomew's Hospital, en 1867, et qui a été
publié depuis, mais après que M. Robert Baume eût exprimé des
vues presque semblables dans le *Vierteljahrsschrift* (1). Il n'y a pas
encore bien longtemps, on expliquait l'éruption des dents en disant
que c'était la croissance de leurs racines qui soulevait les cou-

---

(1) Ce travail a été traduit dans le *Monthly Review of dental Surgery*. vol. I.

ronnes hors de leurs alvéoles, ou bien qu'il se faisait au fond de ceux-ci un développement osseux qui exprimait, pour

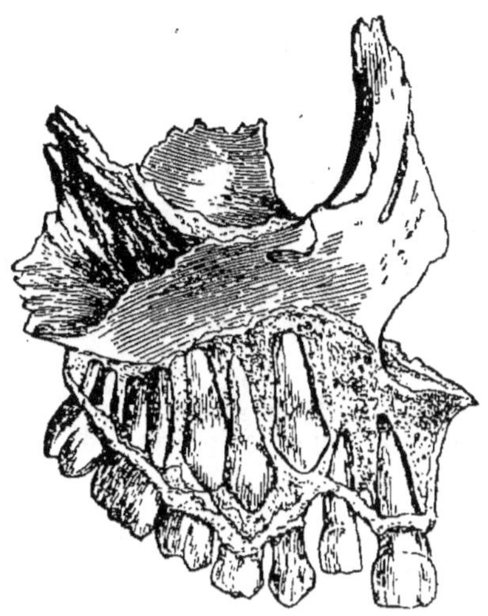

Fig. 12.

Maxillaire supérieur du côté droit, préparé de façon à montrer les dents permanentes en voie de développement. On remarquera que la racine de la première bicuspide est parfaitement formée, et que la racine de la canine et de la seconde bicuspide sont presque achevées, tandis qu'aucune portion des couronnes n'a franchi la gencive. On observera, en outre, que le bord osseux dont il est question dans le texte supporte la première molaire temporaire.

ainsi dire, les dents de leurs cavités. Quelques auteurs soutiennent encore la première hypothèse (1), mais il est facile d'en

---

(1) L'éruption des dents est un processus d'allongement graduel de ces organes d'une part, et de résorption simultanée des tissus superposés, d'autre part. La résorption s'attaque d'abord aux bords en surplomb et aux parois antérieures des alvéoles, qui disparaissent peu à peu jusqu'à ce qu'il se soit produit un espace suffisant au libre passage de la dent en voie de sortie. La croissance de l'organe marche de concert avec cette résorption, et, à la longue, la couronne pressant contre le revêtement membraneux, celui-ci s'atrophie et, en devenant graduellement plus mince et transparent, finit par céder, par laisser échapper la couronne.—*The Student's Guide to Dental anatomy and Surgery,* par H. Sewell, 1876, p. 27.

démontrer l'inexactitude par l'examen des périodes diverses de la seconde dentition. Dans la fig. 12, copiée d'après une préparation normale du musée de la Société odontologique, on voit une dent bicuspide dont la racine est complétement formée sans que la dent ait franchi la gencive, et d'autres dents ayant leurs racines presque achevées; l'éruption de ces organes n'a pas encore eu lieu, mais il est évident qu'elle se serait faite en temps voulu si le sujet avait survécu. Quant à la seconde explication, elle est toute gratuite, car il est impossible de démontrer qu'il se produise, pendant l'éruption des dents, un plus grand développement de tissu osseux aux sommets des alvéoles qu'en d'autres parties de cette région de la mâchoire.

La seule explication qui nous paraisse rationnelle est dans la croissance générale et la marche de l'os vers la surface, entraînant avec lui les dents contenues.

Cette manière de voir implique, par conséquent, une croissance continuelle de l'os (comme c'est le cas pour les épithéliums, le cartilage, etc. etc.), de ses centres nutritifs vers sa circonférence, où doit se faire souvent un travail de résorption, comme le prouvent les phénomènes qui ont lieu à la période qui nous occupe; en examinant la fig. 12, on voit, par exemple, que le rebord alvéolaire qui supporte les dents de lait s'étend en certains points bien au delà du niveau général; or, ces parties saillantes se résorbent aussitôt après la chute des dents temporaires. A quel tissu ou à quelle structure appartient ce pouvoir de résorption, c'est ce que nous n'oserions pas décider, bien que nous inclinions à conclure que l'agent est la couche ostéo-plastique du périoste, assumant une fonction ostéo-clastique. Mais ce pouvoir existe incontestablement; on en trouve une autre preuve dans les phénomènes qui suivent le traitement des irrégularités de position par des moyens mécaniques; ainsi l'on voit souvent des dents, soulagées de la sorte d'une pression antagoniste, s'allonger à l'excès; tandis que lorsqu'une dent se trouve, par suite de la disparition de ses voisines, soumise à une pression exagérée, on constate qu'elle est souvent plus enfoncée dans la mâchoire qu'à l'état normal. D'après ce qui précède, les dents développées dans le maxillaire suivent le mouvement de celui-ci vers la surface. Arrivées à un certain point, leur revêtement osseux se résorbe jusqu'à ce que la couronne, se projetant au dehors, ren-

contre quelque obstacle à sa progression et se retrouve retenue en
position (1); alors la partie osseuse qui environne immédiatement
l'organe — son alvéole — acquiert plus de densité et s'accroît moins
rapidement que les portions spongieuses inter-alvéolaires. Ces
parties d'os plus dures étant plus stationnaires, il se fait, sans
aucun doute, ce qu'on pourrait appeler des courants osseux; ceux-
ci se produisent continuellement dans les mâchoires, mais surtout
pendant les périodes de la première et de la seconde dentition, où
ces os ont un développement plus actif (2). Si maintenant nous
appliquons ces vues à la question de la résorption des dents temporaires, nous comprendrons que l'os, emportant avec lui les dents
permanentes, avance à la surface, où il se résorbe; et, comme à
cette période le travail de résorption est très-actif et étendu, il semble
probable que le revêtement périostique des dents de lait subit le
même sort, ou change tellement de caractère que ses éléments
ostéo-plastiques peuvent devenir des agents actifs et ostéo-clas-
tiques.

Quoi qu'il en soit, il arrive un moment où les racines des dents
viennent en contact avec les éléments que l'on trouve réunis en
masse dans leur voisinage et qui constituent les organes d'absorption de Tomes. Un fait qui confirme notre manière de voir, c'est
qu'on ne trouve plus de périoste aux points où le processus de
résorption a lieu. Les cellules, ou éléments de l'organe d'absorption,
ne diffèrent nullement de celles de l'os en croissance active; et
J. Tomes a démontré que le processus de résorption alterne souvent
avec celui de développement, mais qu'à cette période le premier se

---

(1) Outre l'action des dents antagonistes, pour effectuer cette rétention
on peut encore tenir compte de l'attache de la membrane muqueuse qui
adhère fortement au collet des dents et qui, lorsqu'elle a été détruite par
une maladie, est presque invariablement suivie de l'exfoliation des organes
dentaires.

(2) Ces opinions ont été exposées avec plus de détails dans un travail
publié dans *St-Bartholomew's Hospital Reports*, p. 91. Elles ont obtenu
l'approbation du professeur Owen, qui a bien voulu signaler à l'auteur
leur similitude avec les idées exprimées par lui dans sa description du
développement des dents chez l'éléphant, *Odontography*, p. 639; mais
M. C. S. Tomes regarde encore le processus comme obscur et inexpli-
qué.

trouvant en excès sur le dernier, la plus grande partie de l'ivoire, et généralement quelque portion de l'émail, finit par disparaître. Il n'est pas rare de voir une dent de lait, spécialement une molaire, présenter au moment de sa chute une coloration rose, due à sa transparence et laissant apparaître les éléments vasculaires de prolifération sous-jacents aux tissus durs. La condition appelée nécrose, dans laquelle une dent ou un os a subi des modifications autres que de simples changements de perte de vitalité, — ce qui n'est pas le cas pour les dents ou les os simplement desséchés après avoir été enlevés chez un animal vivant ou récemment tué, — est une barrière heureusement opposée au processus de résorption, parce que l'organisme s'en débarrasse par la progression générale de l'os vers la surface; mais, quand des dents ou des racines temporaires nécrosées rencontrent des obstacles qui les retiennent en position, elles forment une cause fréquente d'irrégularité pour les organes qui doivent leur succéder.

Mais, quel que soit le moyen, la résorption des dents temporaires progresse tellement que ces organes finissent par se détacher de la membrane muqueuse et tomber; l'ordre de leur disparition est ordinairement celui de la sortie de leurs successeurs. Le processus a lieu heureusement d'une façon graduelle, sans quoi les animaux resteraient un certain temps dans une situation fâcheuse; il prend d'ordinaire environ dix à douze ans ou même davantage. Le plus souvent, la chute d'une dent est suivie de l'apparition de l'organe de remplacement dans l'espace de quelques jours; quelquefois, celui-ci apparaît avant que la dent de lait soit tombée, et dans d'autres cas sa sortie se fait attendre des mois ou même des années.

La série des dents permanentes se compose de trente-deux organes, c'est-à-dire douze de plus que la série temporaire. Elles sont disposées de la même manière, en nombre égal à chaque mâchoire et symétriquement des deux côtés de la ligne médiane de la bouche.

Voici leur formule : incisive 2/2, canines 1/1, bicuspides 2/2, molaires 3/3; les canines se désignent encore sous les noms de cuspidées et dents de l'œil, et les bicuspides sous celui de prémolaires.

La première dent permanente qui apparaît est la première mo-

laire (1) et elle est généralement la plus volumineuse de toutes.
Quand la seconde molaire est sortie, elle occupe presque la totalité

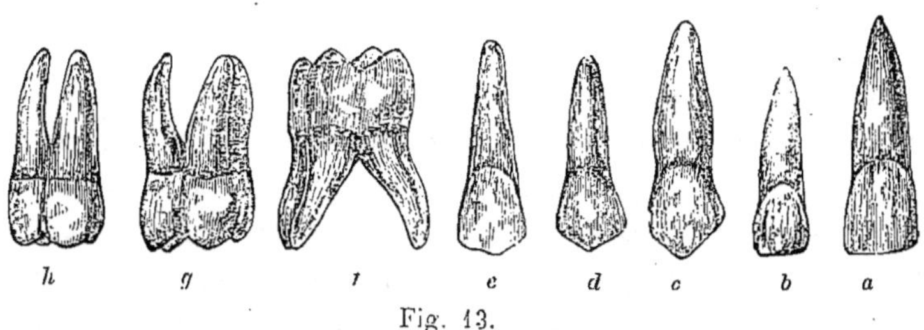

Fig. 13.

Dents permanentes supérieures du côté gauche : *a*, incisive centrale ;
b, incisive latérale ; *c*, dent canine ; *d*, première bicuspide ; *e*, seconde
biscupide ; *f*, première molaire ; *g*, seconde molaire ; *h*, troisième molaire.

de l'espace compris entre la première molaire et l'apophyse coronoïde du maxillaire inférieur et la tubérosité de la mâchoire du
haut ; mais à mesure qu'approche la période de la seconde denti-

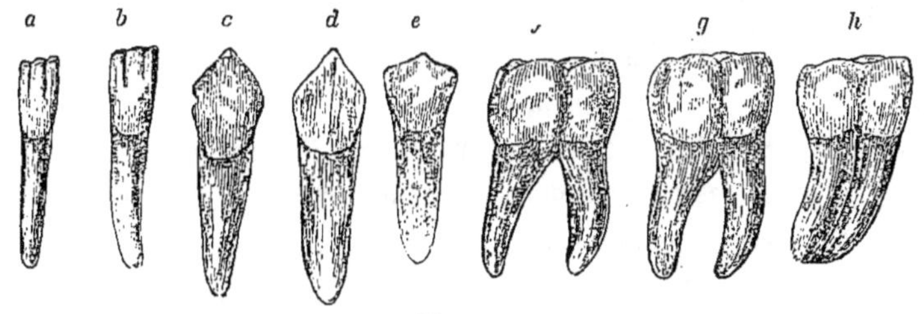

Fig. 14.

Dents permanentes inférieures du côté droit : *a*, incisive centrale ; *b*, incisive latérale ; *c*, canine ; *d*, première bicuspide ; *e*, deuxième bicuspide ;
f, première molaire ; *g*, deuxième molaire ; *h*. troisième molaire.

tion, on voit se produire en arrière de ces dents un espace considé-

---

(1) Cette dent a une position assez singulière dans la série dentaire.
Relativement à son mode de développement, elle se rapproche beaucoup
des organes de la première série en ce sens qu'elle résulte d'une duplica-
ture spéciale de la membrane muqueuse sans dériver d'une dent de lait,
mais fournissant, au contraire, les bourgeons des deuxième et troisième
molaires. Par l'époque de son apparition, par son défaut de résorption et
l'absence d'un organe de remplacement, comme par sa position, etc., elle
peut être classée parmi les dents permanentes. Mais son droit à rentrer
dans la deuxième série, surtout aujourd'hui, est très-douteux.

rable qui résulte d'une résorption osseuse aux parties antérieures et inférieures de l'apophyse coronoïde, avec une augmentation correspondante aux parties postérieures et inférieures de la branche montante; cet accroissement a lieu par des additions aux tubérosités, et ce processus, dépendant principalement de la présence de dents en voie de développement, se continue jusqu'à ce qu'il se fasse une place suffisante pour deux dents plus volumineuses en arrière des premières molaires permanentes, c'est-à-dire pour les deuxième et troisième molaires ; lorsque la mâchoire subit un arrêt de développement, ce qui est fréquent, il en résulte une forme d'irrégularité qui entraîne de très-graves inconvénients. Les premières molaires définitives apparaissent généralement entre la sixième et la septième année; viennent ensuite les incisives centrales du bas, puis les centrales supérieures, etc. Le tableau suivant indique l'ordre d'éruption de tous les organes de la seconde série :

1. Première molaire . . . . 6ᵉ année.
2. Incisives centrales du bas. . . . . 7ᵉ —
3.   —   du haut . . . . . . 8ᵉ —
4. Incisives latérales des deux mâchoires (les inférieures précédant les supérieures) . . 9ᵉ —
5. Premières bicuspides . . . . 10ᵉ —
6. Deuxièmes bicuspides. . . . . 11ᵉ —
7. Canines . . . . 12ᵉ —
8. Deuxièmes molaires . . . . 13ᵉ —
9. Troisièmes molaires . . . . 17 à 20 ans.

La seconde dentition s'accomplit généralement dans des conditions plus favorables que la première, et quand on considère le volume des dents permanentes et leur situation irrégulière, on a lieu d'être surpris de ce fait, qui a été expliqué de diverses façons. West (1) l'attribue à l'état particulier du système nerveux à la période de la première dentition, moment où il éprouve un développement incomparablement plus grand qu'à aucune autre

____

(1) *Op. cit.*

époque de la vie, et c'est l'explication qui nous paraît la plus satisfaisante.

Malgré la bénignité habituelle des symptômes de la seconde dentition, ce processus exige pourtant quelquefois une surveillance
attentive. Ainsi on voit des enfants, surtout au moment de l'éruption des secondes molaires, éprouver de l'abattement, des maux de
tête, à la vérité peu intenses, ou des douleurs névralgiques, et avoir
une diminution ou une perversion de l'appétit. Ces désordres persistent souvent après la sortie des dents en question ; on est tenté
de les attribuer à l'approche de la puberté, qui doit sans doute
exercer une certaine influence. D'autres conditions, appartenant
plus spécialement au système nerveux, se remarquent aussi fréquemment à cette période, et comme la percée des dents les atténue, il est permis de les mettre sur le compte de la dentition ;
c'est ainsi qu'on a cité des exemples de chorée et d'épilepsie
qu'il était imposssible d'attribuer à une autre cause ; nous
avons nous-même rencontré pendant l'éruption des troisièmes
molaires quelques cas qui ont été guéris par l'extraction de ces
organes.

Les symptômes locaux, sans être aussi prononcés qu'à la première dentition, peuvent aussi demander quelques soins. Il n'est
pas rare de voir des enfants se plaindre de souffrir en mangeant ;
si alors on examine la bouche, on trouve les gencives tellement
tuméfiées au-dessus des premières molaires, qui tendent à sortir,
que les membranes muqueuses de chaque mâchoire sont mordues
dans l'occlusion de la bouche. On réussit, par des applications
émollientes, à réduire le plus souvent ce gonflement et avec lui la
cause de la douleur ; plus rarement, la gencive apparaît de couleur
blanche et manifestement tendue sur les tubercules d'une dent molaire ; dans ce cas, des scarifications procureront un soulagement
rapide. Mais c'est surtout la dent de sagesse qui provoque des désordres
par son éruption, même lorsqu'elle trouve un espace suffisant pour
se placer et que la gencive n'éprouve pas de distention exagérée,
comme il est facile de s'en assurer en insinuant un stylet entre
elle et la dent ; le tissu environnant subit souvent une inflammation, se tuméfie et s'ulcère même ; la douleur s'irradie du côté de
l'oreille, du vertex et parfois jusqu'à la clavicule ; l'inflammation
peut aussi gagner l'amygdale du côté affecté et provoquer un tris-

mus prononcé. Nous nous sommes parfaitement trouvé, en pareil cas, d'une solution de chlorate de potasse dans une fomentation de pavot (1); aucun remède ne nous a aussi bien réussi pour triompher du resserrement souvent si pénible des mâchoires.

On voit encore des abcès se produire au voisinage des racines des dents de sagesse; mais nous reviendrons sur cet accident à propos des irrégularités de position des dents permanentes.

CHAPITRE III

IRRÉGULARITÉ DES DENTS PERMANENTES

Les *irrégularités* des dents permanentes constituent une partie très importante de la chirurgie dentaire. Nous suivrons dans leur description le même ordre que nous avons adopté pour l'étude des anomalies de la série temporaire.

I. ANOMALIES DE VOLUME. — Les dents permanentes peuvent différer considérablement au point de vue des dimensions, sans présenter aucune imperfection pathologique. Ainsi la figure 15 montre des incisives centrales de la mâchoire supérieure extrêmement volumineuses et copiées d'après un moule appartenant à M. P. Cartwright, et la figure 16 représente également des

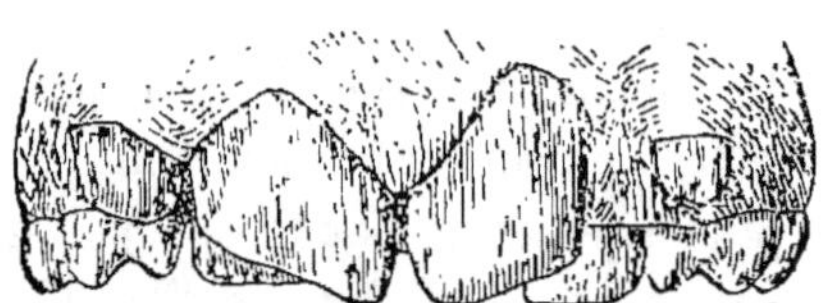

Fig. 15.

Dents permanentes de volume insolite, copiées d'après un moule appartenant à M. Cartwright ; grandeur nature.

incisives centrales d'une petitesse anormale, les unes et les autres dépourvues de tout défaut pathologique.

---

(1) Prenez : Chlorate de potasse, 15 grammes.
Divisez en douze paquets : un paquet pour 30 gr. d'infusion de pavot.

On rencontre souvent des dents surnuméraires mal formées et de très petites dimensions. Il est probable que les plus petites que l'on ait signalées sont celles que l'ont peut voir au Musée de la

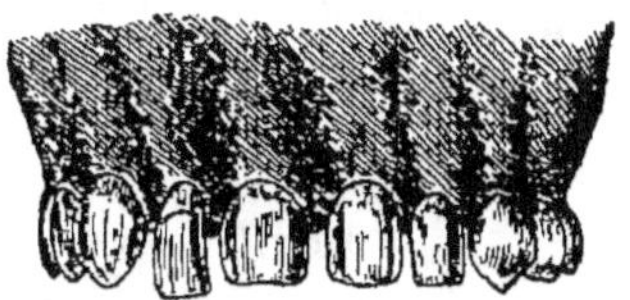

Fig. 16.
Dents permanentes très petites, copiées sur un sujet de la clientèle de l'auteur.

Société odontologique de Londres et qui appartenaient à une personne dont l'observation est fort intéressante (1). Il n'est pas rare de rencontrer l'une des incisives latérales supérieures, ou quelquefois les deux, avec une couronne petite et conique, ressemblant au type le plus commun des dents surnuméraires ; ce phénomène s'observe surtout quand l'une de ces incisives fait défaut ou plutôt n'est apparue que dans sa forme la plus rudimentaire. Les dents qui varient le plus souvent en volume sont probablement les troisièmes molaires ; à la mâchoire du bas, il y en a quelquefois qui ont des dimensions surpassant d'un bon tiers celles des deuxièmes molaires ; on dirait alors qu'elles résultent de la combinaison de la dent normale avec un organe plus petit ; la mâchoire supérieure, au contraire, est le siège de prédilection des dents de sagesse rudimentaires, analogues aux petites incisives supérieures dont nous venons de parler.

---

(1) Elle était infirmière d'une salle de syphilitiques à S. Bartholomew's Hospital et avait eu, en cette qualité, à faire de fréquentes onctions mercurielles. Il lui était survenu de la salivation, et toutes ses dents étaient tombées. Quelques années après la chute des dernières, on vit apparaître à diverses reprises, sur sa muqueuse buccale, de petites dents mal formées, qui ne dépassaient pas le volume du plomb n° 6 et que l'on considéra comme appartenant à une troisième série. Mais il est plus probable qu'il s'agissait d'organes développés dans un kyste dentigère, tels qu'en ont décrits Carl Tellander, de Stockholm, et Mathias de l'Inde.

Dans tous ces cas, il ne faut intervenir que pour parer à une difformité trop désagréable. Nous avons eu un client dont les incisives centrales avaient un volume excessif et se projetaient au dehors comme les dents d'un rongeur ; après les avoir enlevées, nous réussîmes à rapprocher assez les incisives latérales pour combler la brèche. Souvent encore, chez des jeunes personnes, nous avons extrait avec avantage une ou deux latérales rudimentaires et disgracieuses.

II. Anomalies de forme. — Il serait impossible de décrire les variations presque infinies que présentent les dents permanentes au point de vue de la forme. Nous nous bornerons donc aux irrégularités les plus frappantes. Parmi celles-ci il faut citer d'abord les dents dites en gâteau de miel, et que l'on rencontre si souvent. Cette irrégularité résulte d'un développement tellement imparfait de l'émail, qu'il fait défaut, ou manque presque complètement en certains points de la surface. Ce tissu apparaît disposé en lignes horizontales parallèles, mais à distances inégales, à partir du bord tranchant de la couronne, et répond, par conséquent, à certaines périodes du développement où l'état constitutionnel s'opposait à l'arrangement régulier des fibres de l'émail ou du dépôt des sels calcaires. Les dents les plus sujettes à cette anomalie sont les incisives centrales, les canines et les premières molaires. Les incisives latérales et les bicuspides y sont moins exposées ; mais ce sont les deuxièmes et les troisièmes molaires qui jouissent de la plus grande irrégularité sous ce rapport. D'après Jonathan Hutchinson

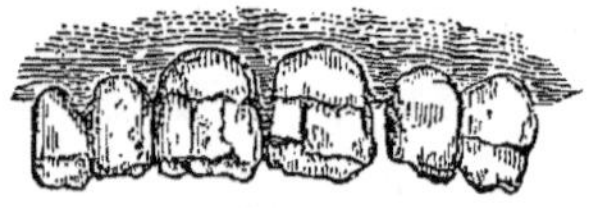

Fig. 17.

Dents supérieures en gâteau de miel, copiées d'après un moule de notre collection.

cette condition pathologique tiendrait à l'effet du mercure administré pendant la première enfance.

Cette manière de voir s'appuie sur des faits qui paraissent

probants, mais l'on ne peut nier qu'il existe des cas typiques où le mercure n'a jamais été administré, et nous avons des preuves écrasantes en faveur de l'hérédité de la lésion. Il s'agit d'une affection des plus disgracieuses et nous devrons être fort reconnaissants envers les auteurs qui sauront en découvrir l'étiologie et les moyens de la prévenir ou de la mitiger.

C'est encore à Hutchinson que revient le mérite d'avoir le premier attiré l'attention sur une autre forme très importante de cette classe d'irrégularités, c'est-à-dire sur les *dents atteintes par la syphilis héréditaire*. Il s'occupait des maladies de l'appareil oculaire, lorsqu'en découvrant une variété de kératite syphilitique, jadis considérée comme scrofuleuse, il observa chez les sujets affectés de cette maladie certaines particularités dans leurs dents permanentes. Nous avions la bonne fortune d'être alors le collègue de Hutchinson et nous pûmes confirmer ses conclusions, qui ont contribué à enrichir le diagnostic des affections syphilitiques. Les dents principalement atteintes sont les incisives centrales, les canines et les premières molaires de chaque mâchoire, mais celles où la lésion est le plus prononcée sont les incisives centrales du maxillaire supérieur. Celles-ci, quand elles sont sorties, ont une couche d'émail insuffisante à leur partie centrale, surtout au bord tranchant — portion qui correspond au milieu des trois centres de dévelop-

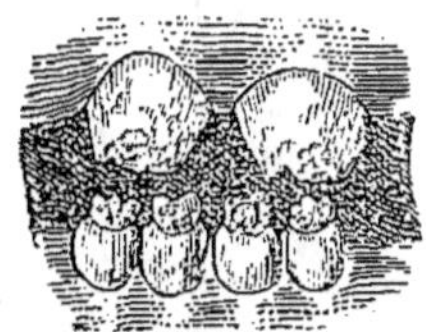

Fig. 18.

Dents syphilitiques des deux mâchoires telles qu'elles apparaissent peu après leur éruption.

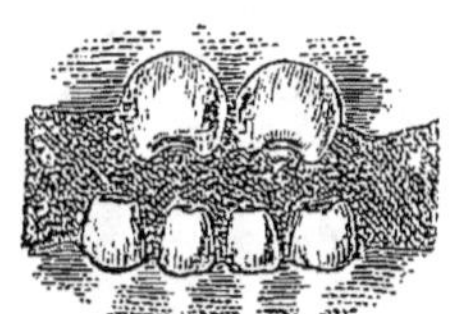

Fig. 19.

Dents syphilitiques des deux mâchoires montrant sur le bord tranchant l'encoche produite par l'usure de l'émail imparfaitement développé.

pement de ces dents. Cette partie amincie s'use bientôt et alors la dent paraît ébréchée. En outre, l'arrêt général de développement sur le bord tranchant de toutes les dents syphilitiques leur donne une apparence conique spéciale, qui contraste fortement avec celles des dents de conformation normale.

Tout en admettant absolument l'exactitude des vues de M. Hutchinson d'une manière générale, nous devons dire qu'il nous est arrivé de rencontrer une ou deux fois, et parmi les membres d'une famille saine, des sujets offrant le type de dents en question. Nous affirmerions presque que la syphilis n'avait rien à voir dans ces cas ; cependant qui oserait se prononcer en pareille matière ?

Les dents appelées *surnuméraires* ont le plus souvent une forme anormale ; mais les variations sont trop nombreuses pour que l'on puisse en donner une description détaillée : en général, elles sont coniques et de petites dimensions, rappelant la conformation des canines temporaires. En avant des incisives centrales, il n'est pas rare d'en rencontrer de volumineuses, avec quatre tubercules ou davantage sur la couronne, comme une petite molaire, mais à racine unique. Parfois elles sont larges et plates, paraissant repliées sur elles-mêmes et offrant une cavité centrale tapissée d'émail. J'ai vu trois exemples de ces organes surnuméraires qui semblent plutôt devoir se ranger dans la classe des odontomes.

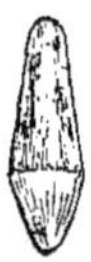

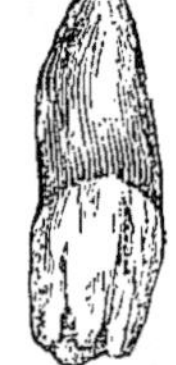

Fig. 20.

Dent surnuméraire permanente du type le plus commun.

Fig. 21.

Forme de dent surnuméraire qu'il n'est pas rare de rencontrer dans la région des incisives centrales supérieures.

L'*union ou gémination* de dents s'observe dans la série permanente, comme dans la série temporaire, mais peut-être moins souvent, sauf pour les racines, qui se soudent certainement plus fréquemment par l'intermédiaire de cément.

Les anomalies des racines ne sont pas très rares ; ainsi les dents de sagesse présentent assez souvent de quatre à six racines grêles ; les molaires inférieures, surtout les premières, en ont quelquefois trois ; les bicuspides supérieures le même nombre, et les canines du bas deux.

De tous les vices de forme, ceux qui s'éloignent le plus des types normaux se trouvent dans ces masses irrégulières de tissu dentinaire que l'on désigne sous le nom d'*odontomes*. Elles résultent sans doute de quelques conditions hypertrophiques affectant le germe dentaire ; et M. Broca, qui s'est beaucoup occupé de ce sujet, a divisé les odontomes en 4 classes en se basant sur l'époque odontogénique où débute le travail d'hypergénèse qui leur donne naissance. A la période dentaire où apparaissent ceux de la 1re classe, les *odontomes embryoplastiques*, les germes dentaires ne renferment aucun élément hystologique particulier ; leur hypertrophie ne peut donc présenter de tissu calcifié, et la masse a une structure identique à celle des tumeurs fibreuses ou fibro-plastiques, et elle est énucléable comme les tumeurs semblables des autres régions, celles de l'utérus par exemple.

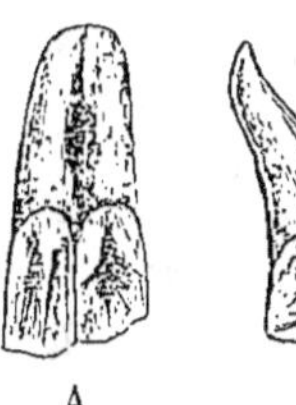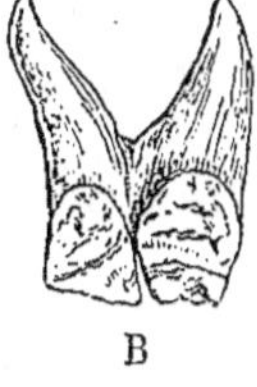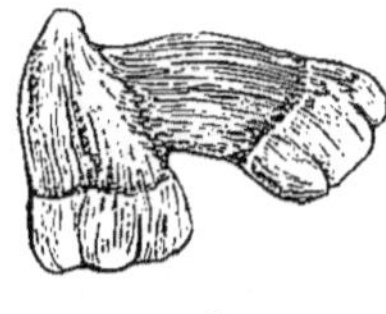

A   B   C

Fig. 22.

Trois exemples de gémination ; *C,* fusionnement de la 2e et de la 3e molaire, probablement rien que par du cément (d'après une pièce de la collection de l'auteur) ; *B,* d'une latérale et d'une canine supérieures gauches ; *A,* d'une latérale et d'une canine supérieures droites, vues par la face postérieure. Les trois figures sont copiées d'après des préparations du Musée de la Société odontologique.

Il reste à savoir si toutes les tumeurs de ce genre, nées dans la mâchoire, sont bien réellement d'origine dentaire.

La seconde classe,— *odontomes odontoplastiques,* — comprend des productions qui naissent au moment où le germe dentaire est recouvert d'une couche d'odontoblastes plus ou moins complète, mais alors que l'ivoire n'est pas encore formé. La calcification se faisant dans des conditions irrégulières, il en résultera une masse confuse de tissus dentaires sans la moindre ressemblance extérieure avec une dent. En outre, la plus grande partie de cette masse se composera, comme on peut facilement le comprendre, de dentine secondaire. Dans les deux groupes précédents, les tumeurs représentent tantôt une seule dent, tantôt plusieurs ; dans les deux autres classes, elles dérivent toujours, évidemment, d'une dent unique ; mais tous les odontomes ont, selon nous, leur point de départ dans les dents de la série permanente.

3ᵉ CLASSE. — *Odontomes coronaires* (1). Ceux-ci naissent après le début de la calcification. A un moment où la pulpe est coiffée d'une coque d'ivoire, la couronne doit toujours offrir une ressemblance assez intime avec celle d'une dent normale, à quelque degré que l'hypertrophie ultérieure de la pulpe altère l'aspect général de la masse. Cette variété d'odontomes est de beaucoup la plus fréquente, surtout si l'on y comprend, comme nous l'avons fait, ces dents mal formées, ordinairement surnuméraires, qui se présentent comme si une pulpe dentaire aplatie s'était repliée sur elle-même et souvent, avant qu'on les ait sectionnées, comme si une dent s'était développée à l'intérieur d'une autre. Nous pensons que ces organes, en admettant qu'il faille les ranger parmi les odontomes, appartiennent plutôt à la 2ᵉ classe de Broca qu'à la 3ᵉ.

4ᵉ CLASSE. — *Odontomes radiculaires* (2). Ici la malformation commence après l'achèvement de la couronne et dans le cours de la formation des racines. La masse se compose d'ivoire et de cément, ou de ce dernier seulement ; elle peut avoir un volume très considérable et être prise facilement pour une immense exostose.

On rencontre parfois des dents offrant de petits nodules d'émail sur les portions de leurs surfaces autrement recouvertes de cément, ou bien des tubercules distincts revêtus d'émail qui se projettent au-dessus de la gencive et peuvent être facilement confondus avec des dents surnuméraires ; l'erreur ne se découvre alors que dans les tentatives d'extraction, la partie principale de l'organe d'où ils naissent s'ébranlant avec eux.

3. ANOMALIES DE NOMBRE. — Nous avons parlé des dents surnu-

---

(1) *Dents verruqueuses* de Salter.
(2) *Hernie de la racine*, Salter.

méraires dans le chapitre précédent ; on en peut trouver en nombre considérable, jusqu'à 4 ou 5 dans la même bouche, et sur presque toutes les parties des procès alvéolaires et palatins des mâchoires ; nous en avons récemment trouvé une qui était couchée horizontalement entre les articulations des apophyses palatines, la couronne dirigée en arrière. Ces dents sont plus fréquentes à la mâchoire supérieure qu'à l'autre, et, au maxillaire inférieur, on les rencontre généralement dans le voisinage des dents de sagesse. Tout organe excédant le nombre normal doit être regardé comme surnuméraire, mais on peut aussi classer comme tels, indépendamment du nombre de dents présentes, les organes additionnels qui se présentent dans des situations où ils sont du même type que les dents voisines ; ainsi, nous considérerions comme surnuméraire une 3e bicuspide bien formée, ou une 4e molaire, bien que sa présence n'augmentât pas le nombre physiologique.

L'anomalie de nombre par défaut est bien loin d'être rare, et nous croirions volontiers qu'elle est plus fréquente aujourd'hui qu'autrefois. Les dents qui manquent le plus souvent sont les incisives latérales de la mâchoire supérieure, et quand l'une d'elles est absente, celle qui existe présente fréquemment, comme nous l'avons déjà dit, la forme grêle et pointue caractéristique des dents surnuméraires. Viennent ensuite les incisives latérales, puis les secondes bicuspides du maxillaire inférieur. Les dernières se trouvent souvent enclavées entre les premières bicuspides et les premières molaires et peuvent échapper à la vue ou apparaître en dedans de l'arcade dentaire. Nous aurions peut-être pu placer plus tôt sur la liste les dents de sagesse, mais dans certains cas il est difficile de s'assurer de leur absence, par suite de ce fait que l'on regarde souvent la première molaire permanente comme une dent de lait, quand elle est extraite de bonne heure, et qu'alors l'espace laissé vide étant rempli par la seconde molaire, la 3e passe volontiers pour la 2e. Cependant les dents de sagesse sortent quelquefois si tardivement qu'elles peuvent exister sans qu'on en soupçonne la présence (1).

---

(1) Dans une communication récemment faite par le professeur Flower à la Société odontologique, cet auteur distingué dit que les 3es molaires sont, chez l'homme, les dents qui font le plus souvent défaut.

Une autre forme d'anomalie par excès est celle où l'on suppose qu'il y a éruption d'une 3ᵉ série de dents. Malgré nos nombreuses

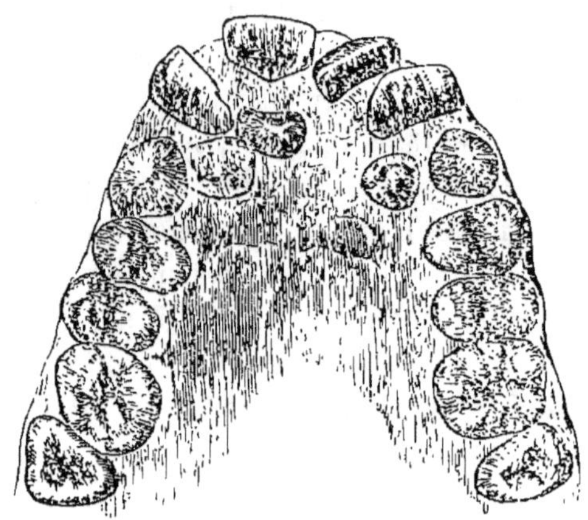

Fig. 23.

Dents surnuméraires dans la mâchoire supérieure d'un enfant. D'après un moule de notre collection.

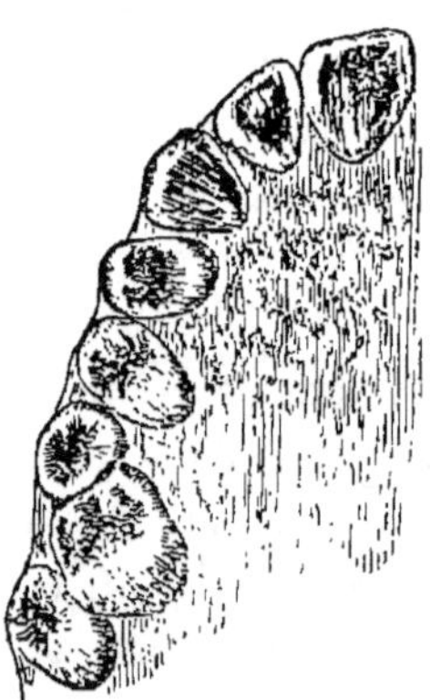

Fig. 24.

Bicuspide surnuméraire au côté droit du maxillaire supérieur.

investigations, qui nous ont montré qu'il s'agissait, en pareil cas, de l'éruption de dents retardées ou manquantes, de véritables dents surnuméraires, où des portions de racines fracturées finissent par arriver à la surface suivant le mécanisme décrit précédemment, cependant la science possède des cas communiqués par des hommes assez compétents pour nous obliger à admettre la possibilité de l'apparition d'une 3ᵉ série de dents.

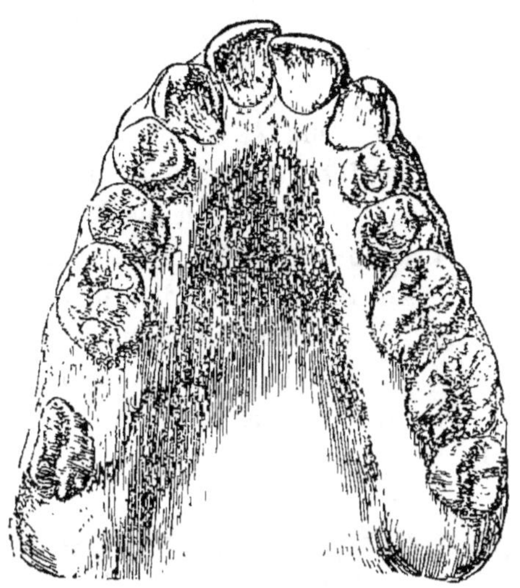

Fig. 25.

Mâchoire supérieure dans laquelle les incisives latérales ne sont pas sorties.

IV. ANOMALIES DE POSITION. — Ce genre d'irrégularités est pour le chirurgien-dentiste de beaucoup le plus important et le plus intéressant. Souvent aussi il met largement à contribution son ingéniosité et sa patience ; le succès ne couronne pas toujours ses efforts ; mais quand il réussit, il éprouve une satisfaction indicible, car la restauration de la symétrie et de la beauté d'une région aussi importante que la bouche ne manque pas d'assurer au praticien la reconnaissance du sujet et de ses proches.

Essayer de décrire les diverses formes des anomalies de position serait presque impossible ; mais nous croyons être à même d'aide l'étudiant en lui indiquant leurs causes les plus fréquentes et les principes généraux de leur traitement. Dans ce but, nous les diviserons un peu arbitrairement en deux classes : 1° celles que nous appelons *accidentelles et qu'on peut prévenir* ; 2° celles qui sont *congénitales et inévitables*.

1. *Anomalies accidentelles et pouvant être prévenues.* — Ces irrégularités proviennent le plus souvent de la persistance des dents de lait, dont les racines ne se sont pas résorbées en temps voulu, ou de la rétention de racines nécrosées qui ne subissent pas de résorption. Par suite, l'organe se dévie quelquefois en avant ou en dehors de l'arcade dentaire, mais plus fréquemment en dedans. Pour bien comprendre ce point, il est nécessaire d'avoir une idée nette de la relation des deux séries de dents au moment où commence la seconde dentition. Prenons un crâne d'enfant décédé à l'âge de six ans et avant la chute d'aucune dent de lait, l'enlèvement de la table externe des os maxillaires nous permettra de constater les rapports suivants des deux dentitions entre elles. A la mâchoire supérieure, les couronnes des incisives centrales permanentes sont situées sur un plan plus élevé que les dents temporaires, avec une inclinaison dirigée plus en dehors, formant avec les

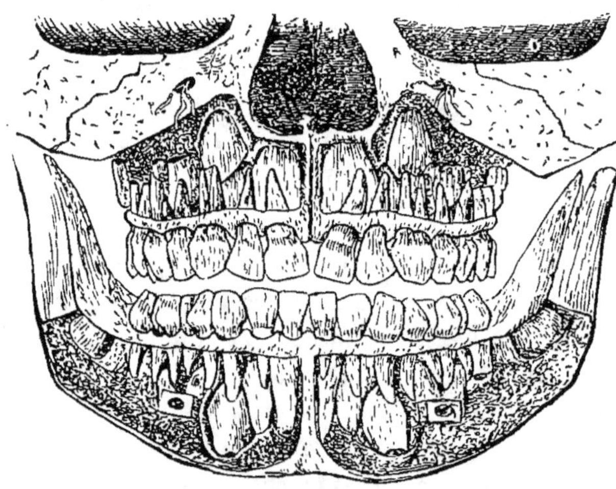

Fig. 26.

Vue antérieure des deux mâchoires d'un enfant âgé d'environ 6 ans 1/2. La table externe a été enlevée pour bien montrer les dents permanentes en voie de développement, ainsi que les rapports des deux dentitions entre elles. La bifurcation des racines des canines supérieures est anormale.

dernières un angle de 15° ou environ, et, quand elles ont franchi la gencive, on voit ces organes plus saillants et occupant, par conséquent, une arcade plus large en rapport avec leurs dimensions plus considérables ; elles sont encore placées en arrière des racines des incisives latérales et centrales temporaires, ce qui indique que celles-ci ont déjà subi un commencement de résorption ; les racines des permanentes touchent par leurs extrémités le mince plancher osseux des fosses nasales, tandis que les bords tranchants atteignent environ le milieu des racines des dents de lait.

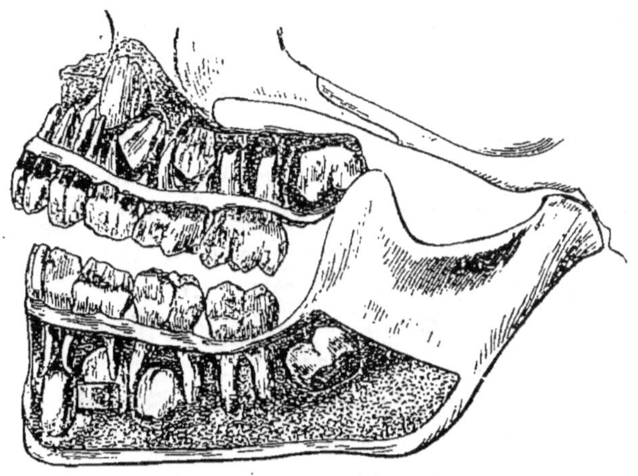

Fig. 27.

Vue latérale de la préparation représentée fig. 26.

Les canines, dont les couronnes sont à peine développées, sont situées sur un plan beaucoup plus élevé que les précédentes, c'est-à-dire à environ 8^{mm} au-dessous du plancher de l'orbite (de là probablement leur nom de dents de l'œil) et à côté de la paroi externe des fosses nasales, dont le plancher est de niveau avec le centre de leurs couronnes. Les conduits sous-orbitaires se trouvent à environ 6^{mm} au-dessus et en dehors de leurs extrémités non encore développées. Postérieurement aux canines dans l'arcade dentaire, mais plus bas et en dehors, se trouvent les premières bicuspides, et, entre celles-ci et les incisives centrales, mais à peu près sur le même plan, sont les incisives latérales, placées cependant dans l'arcade dentaire en dedans des canines et des incisives centrales. Les couronnes des premières et des secondes bicuspides, dout le développement n'est pas achevé, sont placées immédiatement au-dessus des temporaires correspondantes et embrassées par les racines de ces dernières. Les premières molaires permanentes, dont les couronnes rencontrent presque leurs antagonistes de la mâchoire inférieure et qui ont dû franchir la gencive depuis quelques semaines, ont leurs racines développées à moitié, tandis que les secondes molaires, ou plutôt les petites portions développées de leurs couronnes, occupent par rapport aux premières molaires une position supéro-postérieure, avec leurs surfaces triturantes dirigées en bas et en arrière vers les parties inférieures des apophyses ptérygoïdes externes ; de petites cryptes placées sur un niveau encore plus élevé dans les tubérosités des os, indiquent la situation des futures dents de sagesse de la mâchoire supérieure.

A la mâchoire inférieure, les incisives centrales permanentes, dont les racines sont développées environ au quart de leur longueur, occupent une position plus verticale, dans un cercle plus étroit, que ne le font les dents correspondantes du maxillaire supérieur ; ce fait est général pour toutes les dents du bas, mais surtout pour les six antérieures. Elles sont situées immédiatement en arrière des racines partiellement résorbées des centrales temporaires, et en partie derrière les latérales caduques, leurs bords tranchants n'ayant qu'une très mince couche d'os interposée entre eux et la surface. Les canines se trouvent sur un plan inférieur dans le même arc, et leurs racines en voie de développement reposent sur la mince portion d'os compact qui forme la surface inférieure du corps du maxillaire inférieur, tandis que les racines des canines temporaires sont placées directement en avant. Entre les canines et les centrales et partiellement en arrière de ces dents, sont placées les incisives latérales permanentes, ayant directement en avant d'elles les racines des organes temporaires de même nom (1). Les bicuspides (2) occupent la même position relative qu'à la mâchoire

---

(1) Sur une pièce que nous avons sous les yeux, de petits trous percés dans la mâchoire, immédiatement au-dessus du sommet des incisives latérales, montrent que la résorption de la paroi supérieure de leurs cryptes osseuses a commencé plus tôt que celle d'aucune des six autres dents antérieures.

(2) Les premières bicuspides se trouvent immédiatement en dedans des

inférieure ; nous en dirons autant des premières molaires. Les secondes molaires ont leurs couronnes en voie de développement sur un niveau plus élevé que celles des bicuspides, et leur surface broyante regarde en haut et en avant. De petites cryptes situées dans les apophyses coronoïdes indiquent la situation des futures dents de sagesse ou troisièmes molaires du maxillaire inférieur.

Cette description des positions relatives occupées par les dents permanentes et temporaires antérieurement à l'éruption des premières nous permet de comprendre aisément comment la persistance de l'un ou de l'autre des organes caducs, par suite de la non-résorption de leurs racines, amènera la déviation des dents permanentes et la direction qu'elle les obligera de prendre pendant leur sortie. Ainsi, la persistance des incisives temporaires du bas forcera nécessairement, dans les conditions sus-indiquées, leurs organes de remplacement à se placer en dedans de l'arcade dentaire. La rétention d'une latérale ou de sa racine obligera l'organe permanent de même nom à sortir en arrière de la centrale permanente et de la canine temporaire ; la persistance de celle-ci aura le même effet sur la permanente, tandis que celle des racines des molaires temporaires forcera les bicuspides à se dévier, soit en dedans, soit en dehors de l'arcade dentaire.

Le traitement consiste évidemment à enlever les dents ou les racines qui causent la déviation. A la mâchoire du bas, l'on rencontre souvent des cas où les incisives permanentes sont sorties en arrière des temporaires ; or, une fois qu'on a extrait les dernières, la pression de la langue ne tarde pas à repousser les autres dans la position normale. Il importe de ne jamais perdre de vue, dans le traitement de ce genre d'anomalie, cette action efficace et continue de la langue, aussi bien que celle des lèvres, pour régulariser les dents mal placées.

La première refoule constamment les dents inférieures en dehors,

---

trous mentonniers, qui, par suite du peu de changement de position qu'ils subissent durant la vie, constituent, suivant la remarque de J. Tomes, des points fixes précieux pour l'estimation des diverses modifications qu'éprouve la mâchoire inférieure.

jusqu'à ce qu'elles soient arrêtées par les organes du haut qui s'articulent en avant d'elles ; tandis que les lèvres, par leur élasti-

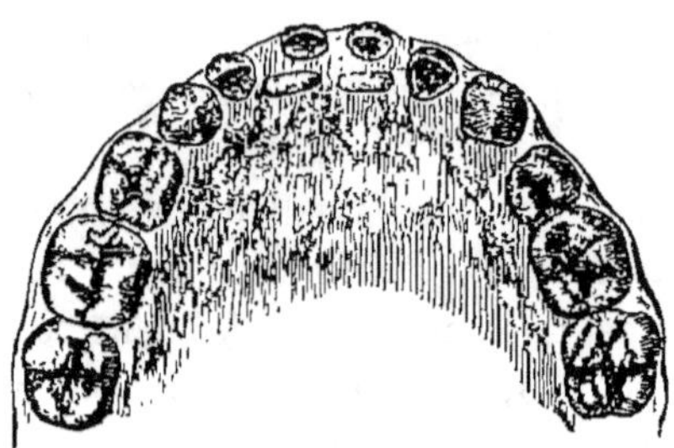

Fig. 28.

Mâchoire inférieure, dans laquelle les incisives centrales permanentes sont sorties en arrière des incisives centrales temporaires.

cité, agissent continuellement sur les dents supérieures dans la direction opposée ; aussi suffit-il de ces moyens pour ramener à la symétrie de grandes irrégularités, une fois la cause enlevée.

Mais il arrive que l'on est consulté à un moment où une ou

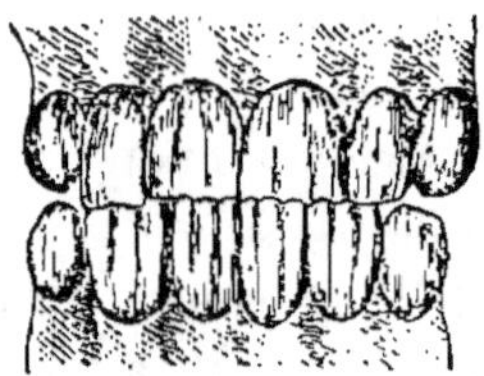

Fig. 29.

Les quatre incisives inférieures passent en avant des incisives centrales du haut, dans l'occlusion de la bouche.

plusieurs incisives du haut sont assez avancées dans leur éruption pour mordre en dedans de leurs antagonistes de la mâchoire inférieure. Dans ce cas, il est évident que l'extraction des dents temporaires ne saurait remédier à la difformité et que si celle-ci est abandonnée à elle-même, elle ne pourra que s'accentuer davantage avec le temps, puisque les dents du bas opposent un obstacle de plus en plus grand au mouvement en dehors des dents supérieures. Ce n'est pas tout, la mâchoire inférieure subira peu à peu un allongement en avant, et l'angle formé par le corps et la branche montante du maxillaire deviendra plus obtus. Les indications sont ici : 1° d'enlever les dents temporaires ; 2° d'employer un moyen mécanique empêchant les dents du bas de passer en avant des dents du haut, à chaque occlusion de la bouche ; 3° d'exercer en même temps une pression derrière les dents mal placées, pour accélérer leur régularisation.

Voici, selon nous, le procédé le plus simple et le plus efficace pour arriver au but. On commence par prendre l'empreinte des dents du haut et de la voûte palatine avec la cire, le plâtre, la gutta-percha ou mieux encore la composition de Stent ou celle de Hind.

Insistons un peu sur la manière de prendre les empreintes. Après avoir choisi un porte-empreintes de dimensions correspondantes à celles de l'arcade dentaire supérieure du sujet et pouvant s'introduire facilement dans la bouche, on le remplit de Stent ou de Hind ; pour cela, cette composition est d'abord ramollie dans de l'eau presque bouillante, puis séchée et pétrie avec les doigts pour lui donner une consistance uniforme ; pendant cette malaxation, on soumet de temps en temps la masse à l'action d'une lampe à alcool qui lui permettra d'adhérer au porte-empreintes. Ce dernier doit être rempli jusqu'au bord. Pour l'introduire, on enduit légèrement la surface de la substance plastique avec de l'huile d'olives, et, après s'être assuré que le réceptacle n'est pas assez chaud pour brûler les lèvres, on l'insère de côté pour éviter une trop grande distension de l'orifice buccal. Cela fait, on le presse fermement avec son contenu dans une direction presque verticale, et assez haut pour obtenir l'empreinte des surfaces des dents au-dessus de la gencive et aussi de toute la voûte palatine. Il doit rester dans sa position l'espace de 3 à 4 minutes, suivant l'endurance du sujet, puis on le retire en l'amenant directement en bas pour le détacher des dents. L'empreinte ainsi obtenue sert à faire un moule de plâtre. On verse le plâtre gâché à la consistance de crème en différents points de l'empreinte, de manière à le faire glisser facilement dans les parties déclives à l'aide de légers coups donnés au réceptacle et, quand toute la surface est revêtue d'une couche de 3 millimètres d'épaisseur, on se sert de plâtre plus consistant pour édifier le modèle à la hauteur de 3 à 5 centimètres, afin de lui donner de la force et de la solidité. Au bout de quelques heures, quand le plâtre a pris toute sa dureté, on peut ramollir la cire en plongeant l'empreinte et le modèle tout ensemble dans un vase rempli d'eau chaude, et les y laisser le temps suffisant pour que la composition soit assez ramollie pour se laisser détacher facilement du modèle. Il ne reste plus qu'à façonner le dernier et à le dessécher dans un four ; on peut encore en durcir la surface en le soumettant à l'ébullition pendant environ 1|2 minute, dans un bain de stéarine. Nous avons insisté sur tous ces détails, parce que le procédé peut être aussi utile aux chirurgiens qu'aux dentistes : avec des empreintes prises à divers intervalles, on peut surveiller la marche de certaines tumeurs, ou bien conserver le modèle de celles qu'on se propose d'enlever, se rendre compte de l'étendue d'une fissure palatine, etc. etc.

Le modèle préparé comme nous venons de le dire est ensuite confié au mécanicien dentiste pour construire une plaque de métal (or, platine, argent ou alliage dentaire) ou de vulcanite ; nous

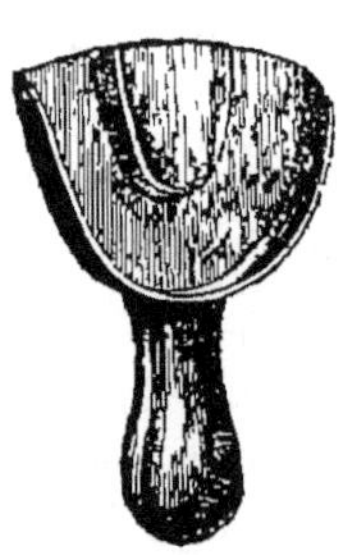

Fig. 30.

Porte-empreintes pour la mâchoire supérieure.

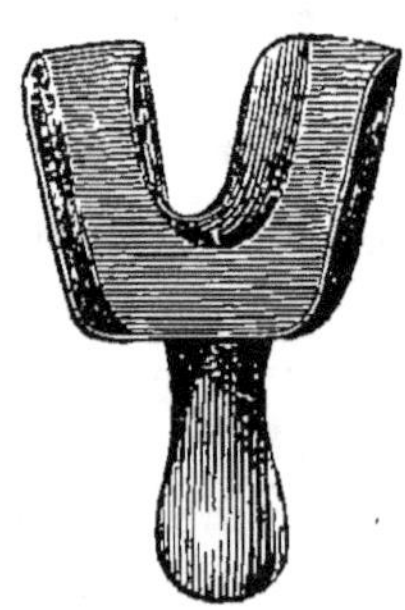

Fig. 31.

Porte-empreintes pour la mâchoire inférieure.

préférons cette dernière dans les cas ordinaires. Cette plaque doit coiffer les bicuspides et les molaires qui sont déjà sorties, avec une saillie suffisante pour empêcher les dents antérieures de se rencontrer. Pour assurer l'adhérence de la pièce, on peut la charger de rugosités, en grattant légèrement le collet et la surface externe des dents du modèle. Derrière chaque dent à repousser en avant, la

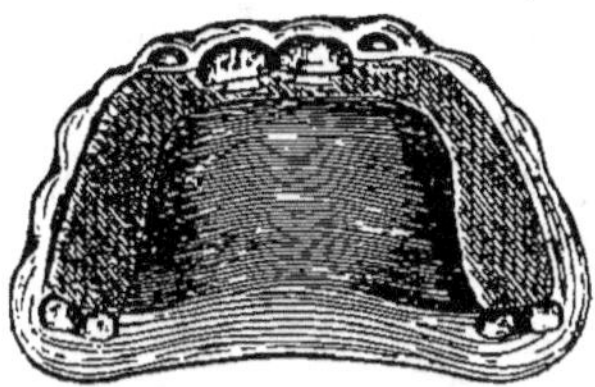

Fig. 32.

Plaque s'adaptant à la mâchoire supérieure de façon à élever l'articulation et à repousser en avant les incisives centrales, qui passent derrière leurs antagonistes pendant l'occlusion de la bouche. En arrière de chaque incisive centrale, la plaque est découpée pour recevoir un coin de bois comprimé qui, en se gonflant sous l'influence de l'humidité, repoussera en avant la dent en contact avec lui.

plaque doit être découpée à la scie en queue d'aronde pour loger un coin de bois comprimé. Cette plaque doit se maintenir solidement dans la bouche; alors, le bois comprimé gonflant sous l'influence de l'humidité repoussera rapidement les dents du haut, qui ne rencontrent plus l'obstacle des dents inférieures. Souvent au bout d'une semaine, mais généralement après un temps plus long, les incisives sont portées au delà de leurs antagonistes, et l'on peut alors enlever la plaque, parce qu'elles s'articulent en avant des dents du bas et ne peuvent plus dès lors revenir à leur position anormale. On peut remplacer les coins par des anses de caoutchouc, qui sont peut-être préférables pour les sujets qui ne peuvent venir souvent chez le dentiste, mais dans les cas ordinaires le bois vaut mieux à notre avis. Il faut que le sujet s'habitue à manger avec son appareil et qu'il ne le retire que pour le nettoyer, ce qui doit se faire après chaque repas. Nous condamnons les ligatures et tous les moyens analogues de fixer les plaques, parce que les dents peuvent avoir à en souffrir même au bout de peu de jours, quand il n'est pas possible d'enlever l'appareil pour le nettoyer parfaitement.

Dans les classes pauvres, on réussit quelquefois en faisant tenir continuellement un couteau à papier ou une mince lame de bois, de façon qu'il appuie sur les dents du bas et passe en arrière des dents supérieures irrégulières ; cette méthode exige une grande persévérance et n'a probablement chance de réussir qu'à la condition que le patient dorme la bouche ouverte. Nous avons encore obtenu quelques succès, à l'hôpital, à l'aide d'une bande de caoutchouc passée autour de la tête et en arrière de la dent déviée, en ayant soin de combler les dépressions de la face avec de la ouate pour égaliser la pression. Dans les deux derniers procédés, il est bon d'insinuer, entre quelques-unes des dents postérieures de chaque côté, des morceaux de caoutchouc minces pour empêcher l'occlusion de la bouche ; mais l'irritation qui en résulte ne peut être longtemps tolérée.

Le rétention de dents ou de racines temporaires peut aussi faire saillir en avant les dents permanentes qui sont sorties en dehors d'elles ; c'est ce qu'on observe quelquefois pour les incisives supérieures. Quand la projection est légère, il suffit généralement de la pression de la lèvre pour régulariser les organes déviés, après l'extraction des dents de lait ; mais si l'anomalie est plus prononcée, les incisives peuvent arriver à appuyer jusque sur la lèvre inférieure, qui, agissant comme un coussin élastique, les repoussera encore davantage en dehors. Comme traitement, on peut faire usage d'un appareil analogue au précédent, et, en attachant à sa surface palatine un petit anneau de caoutchouc, on réussira à ramener les dents à leur position normale ; la plaque doit naturellement être échancrée en arrière de ces dents pour leur laisser la possibilité de se mouvoir du côté de la bouche. Mais il ne faut pas oublier que ces dents, une fois ramenées en place, n'ont pas, comme dans le cas précédent, une barrière pour empêcher leur retour à une position anormale ; le seul obstacle est l'élasticité de la lèvre supérieure. Il faut donc que la plaque soit portée plus longtemps, c'est-à-dire jusqu'à ce que le vide produit dans les portions antérieures des alvéoles par le mouvement des dents ait été comblé par de l'os de nouvelle formation. Un autre point qu'il importe de se rappeler, c'est que plus tôt on agit après l'éruption des organes déviés, plus on a de chance de réussir à les régulariser par l'emploi des moyens mécaniques, parce qu'alors les dents ne sont pas aussi solidement implantées dans leurs alvéoles qu'elles le seront plus tard.

La persistance d'une racine ou d'une dent de lait peut encore amener la torsion d'une dent permanente sur son axe. Le pivotement présente un degré variable, depuis un quart de tour jusqu'à une demi-révolution, de telle sorte que la face linguale réponde aux lèvres. Dans les cas de ce genre on a conseillé, comme traitement, la torsion immédiate, à la condition qu'il existe un espace suffisant et que la dent à régulariser soit à racine unique (incisives et canines); on saisit l'organe, au niveau de la gencive, avec un davier dont les coins sont garnis d'une substance molle pour ne pas s'exposer à faire éclater l'émail, et on le tord avec fermeté suivant la direction voulue, jusqu'à ce qu'on le sente céder. Mais nous avons, dès le début, condamné cette pratique comme capable d'amener la nécrose de l'organe, et c'est en effet ce qui est arrivé dans tous les cas dont nous avons eu connaissance. Nous fûmes obligé, il y a quelque temps, d'enlever une incisive

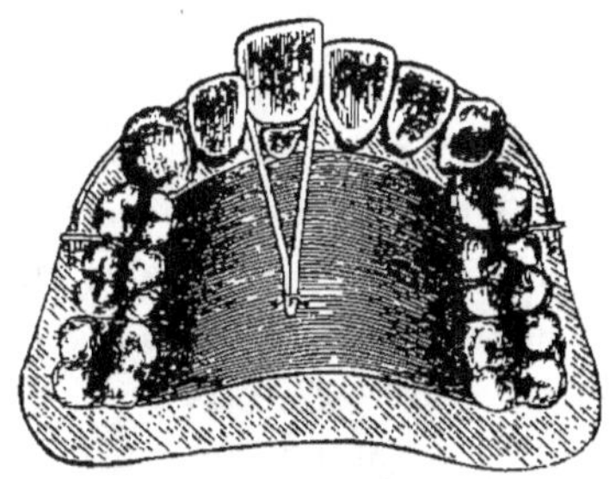

Fig. 33.

Plaque adoptée pour ramener en dedans des dents de la mâchoire supérieure. L'incisive centrale droite était sortie en avant de la dent de lait correspondante, dont on voit la racine sur le dessin. La première chose à faire était d'enlever cette racine; cette opération exécutée, on peut ramener l'incisive centrale en arrière à l'aide d'une bande élastique de caoutchouc ou d'une bande de platine qui passe en avant de l'organe et qui, au moyen d'écrous situés de chaque côté de la plaque, peut être resserrée graduellement. Ce dernier mécanisme convient surtout aux cas où il faut agir sur plusieurs dents à la fois.

latérale supérieure qui avait subi cette torsion immédiate; elle était morte, et cependant le mérite du praticien était une garantie que l'opération avait été exécutée très soigneusement. Cet organe n'était jamais descendu à la longueur normale et avait une couleur très foncée; après son extraction, je constatai que la racine était plus d'à moitié résorbée. Au lieu de la torsion violente, nous préférerions donc l'emploi d'une plaque construite de façon à permettre d'exercer une pression de chaque côté de la dent déviée, et, par conséquent, de la faire pivoter médiatement dans son alvéole avec une sécurité parfaite. Nous avons réussi de la sorte à tourner une incisive centrale dans l'étendue de $2|3$ de cercle.

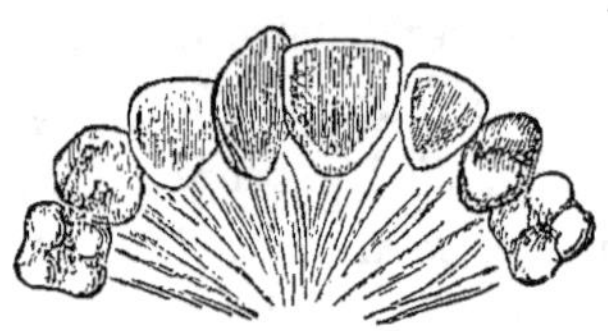

Fig. 34.

Incisive centrale droite de la mâchoire supérieure, sortie de travers par défaut d'espace.

On a encore rangé, parmi les causes de l'irrégularité de position des dents permanentes, l'habitude qu'ont certains enfants de sucer le pouce ou la langue. Or il est probable qu'en pareil cas, il existe quelque particularité dans la manière dont s'exerce cette habitude ; car, dans la propre famille de l'auteur, il existe un membre qui présenta une projection considérable des incisives supérieures, de la 1re et de la 2e dentition sans avoir jamais sucé son pouce ni sa langue ; tandis que le cadet de celui-là, qui avait cette habitude poussée à l'extrême, présentait l'arcade dentaire la plus parfaite de toute la famille. D'un autre côté, nous connaissons un enfant de cinq ans, qui suce constamment son pouce droit, et chez qui non seulement les dents antérieures, mais le bord alvéolaire de ce côté, proéminent d'une façon anormale. Le remède est bien simple ; c'est d'empêcher les enfants de prendre cette habitude vicieuse, soit en leur faisant porter un gant de laine rude ou en leur enduisant le pouce de teinture d'aloès.

Nous parlerons des irrégularités résultant de la présence de tumeurs en traitant de ces dernières.

Les fractures des mâchoires sont aussi la cause de déviations dentaires ; ce sujet appartient plutôt au domaine de la chirurgie ordinaire, mais nous n'hésitons pas à nous en occuper ici, parce que la régularisation peut s'obtenir, dans la majorité des cas, par des moyens et des appareils qui sont plus familliers au chirurgien-dentiste, et qui réussissent surtout lorsque la plupart des dents existent. Maintenir une fracture du maxillaire inférieur, mal

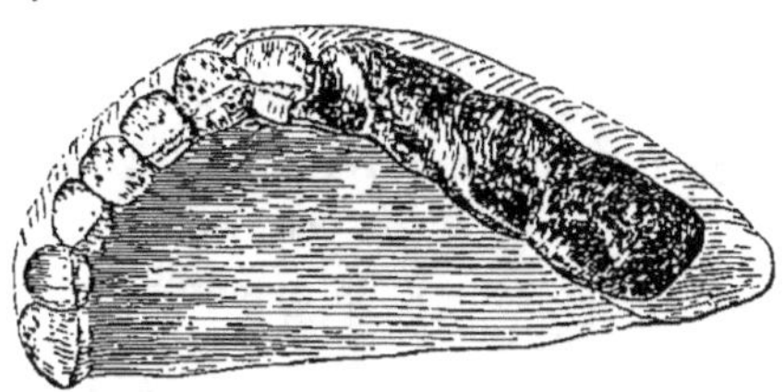

Fig. 35.

Fracture transversale du corps de la mâchoire inférieure, traitée au moyen d'une coiffe élastique qui emboîte parfaitement les dents de chaque côté de la fracture, et maintient ainsi les fragments bien affrontés.

réduite, avec une attelle de gutta-percha moulée sur le menton et fixée à l'aide d'un bandage à quatre chefs, nous paraît un moyen à peu près aussi bon pour perpétuer une difformité, que le serait

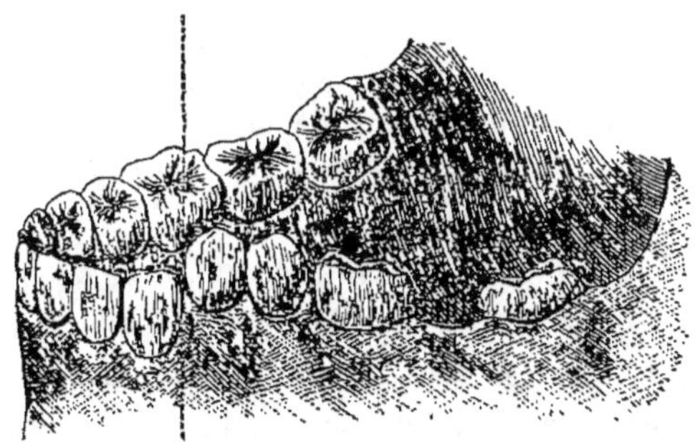

Fig. 36.

Modèle en plâtre d'une mâchoire inférieure fracturée verticalement entre la canine et la première bicuspide gauches. La ligne pointée, qui indique la fracture, doit être suivie par la scie pour diviser le modèle en deux parties, que l'on réunira ensuite de façon à ramener la mâchoire dans sa position normale.

l'application d'un appareil plâtré sur une fracture non réduite de la jambe. Un mode simple de traitement, pour les fractures de l'une

ou l'autre mâchoire , consiste dans l'application d'une plaque
métallique, coiffant et assujettissant solidement plusieurs des dents
qui se trouvent de chaque côté de la fracture. Pour cela, on prend
des empreintes, en cire ou en plâtre, des deux maxillaires, sans se
préoccuper de la position des fragments; avec ces empreintes, on
coule des modèles en plâtre, et l'on scie celui qui représente la
mâchoire cassée suivant la ligne de la fracture. Puis on réduit les
deux parties à leur position naturelle en les articulant avec le[s]
dents de l'autre maxillaire, et on les unit de nouveau avec du
dlâtre. Sur le modèle représentant la mâchoire fracturée on adapte

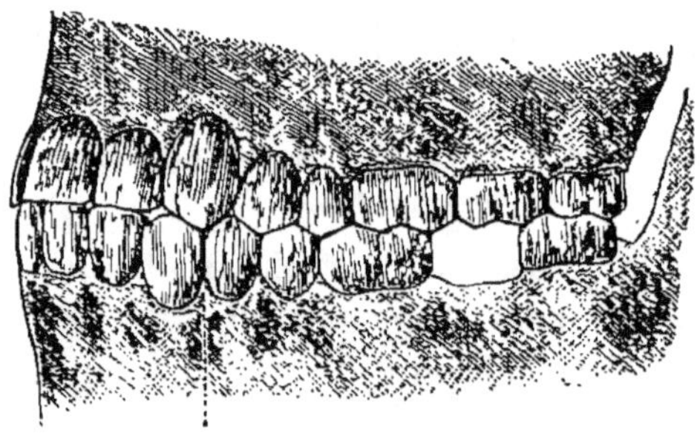

Fig. 37.

Cette figure montre comment, au moyen d'un moule de la mâchoire
supérieure, on peut réduire les deux fragments de la fig. 36 dans la situation exacte qu'avait le maxillaire inférieur avant sa fracture.

une plaque de métal ou de vulcanite, coiffant de chaque côté de la
fracture trois, quatre dents ou davantage, suivant que le cas le
permet. Pour faciliter la prise de l'appareil, on peut le garnir de
gutta-percha que l'on chauffe au moment de son application; ou
bien, comme l'a proposé Barrett, on peut faire passer de petites vis
à travers les côtés de la plaque, et entre les dents au niveau de
leurs collets. Mais avec un ajustement minutieux, on parvient à se
dispenser de ces vis et de la gutta-percha. On a encore conseillé de
percer dans la plaque des petits trous, pour faire des lavages destinés
à entraîner les produits de sécrétion; mais cette précaution n'est
pas nécessaire avec une plaque qui ne fait que coiffer les dents.
Dans certains cas, et surtout lorsqu'il existe une fracture multiple
du corps de la mâchoire, Gunning a jugé utile de recourir à une

attelle emboîtant les dents des deux maxillaires. Le mieux est de la faire en vulcanite; l'appareil se composant d'une attelle interden-

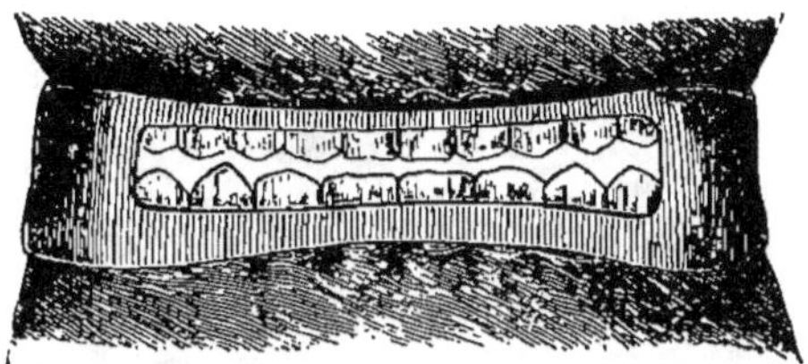

Fig. 38.

Attelle interdentaire de Gunning, pour les fractures de l'une ou de l'autre mâchoire, et dans laquelle le maxillaire sain aide à maintenir en position les fragments de la mâchoire fracturée.

taire pour chaque mâchoire fabriquée d'une seule pièce. Grâce à elles, les deux maxillaires agissent l'un sur l'autre, le sain aidant à maintenir l'autre en position. Les deux arcades dentaires restent un peu écartées, et entre les deux attelles se trouve, en avant de la bouche, une ouverture pour l'introduction d'aliments liquides sans mouvements des mâchoires. Des vis peuvent retenir les plaques; mais chez les adultes elles ne sont généralement pas nécessaires, une fronde suffisant pour assurer la fixité des deux maxillaires.

Mais de tous les appareils imaginés pour le traitement de ces fractures, et surtout pour celles de la mâchoire inférieure, c'est, à notre avis, celui de Hammond qui paraît être le plus efficace. C'est une attelle de fil de fer recourbé de façon à embrasser, en dedans et en dehors, toute l'arcade dentaire. Quand elle est appliquée, elle doit arriver juste sur le bord gingival, des deux côtés, au niveau du collet des dents. Alors, pour la fixer solidement, il suffit de passer un fil métallique entre les dents et de l'attacher sur chaque branche de l'appareil, comme le montre la figure 39.

La pose de cette attelle n'est pas toujours facile, mais le chirurgien et le patient sont bien récompensés de leurs peines quand on voit, comme dans un cas récemment traité à San-Bartholomew's Hospital, par notre honoré confrère I. Lyons, le sujet capable, au bout d'une demi-heure, de manger une côtelette et de fumer une pipe avec beaucoup de satisfaction.

Quand on a affaire à des mâchoires édentées, on peut adopter des

attelles de vulcanite; mais, même avec la précaution de les garnir
de caoutchouc mou, elles déterminent une pression fort pénible sur

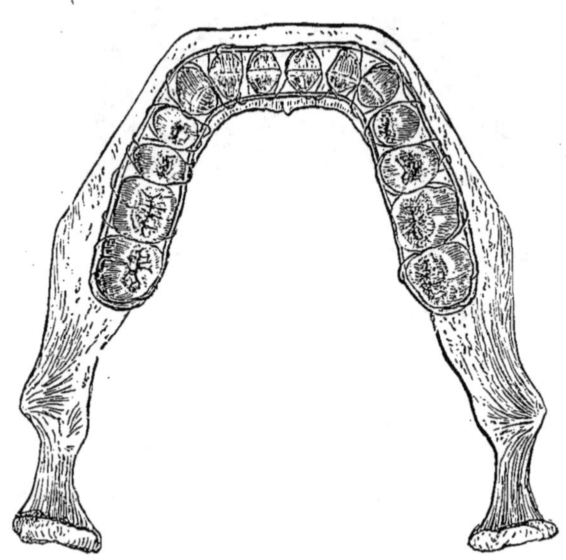

Fig. 39.

Attelle de Hammond.

la membrane muqueuse; cet inconvénient se produit spécialement
pour les fractures de la mâchoire inférieure, quand on relie l'attelle
à une coiffe de gutta-percha qui emboîte le menton.

CHAPITRE IV.

IRRÉGULARITÉS DES DENTS PERMANENTES.

II. — *Anomalies congénitales et inévitables.*—Ce genre d'anomalies
résulte d'un défaut d'harmonie entre les dents et les maxillaires, c'est-
à-dire d'un développement exagéré de ceux-ci relativement aux dents,

et *vice versa*. La première alternative, de beaucoup la moins fréquente aujourd'hui, peut se traduire par l'existence d'espaces anormaux entre les dents, et le plus souvent entre les deux incisives centrales de la mâchoire supérieure, ou bien encore, comme ce n'est pas rare, par l'éruption d'une bicuspide dans une situation telle que ses faces latérales deviennent l'une externe l'autre interne. Mais il est certainement plus commun de rencontrer aujourd'hui un état de choses opposé, c'est-à-dire un défaut de développement des maxillaires, spécialement de leurs portions alvéolaires, par rapport à celui des dents. Les praticiens sont unanimes sur ce point; leur opinion se base sur l'observation des bouches des générations précédentes et elle est confirmée par la comparaison des anciens crânes avec ceux de nos contemporains. L'examen d'environ deux cents crânes renfermés dans la crypte de Hythe Church, mesurés à partir de la racine antérieure de la première molaire supérieure près de son collet jusqu'à la même partie de la dent correspondante du côté opposé de la mâchoire, a donné une largeur moyenne de deux pouces et demi; ce qui excède la dimension des crânes modernes, tandis que les dents ne paraissent pas avoir varié dans leur volume.

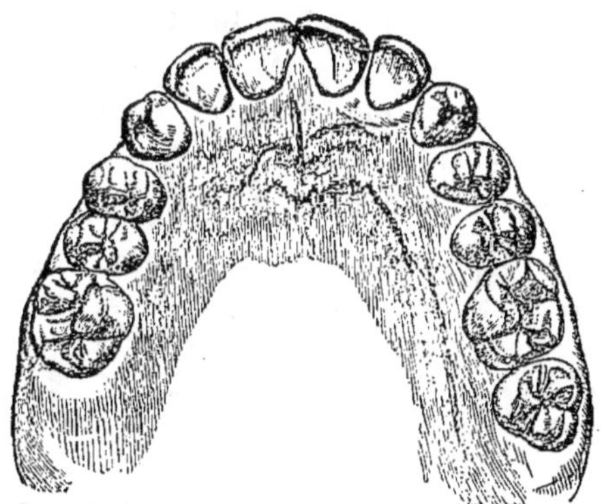

Fig. 40.

Mâchoire supérieure bien développée d'un enfant d'environ 12 ans.

« Nous n'avons trouvé aucun exemple de ces mâchoires contractées qu'on voit si souvent aujourd'hui; la forme de tous ces crânes était caractéristique du genre d'architecture représenté par l'église qui les

contenait; le type gothique n'avait pas encore fait son apparition (1).
Mais ce qu'il y avait encore de plus frappant dans ces anciens crânes,
c'était l'inclinaison en dehors des dents et des bords alvéolaires,
surtout à la mâchoire supérieure, qui donnait une arcade dentaire
plus saillante et par conséquent plus spacieuse, si bien que dans
bon nombre de ces crânes les troisièmes molaires occupaient la
position que nous voyons maintenant prise par les premières
molaires.

On conçoit, comme l'ont indiqué Darwin (2) et Wallace, que le
moindre service qu'exigent des organes de mastication les races
civilisées, qui apprêtent et ramollissent complètement leurs aliments
avant de les mâcher, soit la principale cause de ce défaut de déveloP-
pement des maxillaires. Il ne faut pas oublier non plus l'effet de la
sélection sexuelle, qui tend perpétuellement à continuer et à développer un type approuvé (3).

L'une des caractéristiques de ce type sera un développement plus
vertical des dents et des procès alvéolaires, aussi bien qu'une saillie
plus prononcée du front et du menton, de telle sorte qu'une ligne
droite tomberait presque parallèle avec le front, la base du nez, les
lèvres et le menton; tandis que dans le type opposé, comme par exemple
celui des indigènes de l'Australie, une ligne tirée parallèlement au
front, à la base du nez et à la lèvre supérieure, formerait un angle avec
une ligne parallèle à la lèvre inférieure et au menton ; dans le premier
cas, l'arcade dentaire est beaucoup plus petite que dans le second. A
mesure que la civilisation se développe, les formes les plus distin-
guées attirent surtout l'admiration, et ce sont les hommes qui les
possèdent au plus haut degré qui ont le plus de chances de se
marier et, partant, de perpétuer l'espèce. Chez les races sauvages,
ce sont surtout les signes de la force qui assurent la prééminence,

---

(1) *Remarques sur la collection de crânes renfermés dans la crypte de
Hythë Church, Kent,* par S. Cartwright et A. Coleman. *Trans. Odont. Soc.,*
vol. IV, p. 221, ancienne série.

(2) *La descendance de l'homme,* par Ch. Darwin.

(3) *Réflexions sur la cause et le traitement de certaines formes d'irrégularité,* par S. Cartwright, *Trans. Odont. Soc.,* vol. IV, p. 114, ancienne
série.

et là les caractères se maintiennent avec bien plus de constance que chez les peuples civilisés.

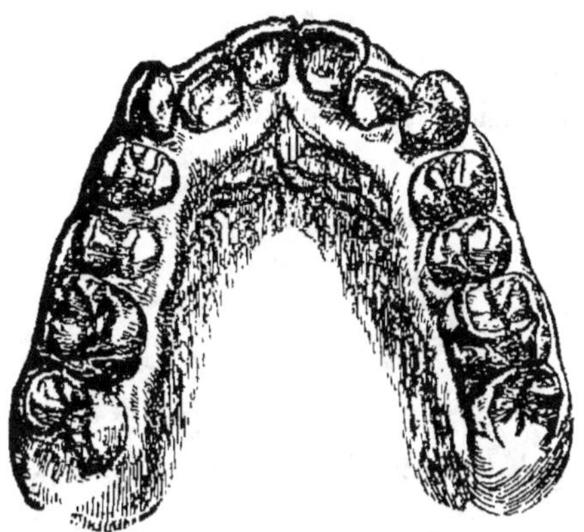

Fig. 41

Máchoire supérieure imparfaitement développée avec une arcade dentaire irrégulière. — Les incisives latérales frappent en dedans des canines inférieures.

Mais quelles que soient les causes du développement moins parfait des maxillaires, et spécialement de la position plus verticale des dents et des alvéoles, le résultat doit en être évident, en supposant que les dents soient normales au point de vue du volume : l'arcade dentaire sera irrégulière et les anomalies seront précisément celles qu'annonce la position des organes permanents avant leur éruption ; ainsi les incisives centrales et les canines feront une saillie anormale dans l'arcade dentaire, tandis que les incisives latérales rentreront et, à la mâchoire supérieure, frapperont très probablement en dedans des canines du bas. Dans une autre variété de ce genre d'irrégularités, les dents sont bien rangées, mais les incisives, surtout celles de la mâchoire supérieure, s'écartent en dehors, en se recouvrant souvent sur la ligne médiane et donnant à l'arcade la forme d'un V. Nous avons considéré ce type comme résultant de la sortie des canines avant l'éruption des bicuspides, de telle sorte qu'elles se placent dans l'arcade aux dépens des incisives, qui sont repoussées en avant ; mais l'anomalie peut dépendre aussi de la position dans laquelle les dents antérieures se sont développées originairement.

On peut rétablir l'harmonie entre les dents et les mâchoires par deux modes de traitement : le premier consistant dans l'expansion des arcades alvéolaires et dentaires, l'autre dans l'extraction de certaines dents. L'expansion se recommande comme traitement ration-

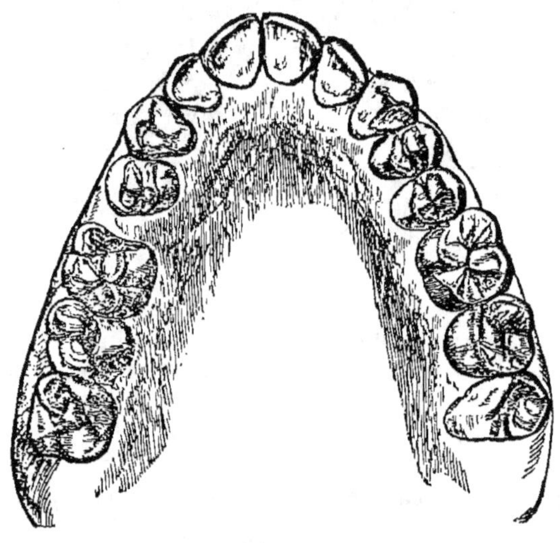

Fig. 42.

Mâchoire supérieure imparfaitement développée, l'arcade dentaire affectant la forme du V.

nel et conservateur, surtout quand les dents sont saines, et il faut l'essayer quand l'entassement des dents n'est pas excessif et particulièrement quand l'une des arcades dentaires est parfaitement développée, tandis que l'autre est étroite et contractée ; enfin l'indication est encore plus formelle lorsque c'est l'arcade supérieure qui est anormale. Pour cela, on construit une plaque s'adaptant au palais et à la face interne des dents ; en enlevant, sur le modèle, une petite quantité de plâtre aux collets et dans les espaces interdentaires on assurera la rétention de l'appareil ; puis, au moyen des coins décrits précédemment, on obtiendra en peu de semaines l'expansion de l'arcade. Mais le résultat acquis de la sorte n'est pas définitif ; pour empêcher les dents de revenir à leur position vicieuse, il faudra faire

porter au sujet une nouvelle plaque pendant plusieurs mois. Cette
méthode s'applique bien plus difficilement à la mâchoire inférieure,
et elle est loin de donner les mêmes succès; heureusement les dents
du bas sont moins visibles que celles du haut, aussi n'essaye-t-on

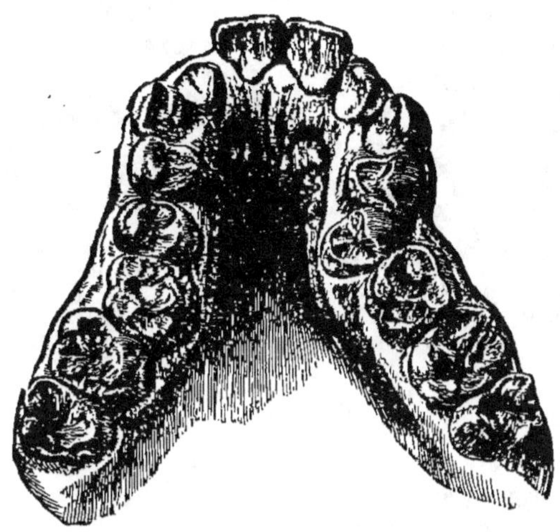

Fig. 43.

Mâchoire supérieure imparfaitement et mal développée, pour laquelle on
peut tenter le traitement par l'expansion de l'arcade dentaire. M. C. S.
Tomes a donné l'explication du mode de production de cette anomalie.
Ainsi, lorsque les extrémités de la mâchoire fœtale n'ont pas dès le début
une direction divergente, les portions qui s'y ajoutent plus tard pour
supporter les trois molaires permanentes formeront un angle avec la
partie préexistante. Cette irrégularité est encore intéressante à un autre
point de vue : M. Langdon Down a montré que, chez les idiots de naissance, il existe toujours une diminution de largeur entre les bicuspides
postérieures et une voussure insolite du palais. On a donc le moyen de
distinguer l'idiotie congénitale de l'idiotie acquise.

guère ici l'expansion osseuse que pour améliorer la mastication par
un antagonisme plus parfait des deux arcades dentaires. Le mieux
serait alors de se servir d'une plaque métallique recouvrant les
dents et pouvant s'élargir sous l'action d'un ressort.

Un moyen plus élégant, mais moins rapide, de dilater l'arcade
dentaire supérieure consiste à construire une plaque comme celle
que nous venons de décrire, mais recouvrant les dents; à la diviser
en deux sur la ligne d'articulation du palais, puis de vulcaniser

dans chaque moitié une partie d'un ressort fait en fil de piano et
ayant la forme représentée fig. 44 B (1). L'objection de la rupture

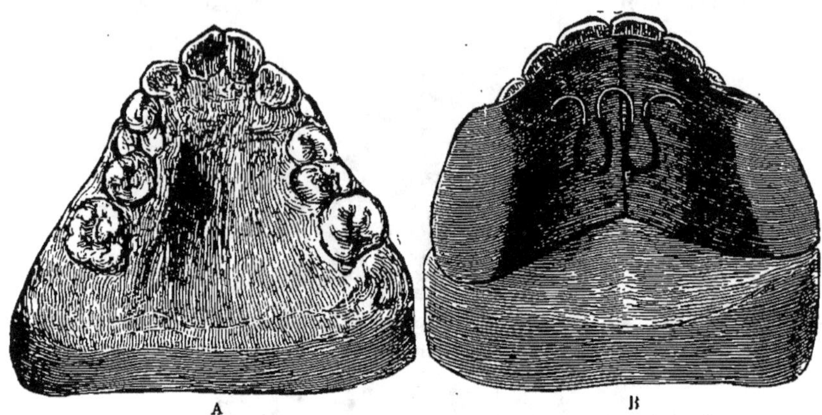

A   B

Fig. 44.

Arcade dentaire contractée avec le procédé de Coffin pour la dilater
à l'aide d'une plaque fendue par le milieu et d'un ressort en fil métallique,
les dents postérieures étant coiffées par la plaque.

constante du ressort par oxydation peut être obviée en grande partie
en introduisant dans la vulcanite un très petit fragment de zinc en
contact avec le fil métallique. L'expansion de l'arcade dentaire par
cet appareil, quoique moins rapide que la dilatation à l'aide de coins
de bois, exige une attention beaucoup moins constante de la part
du praticien et convient surtout aux sujets qui ne peuvent pas se
soumettre à des visites fréquentes. On peut remplacer l'action du
ressort par celle du cric. On le vulcanise dans une plaque semblable
à celle qui a été décrite, ou bien on peut l'utiliser sans plaque, c'est-
à-dire en fixant les extrémités contre les faces palatines de deux
dents opposées. En introduisant une petite broche dans la partie

---

(1) M. J. Oakley Coles s'est efforcé, dans ces derniers temps, de classer
les diverses formes de mâchoires normales et anormales qui se rencontrent
de nos jours. *Trans. Odont. Soc.* Vol. XII, p. 103. Mais ce sujet est si
embrouillé qu'il faudra encore bien des études pour arriver à une bonne
classification.

centrale et la tournant dans une direction, on allonge le cric, ce qui repousse les dents en dehors. Il n'existe probablement pas d'appareil qui égale celui-ci dans sa rapidité d'action, et qui soit aussi facile à gouverner par le sujet ou par son entourage. Mais, dans le traitement

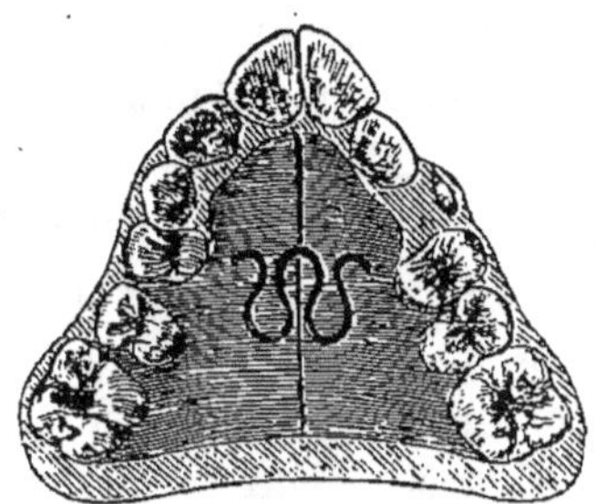

Fig. 45.

Expansion d'une arcade en forme de V au moyen d'une plaque de Coffin, ne recouvrant pas les dents du fond.

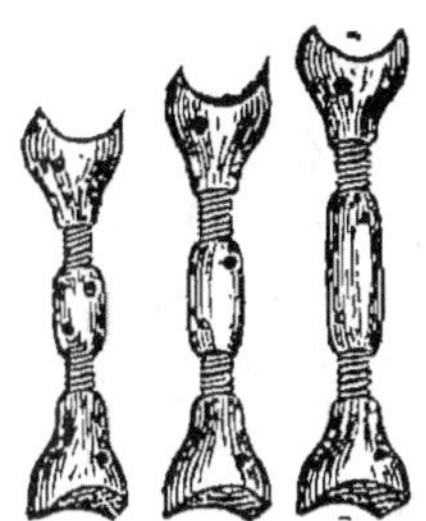

Fig. 46.

Crics de trois dimensions.

de ce genre d'irrégularités, il ne faut pas limiter strictement son attention à l'état des arcades dentaires ; celles-ci peuvent être ramenées à la symétrie la plus parfaite, sans que le résultat soit satisfaisant le

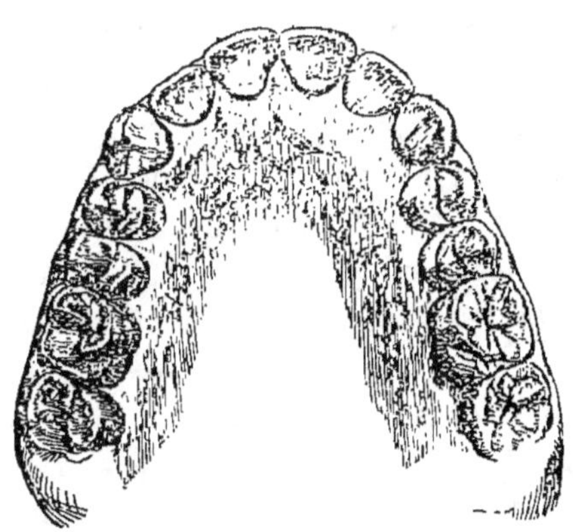

Fig. 47.

La fig. 47 représente la fig. 41 après le traitement par expansion de l'arcade.

moins du monde ; il reste un point qui n'a pas, selon nous, été considéré avec assez d'importance par les praticiens. Mais peut-être nous ferons-nous mieux comprendre en rapportant l'observation d'un cas très instructif. Vers l'époque où nous débutions dans la spécialité, l'extraction de dents saines comme moyen de régularisation était fortement critiquée, et l'on n'admettait qu'un seul mode légitime de traitement, l'expansion de l'arcade. Adoptant cette manière de voir de nos prédécesseurs, nous eûmes occasion de la mettre en pratique sur une jeune dame d'aspect agréable, mais qui était désolée d'avoir ses dents mal rangées ; l'anomalie était celle qui est représentée fig. 41 : incisives centrales et canines supérieures faisant une saillie exagérée, et incisives latérales frappant en dedans des canines du bas. Le menton paraissait, par suite, allongé et trop proéminent. Le résultat du traitement fut sans doute assez favorable, les dents antérieures du haut furent parfaitement régularisées, la face s'était raccourcie et le menton avait perdu sa saillie anormale. On aurait pu se trouver satisfait à ce point de vue, mais l'harmonie des traits n'existait plus ; la bouche ayant acquis des dimensions disproportionnées donnait à la face un aspect quelque peu plébéien. Au bout d'un an ou deux, les premières molaires inférieures se carièrent et durent être enlevées, de même que les deux bicuspides ; ces extractions diminuèrent le volume des arcades dentaires, et la bouche s'harmonisa avec les autres traits. Tel est donc le procédé qui, dans un grand nombre d'irrégularités par entassement des dents, sera le traitement convenable ; il consiste à enlever certains de ces organes qui, comme nous l'avons déjà dit, ont si souvent aujourd'hui un volume disproportionné avec celui des mâchoires, même lorsque celles-ci sont parfaitement en rapport avec les dimensions des autres os du crâne. A d'autres points de vue, ce mode de traitement a de grands avantages sur le premier : 1° les dents étant moins serrées contre leurs voisines, sont moins exposées à se carier, 2° les plaques sont moins souvent nécessaires et, quand il en faut, il est rare que leur besoin se fasse sentir aussi longtemps.

Mais supposons que l'on se décide à traiter un vice de position par l'extraction de certaines dents, il s'agit de savoir quel est l'âge le plus favorable à cette opération et quels sont les organes les plus importants à enlever.

En ce qui concerne l'âge, il est difficile de poser une règle précise ; cette question dépend beaucoup du jugement du praticien. Toutefois, nous avons la conviction que souvent ces extractions se font bien trop tôt, pour obéir probablement aux désirs de parents anxieux. Il en résulte que les vides ainsi créés se comblent prématurément sous l'action de la *vis a tergo* des molaires en voie de développement et qu'alors ces dernières, trouvant un espace anormal pour leur éruption, ne permettent plus aux maxillaires de prendre l'accroissement en arrière qui dépend de la présence des dents postérieures. Nous nous rappelons le cas d'un enfant de 14 ans chez qui on avait enlevé les quatres bicuspides du haut et plusieurs dents du bas pour obtenir de l'espace. A la mâchoire supérieure, les premières molaires appuyaient contre les canines, qui faisaient encore une saillie exagérée, et l'expression générale du sujet était complètement détruite par un arrêt de développement dans la région de la bouche. Dans un autre cas, qui est représenté fig. 49, on avait extrait de bonne heure l'une des bicuspides du côté gauche et les deux du côté droit de la mâchoire inférieure; les vides une fois comblés, il en résulta un développement défectueux de l'angle formé par la branche et la portion ascendante du maxillaire, de telle sorte que les dents ne se rencontraient plus dans l'occlusion de la bouche.

En dehors de toute autre indication, nous pensons que l'époque la plus favorable pour ces extractions est celle où les secondes molaires

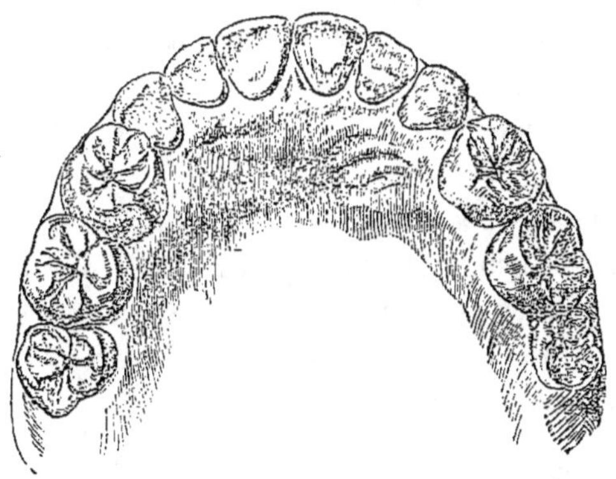

Fig. 48.

Résultat de l'extraction prématurée de toutes les bicuspides de la mâchoire
supérieure.

viennent de faire leur éruption; il faudrait attendre encore davantage si l'on se décidait à enlever les premières molaires et à appliquer un appareil mécanique pour conserver l'espace qu'elles occupent au bénéfice de la partie antérieure de l'arcade, parce que les secondes molaires seront nécessaires comme points de traction.

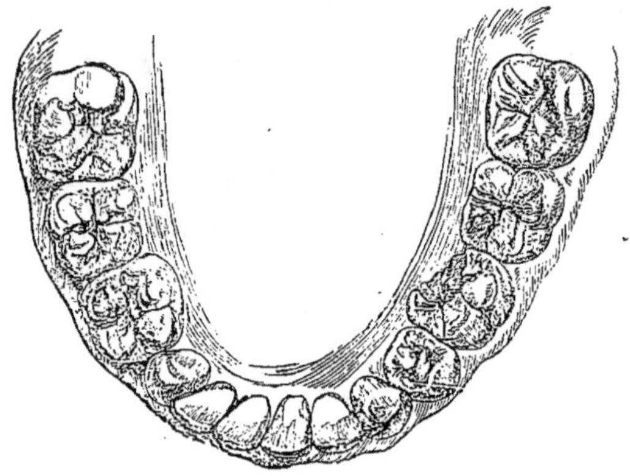

Fig. 49.

Résultat de l'extraction hâtive de trois bicuspides de la mâchoire du bas.

Quant au choix des dents à extraire, il est encore plus difficile d'indiquer des règles positives. Il va sans dire, cependant, que l'on doit enlever de préférence celles qui ont une forme anormale ou qui sont fortement cariées, en admettant que leur extraction réponde au but à atteindre. Nous disions plus haut qu'il ne faut pas commencer trop tôt la régularisation; une nouvelle raison de ne pas se presser, c'est qu'on peut avoir la chance de trouver des dents malades dont le sacrifice sera moins pénible. D'un autre côté, une manifestation très précoce de la carie n'engagerait sans doute pas le praticien à agir plus hâtivement.

Supposons que toutes les dents paraissent saines, et qu'on n'ait pas de motifs de choisir certains organes plutôt que d'autres, on peut sacrifier de préférence ceux qui sont le plus prédisposés à la carie, en se guidant sur les tableaux qui ont été dressés par certains auteurs, comme M. J. Tomes, par exemple (1).

Incisives centrales.	25
Incisives latérales	62

---

(1) *Analyse de 2638 cas d'extraction*, par J. Tomes, F. R. S. *Lectures on dental Surgery and Anatomy.*

Canines 36

Premières bicuspides 227

Secondes bicuspides 393

Premières molaires. 1090

Secondes molaires 575

Troisièmes molaires 230

D'après cette statistique, qui concorde en somme avec celles des autres auteurs, nous devons enlever une première molaire de préférence à toute autre dent (pourvu que notre but soit aussi bien rempli) et de même une seconde molaire de préférence à une première bicuspide. Les canines doivent encore être respectées en raison de leur forme caractéristique dans l'arcade dentaire.

‟La seule manière suivant laquelle nous puissions avoir la prétention d'être utile ici à l'étudiant et de prendre quelques cas typiques est d'indiquer le mode de traitement que nous adopterions. Dans l'exemple représenté fig. 50 et 51, où l'on remarque un entassement

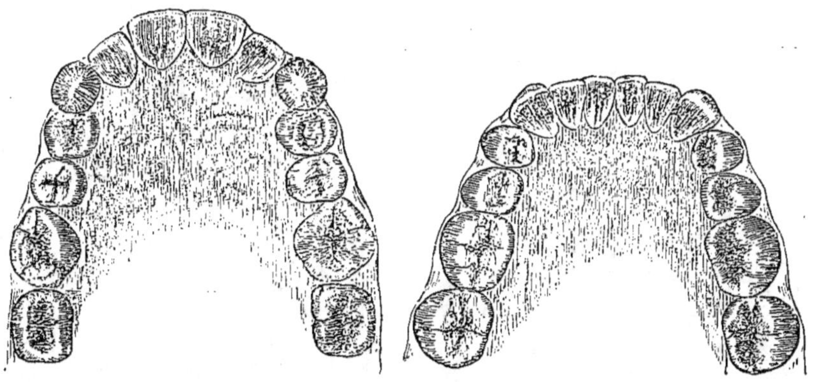

Fig. 50.   Fig. 51.

Les fig. 50 et 51 représentent un cas pour lequel nous conseillerions d'enlever les premières molaires de chaque mâchoire.

général des dents aux deux mâchoires, l'extraction des quatre premières molaires serait évidemment ce qui conviendrait le mieux.

Dans le cas représenté fig. 52 et 53, la mâchoire inférieure, bien qu'assez imparfaitement développée contient des dents bien rangées; celle du haut est en forme de V et présente des dents antérieures

trop proéminentes, mais n'appuyant pas sur la lèvre inférieure dans
l'occlusion de la bouche ; nous nous contenterions ici d'enlever les

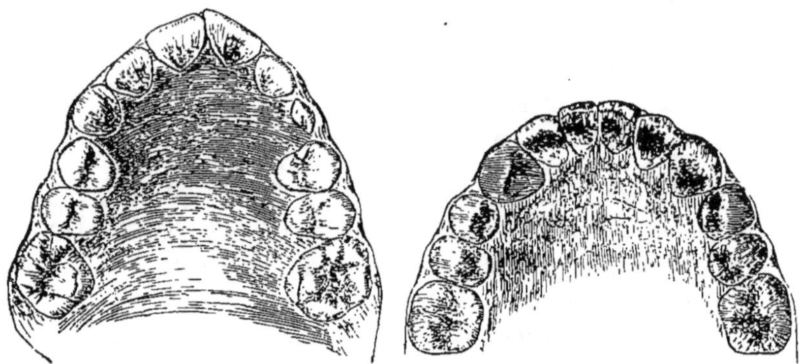

Fig. 52.   Fig. 53.

Cas pour lequel nous recommanderions seulement l'extraction des premières
bicuspides de la mâchoire supérieure.

premières bicuspides supérieures, et l'action des lèvres suffirait probablement à ramener les dents saillantes dans la position normale.
Si les incisives reposaient sur la lèvre inférieure, il faudrait en outre

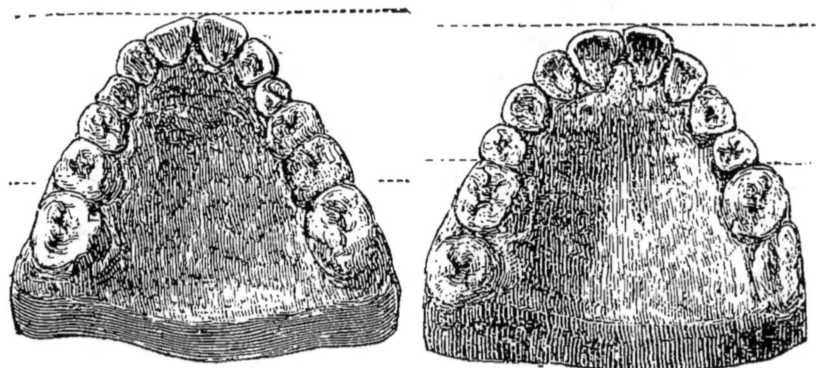

Fig. 54.   Fig. 55.

Les fig. 54 et 55 montrent, quoique très imparfaitement, le cas représenté
dans les fig. précédentes avant et après le traitement. Les lignes pointées
indiquent la distance à laquelle les dents antérieures ont été attirées en
arrière.

se servir de la plaque représentée fig. 33, pour les ramener en arrière.

Dans le cas représenté, fig. 56 et 57, il faudrait enlever les secondes bicuspides du haut, que l'on doit toujours choisir de préférence aux premières en raison de leur plus grande prédisposition à la carie et pour ne pas laisser de vides visibles dans la bouche ; on devrait aussi adapter une plaque pour repousser en dehors les incisives latérales qui tombent en dedans des canines inférieures et pour attirer en arrière les canines du haut ; à la mâchoire inférieure, nous enlèverions l'incisive latérale droite.

Dans l'exemple représenté fig. 45, où il existe non-seulement des incisives assez proéminentes pour appuyer sur la lèvre quand la bouche se ferme, mais encore un rétrécissement considérable des parties latérales de l'arcade, qui amène les bicuspides et les premières molaires, plus ou moins en dedans des dents du bas, l'arc inférieur étant bien développé, il faut dilater l'arcade supérieure en repoussant en dehors les bicuspides et les premières molaires et, une fois l'expansion obtenue, attirer en arrière les dents antérieures.

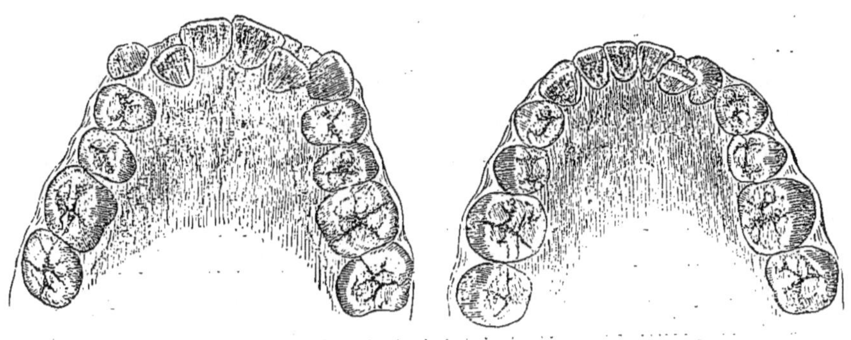

Fig. 56.   Fig. 57.

Cas pour lequel nous conseillerions l'extraction des deux secondes bicuspides de la mâchoire supérieure et de l'incisive latérale droite de la mâchoire inférieure.

Voyons maintenant quelles sont les complications qui peuvent rendre le traitement plus difficile et même le faire échouer complètement. Chez un sujet affecté, par exemple, de la difformité désignée sous le nom de *menton de galoche*, il est sans doute facile de repousser les dents antérieures du haut au delà des bords tranchants de leurs antagonistes ; mais les premières peuvent, en raison de leur brièveté, revenir à leur position vicieuse lorsque l'appareil régulateur aura terminé son office ; le même phénomène peut encore résulter de ce que les dents du fond se rencontrent trop tôt. Dans le premier cas, on n'a guère d'autre remède que d'adapter une seconde plaque destinée à maintenir les dents dans la position normale et disposée de façon à empêcher ces organes de servir à la mastication en espérant ainsi les voir s'abaisser au bout d'un certain temps; dans le second cas, le rétracteur du menton (fig. 9), qui sert aussi à élever cette partie, nous a souvent rendu de grands services, surtout chez les sujets très jeunes. On sait comment la tension constante d'une cicatrice du cou arrive à déformer, par sa rétractilité, le maxillaire inférieur en voie de croissance; le même principe permet d'obtenir un effet dans la direction opposée. Mais le plus grand obstacle au succès se trouve peut-être dans le fait que les moyens mêmes que l'on emploie pour triompher d'une anomalie produisent un autre défaut de caractère non moins sérieux et que l'usage constant de plaques prothétiques détermine très souvent l'apparition de caries. Le sujet peut sans doute prévenir en grande partie cet inconvénient; ainsi, la pièce, qui ne doit jamais être assujettie de façon que le client ne puisse l'enlever, a besoin d'être lavée soigneusement avec du savon et de la craie précipitée après chaque repas, puis rincée ensuite à l'eau alcoolisée, ainsi que la bouche. Dans un cas difficile, nous fûmes tenté de maintenir dans la bouche une plaque, munie de coins de bois mou, à l'aide de ligatures, pendant une dizaine de jours; en la retirant, nous trouvâmes l'émail altéré sur toutes les dents en contact avec les coins; l'usage de la plaque fut immédiatement interrompu, et, grâce à des applications réitérées six fois par jour sur les points malades, l'altération cessa heureusement de progresser.

Le même moyen nous réussit aussi bien chez un sujet porteur d'une bande de platine qui passait en avant des incisives supérieures. Aussi, nous avons soin de recommander généralement de passer toutes les parties des pièces au sel volatil, après leur nettoyage complet. L'origine du mal vient évidemment de la décomposition des parcelles alimentaires qui s'interposent entre la plaque et les dents.

Passons maintenant à une question qui n'est pas sans importance : il s'agit de savoir si l'on peut, en enlevant à temps des dents temporaires sur des arcades contractées, obtenir plus d'espace pour les organes de remplacement. C'est un sujet qui nous a préoccupé et

sur lequel nous avons appelé l'attention il y a déjà longtemps (1),
dans la croyance où nous étions que des milliers, des millions peut-
être d'enfants malheureux étaient soumis à des opérations à peu près
aussi nécessaires que l'est l'ancienne pratique des scarifications gingivales. Prenons les faits les plus communs, à la mâchoire inférieure
par exemple: quand cet os est bien développé, on observera que, vers
l'époque de la seconde dentition, les dents de lait, spécialement les
six antérieures, deviennent plus proéminentes dans l'arcade, en
même temps qu'elles se séparent les unes des autres, de façon à
laisser, au moment de leur chute, l'espace exigé pour les organes
qui doivent leur succéder (V. fig. 28). Chez les mâchoires de développement imparfait, il n'y a pas de proéminence et de séparation
de ce genre, si bien que la première incisive, une fois sortie, appa-
raîtra en arrière de la dent de lait et un peu en arrière de la latérale
de ce côté; de la même manière, l'incisive latérale permanente
franchira la gencive en arrière de la canine et de la latérale de lait.

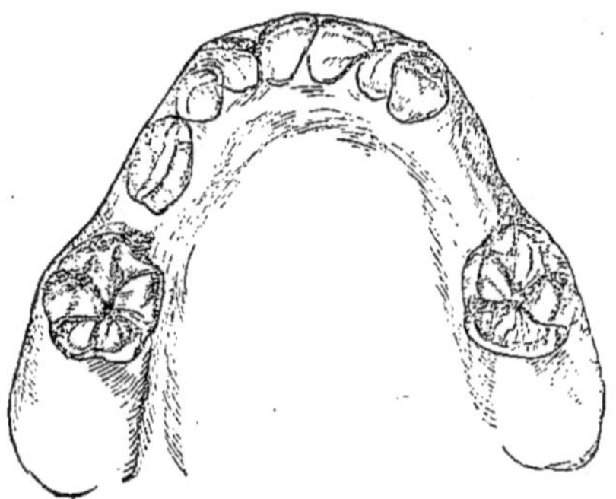

Fig. 58.

Résultats de l'extraction prématurée des molaires temporaires sur une
mâchoire inférieure mal développée, les premières molaires permanentes
s'étant avancées dans une position anormale.

Le traitement adopté naguère et malheureusement trop souvent
encore aujourd'hui, consistait à enlever toutes les dents temporaires,
dans l'espoir d'offrir de l'espace aux organes permanents. On ne

---

(1) *Trans. Odont. Soc.,* anc. série, vol. IV, p. 227.

savait pas que les limites de l'arcade dentaire sont presque entièrement déterminées avant l'application d'un semblable traitement ;
qu'il y a des points fixes à ses limites dans les deux molaires perma-

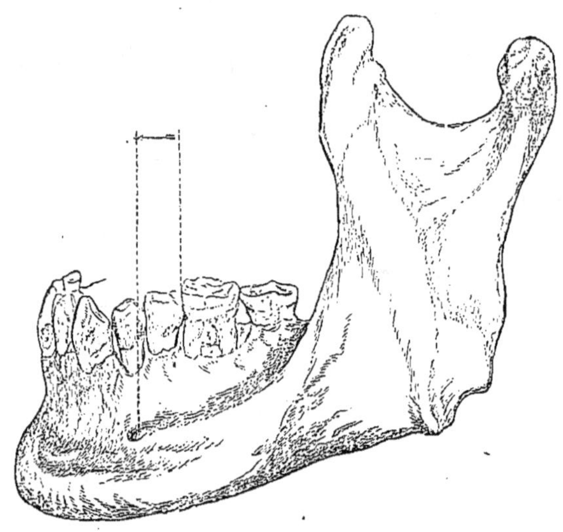

Fig. 59.

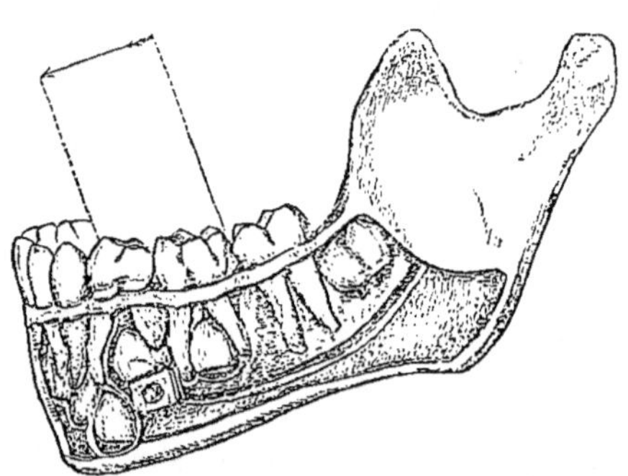

Fig. 60.

Ces figures montrent l'avancement ordinaire des premières molaires permanentes après la chute des molaires de lait ; on remarquera que la différence de volume entre les molaires temporaires et les bicuspides ne
laisse aucun espace aux dents antérieures aux premières molaires.

nentes déjà sorties, lesquelles, surtout dans les arcades encombrées,
sont toujours prêtes à usurper tout l'espace qui se trouve libre dans
une direction antérieure, comme le montre la fig. 58, où l'extraction

hâtive des deux secondes molaires de lait a été suivie de l'éruption
des deux premières molaires permanentes dans des positions trop
avancées. La même progression en avant s'observe toujours sur les
mâchoires normalement développées. Les deux molaires de lait
occupent dans l'arcade dentaire un espace plus grand que les organes
qui leur succèdent, les deux bicuspides, mais, dès que les premières
sont tombées, l'espace en excès est envahi par l'avancement de la
molaire permanente ; ce fait a été généralement négligé et incompris,
puisque l'on a prétendu que cet espace est réservé au logement des
canines permanentes. Les fig. 59 et 60, dessinées d'après des préparations normales, montrent clairement ce que nous disons.

Sur des mâchoires bien développées, l'extraction hâtive des dents
de lait n'a que peu d'effet sur l'arcade dentaire permanente. On cite
à l'appui des cas où toutes les dents temporaires ont été enlevées
avant l'éruption d'un organe permanent, mais il n'en est certainement plus de même lorsqu'il s'agit d'un maxillaire défectueux.
Ainsi la fig. 61 représente le cas d'un sujet que nous traitâmes
malheureusement de la sorte il y a de nombreuses années ; nous

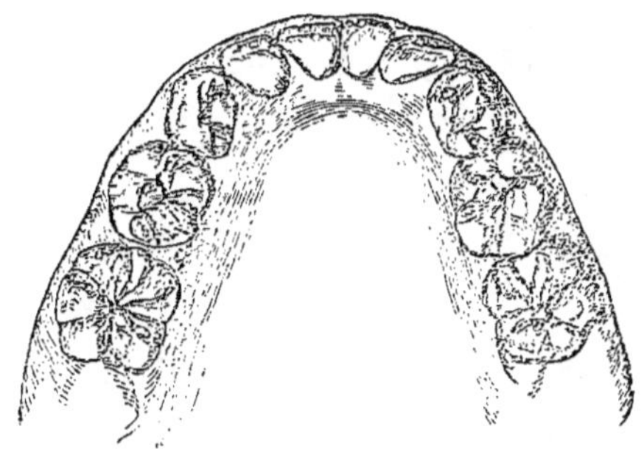

Fig. 61.

La fig. 61 montre le résultat de l'habitude qu'on a d'enlever les incisives et les
canines temporaires pour donner de l'espace aux incisives permanentes.
Les incisives paraissent être en bonne position, mais il n'y a plus de place
laissée pour les canines permanentes.

avions jugé à propos d'extraire les incisives et les canines de la première série pour faciliter le placement des quatre incisives permanentes, et tout paraissait aller à merveille jusqu'au moment de
l'éruption des canines, où nous fûmes obligé d'enlever deux bicus-

pides et de faire une pièce pour rectifier les canines. Il aurait été beaucoup plus sage et bien plus agréable pour le sujet de se contenter d'enlever, en cas de nécessité, les dents de lait au fur et à mesure de l'apparition des organes de remplacement, lorsque, par exemple, comme dans la fig. 62, une incisive se serait placée en avant ou en arrière de l'arcade dentaire, et son extraction seule aurait réalisé tout ce que l'on pouvait désirer. Remarquons bien que ces observations ne s'appliquent qu'au traitement du maxillaire inférieur et au principe que nous poserions (s'il était judicieux de parler de règle générale quand il s'agit du traitement des anomalies de position), ce principe étant d'enlever simplement chaque dent de lait à mesure qu'apparaît l'organe de remplacement. Cette opération n'est d'ailleurs pas très urgente, parce que l'action de la langue tend toujours à refouler les dents dans tout espace disponible. Au maxillaire supérieur, cette règle ne saurait recevoir d'application, à

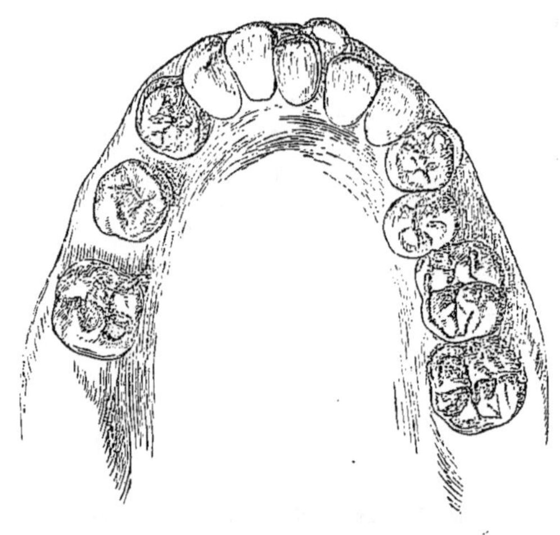

Fig. 62.

Résultat obtenu en n'enlevant les dents temporaires du bas qu'au fur et à mesure de l'éruption des organes permanents. Il suffira ici d'extraire l'incisive centrale.

cause de l'obstacle qu'opposent les dents du bas à la progression de leurs antagonistes déviées en dedans de l'arcade. Ici, il faut enlever les dents de lait qui empêchent les permanentes de prendre leur position normale. D'un autre côté, la différence de volume des incisives supérieures entre elles ne permet guère d'en sacrifier une pour se procurer de l'espace, il faut donc en général choisir des bicuspides et des molaires.

Nous confessons volontiers que le sujet de ce chapitre n'a pas été traité par nous en raison de l'importance qu'il mérite; mais nous n'aurions pu mieux faire sans grossir outre mesure notre manuel. L'étudiant désireux d'approfondir davantage cette question consultera avec fruit l'excellent ouvrage de Norman Kingsley sur les difformités buccales (1).

CHAPITRE V.

LÉSIONS MÉCANIQUES DES DENTS.

ÉBRANLEMENT. — A la suite de la violence déterminée par un coup ou une chute, ou par la rencontre brusque des deux mâchoires, une ou plusieurs dents peuvent être lésées. Si la violence est légère, il en résultera simplement de la sensibilité et du malaise durant quelques jours; si elle est plus considérable, l'organe peut se nécroser; on le verra alors prendre peu à peu une coloration plus ou moins foncée due à l'extravasation du sang des vaisseaux pulpaires et à la pénétration de l'hémato-globuline dans les fibres de l'ivoire. En dehors de cette altération, la dent continue souvent des années (2) à remplir ses fonctions; mais il peut aussi se produire un petit abcès sur la gencive au niveau de la pointe radiculaire.

---

(1) *A treatise on Oral Deformities as a branch of mechanical Surgery*, par N. Kingsley, D. D. S. etc. H. K. Lewis, London, 1880.

(2) Jusqu'à ces derniers temps nous pensions qu'une dent, une fois altérée dans sa coloration à la suite d'un coup, ne pouvait plus jamais recouvrer sa couleur normale; mais nous avons observé un cas où le contraire s'est manifesté d'une façon évidente, la teinte brune disparaissant graduellement du bord tranchant au collet d'une incisive centrale supérieure. Il est probable qu'alors il s'était fait une extravasation sanguine, mais que la pulpe avait conservé sa vitalité et que le sang s'était ensuite résorbé.

L'organe ébranlé peut encore ne jamais reprendre sa solidité et tomber plus tôt que les autres dents.

Le traitement, dans les cas de ce genre, consiste à laisser reposer la dent autant que possible, en ne donnant que des aliments mous ; des fomentations de camomille et de pavot sont également utiles.

Luxation partielle. — La même cause peut, en outre, séparer partiellement l'organe de son alvéole ; ce dernier est alors plus ou moins endommagé, avec déchirure du périoste, des vaisseaux et des nerfs dentaires. En pareils cas, on fera laver la bouche avec de l'eau tiède jusqu'à ce que l'écoulement de sang soit arrêté, et l'on remettra soigneusement en place la dent, ou les dents vacillantes, tandis que de l'autre main on réduirait en même temps la fracture alvéolaire. Pour calmer la douleur, on prescrit les fomentations de camomille et de pavot et, au besoin, l'application d'une ou deux sangsues au voisinage de la partie lésée.

Luxation complète. — Quand une dent a été complètement délogée de son alvéole, il faut se hâter de la réimplanter, après avoir eu la précaution de la bien nettoyer et de débarrasser l'alvéole du sang coagulé à l'aide d'injections d'eau tiède. Ensuite on réduit la fracture alvéolaire qui est probablement encore plus considérable que dans le cas précédent. Généralement les dents ainsi réimplantées paraissent s'allonger, au bout d'un jour ou deux, et perdent de leur solidité, mais c'est un résultat de l'épanchement intra-alvéolaire qui ne tarde pas à disparaître. Si les lésions de l'alvéole ne sont pas trop fortes, l'opération réussit bien en général, et il ne faudrait pas désespérer du succès, alors même que la dent serait restée hors de la bouche durant plusieurs heures. Nous reviendrons sur ce sujet dans le chapitre consacré à la réimplantation et à la transplantation.

Sous l'action de grandes violences, on voit quelquefois se produire un accident, pour ainsi dire, opposé à la luxation ; nous voulons parler de l'enfoncement d'une dent à travers le plancher alvéolaire. Ce phénomène a lieu plus souvent à la mâchoire supérieure, dont l'os est moins compact que le maxillaire inférieur, et la dent peut pénétrer jusque dans l'antre d'Hyghmore. Il faut alors saisir l'organe déplacé à l'aide d'une pince et le ramener en place, où il est quelquefois nécessaire de le maintenir au moyen d'une ligature fixée aux dents voisines. Ce mode de fixation n'a aucun inconvénient ici, parce que l'alvéole pourra toujours contenir la lymphe plastique exsudée. Il n'en est plus de même dans la luxation ordinaire; là, la ligature, généralement recommandée par les auteurs empêcherait l'effusion de la lymphe plastique de se produire, et la réunion des portions déchirées du périoste serait impossible.

Fracture. — Les dents, en raison de leur position et par suite de l'office qu'elles sont chargées de remplir, sont sujettes à se briser. La lésion varie depuis le léger éclatement du bord jusqu'à la fracture complète dans le sens transversal ou longitudinal. Quand l'accident a fracturé une portion de l'ivoire, on observe généralement une très grande sensibilité de l'organe au toucher, ainsi qu'au chaud et au froid, pendant un certain temps; l'exposition de la pulpe détermine une douleur intense au moindre contact de substances mêmes molles. La fracture peut naturellement se compliquer de luxation partielle ou complète.

Traitément. — Dans les cas simples, on parvient souvent, par un judicieux emploi de la lime, à atténuer ce que la lésion a de désagréable à la vue; ainsi, lorsqu'un éclat a été enlevé au bord tranchant d'une incisive, on peut, en l'arrondissant et en raccourcissant légèrement la dent, rendre le défaut à peine perceptible.

Quand l'ivoire a été mis à découvert, surtout chez un jeune sujet, il faut attendre que sa sensibilité se soit dissipée (ce que l'on peut accélérer par des applications de sel volatil ou d'une solution de chlorure de zinc) avant de recourir à la lime, et il y a souvent avantage à sacrifier un peu de l'émail des dents contiguës. A-t-on affaire, au contraire, à une fracture plus considérable, il n'y a d'autre ressource que d'extraire la pulpe ou d'enlever la dent; cette alternative s'impose surtout quand la cavité pulpaire a été ouverte. On se décidera pour l'une ou l'autre opération d'après la nature de la fracture, l'âge du sujet, l'état d'encombrement des dents et leurs volumes relatifs. Lorsque la lésion s'étend assez loin au-dessous du collet de l'organe, ou s'accompagne de grands désordres alvéolaires, il faut recourir sans hésitation à l'extraction immédiate. Cependant, chez un sujet ayant plus de quinze ans et dont les dents ne sont pas entassées, si la fracture ne s'étend pas obliquement au-dessous, ou beaucoup au-dessous de la surface gingivale, nous préférerions enlever la pulpe (d'après le procédé qui sera décrit plus tard) et réserver la racine pour l'application d'une couronne à pivot. Supposons maintenant l'accident arrivé à un enfant au-dessous de 15 ans alors que les racines des incisives ou des canines n'ont pas encore atteint leur plein développement, s'il n'existe pas de différence notable de volume entre les diverses dents antérieures, si ces organes ne sont pas bien séparés, et surtout s'ils ont de la tendance à s'entasser, le mieux serait de procéder à l'extraction de a dent fracturée; le vide finira presque sûrement par se combler, soit naturellement, soit avec l'aide d'un moyen mécanique. Il y a deux ans, nous avons enlevé chez une petite fille de dix ans une grosse incisive centrale du haut, puis l'autre centrale l'année dernière; aujourd'hui, les deux incisives latérales se sont rejointes, et l'aspect de la bouche est bien plus agréable qu'auparavant, parce que les dents en question avaient des dimensions anormales et étaient très cariées.

La réunion d'une fracture radiculaire est un phénomène si rare, qu'on peut à peine l'espérer. Néanmoins, comme il en a été cité quelques exemples, on ne devrait pas trop se hâter, en pareil cas, de recourir à l'extraction. Les chances favorables seraient évidemment la jeunesse du sujet, la conservation et la vitalité de la pulpe et l'absence de grandes lésions du périoste. Le moyen d'union, dans ces cas, paraît être le cément, mais on a trouvé une fois que la pulpe s'était calcifiée dans la région de la fracture. Les dents fracturées dans leurs racines, à la suite de violences, peuvent conserver pendant quelque temps un certain degré de solidité grâce à la présence du périoste, mais tôt ou tard elles deviennent une source d'ennuis pour le sujet, et il faut se décider à enlever la partie coronaire, ou bien elle finit par s'ébranler et tombe d'elle-même; nous avons cependant vu des dents se maintenir ainsi plusieurs années. M. Tomes, dans son traité de chirurgie dentaire, rapporte une observation de fracture de racine où la surface de la fracture s'était recouverte de cément après l'accident, et une seconde dans laquelle les fragments s'étaient soudés par une superproduction d'ivoire (1). Nous avons communiqué à la Société odontologique (2) un cas de fracture dentaire avec pénétration des fragments

---

(1) Traduction G. Darin, pp. 590 et 591.
(2) Trans. odon. Soc. vol. DXI, p. 140.

l'un dans l'autre ; c'est, croyons-nous, le seul exemple de ce genre qui ait été signalé..

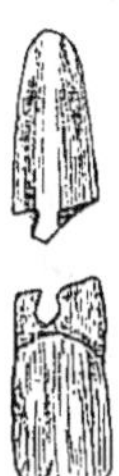

Fig. 63.
Exemple de fracture dentaire avec pénétration des fragments
l'un dans l'autre.

Ce cas est d'autant plus intéressant que la lésion ne fut découverte qu'après l'extraction de la dent. C'était une incisive centrale supérieure ; un praticien distingué, ne soupçonnant pas la nature du mal, avait perforé la couronne pour vider partiellement et obturer la cavité pulpaire, afin de guérir une périostite. La dent appartenait à un sujet de quatorze ans et ce cas était certainement très favorable à la réunion, car les deux fragments étaient immobilisés et se maintinrent ensemble durant trois ans, mais la violence du choc avait déterminé la mort de la pulpe.

Sous le terme de *dilacération*, J. Tomes a décrit un état des dents amené par la perte des rapports de la partie calcifiée de l'organe avec les tissus qui lui ont donné naissance, le développement de la partie en question s'étant continué dans cette position anormale. Supposons, par exemple, que la couronne d'une incisive en voie de formation soit, par le fait d'un accident, dérangée de sa position au-dessus de la pulpe et qu'elle se renverse en dehors, en dedans ou latéralement, et qu'elle se maintienne dans cette situation irrégulière, le développement de la dent peut alors se continuer avec le déplacement d'une moitié de la couronne fixée pour toujours. Au microscope, on voit que les canalicules dentinaires se recourbent beaucoup ou se dévient considérablement dans leur trajet au point lésé. Les relations de l'émail, de l'ivoire et de cément sont aussi singulièrement troublées en ce point.

Nous avons toujours été enclin à regarder une semblable déviation comme dépendant plutôt de l'altération brusque des lignes de développement, et cette manière de voir est partagée par d'autres auteurs ; en même temps, un coup ou une autre violence pourrait facilement déterminer un changement dans la marche du développement, changement qui se comprend aisément si l'on adopte les vues précédemment données sur la croissance de l'os maxillaire au moment de l'éruption des dents ; ainsi, dans une dent dont la couronne est en voie de développement, toute cause capable de faire dévier l'os environnant qui tend vers la surface, altérerait naturellement les rapports de cette partie de la dent avec le reste de l'organe. Sur une incisive centrale supérieure, que nous avons prêtée à M J. Tomes, et qu'il a dû représenter dans un de ses ouvrages, la dilacération était très prononcée et le sujet avait positivement subi une violence à la période où la couronne de cette dent devait être à peu près calcifiée, mais la nature de l'accident ne permettait guère de comprendre comment un seul organe en aurait subi les conséquences, ou comment cet organe aurait été affecté de manière à présenter une courbure aussi considérable de la couronne sur la racine.

CHAPITRE VI

CARIE DENTAIRE

Il ne saurait y avoir pour le praticien de sujet plus important, ni plus intéressant, que celui de la carie des dents, car parmi les cas qui se présentent à son observation, il y en a bien 90 pour cent qui dépendent plus ou moins de la présence de cette maladie ou de ses résultats. Son intérêt s'accroît encore de ce fait que ses ravages s'étendent avec les progrès de la civilisation, comme le prouvent l'expérience des dentistes qui ont eu à traiter plusieurs générations dans les mêmes familles, et les observations, comme celles par nous faites sur des anciens crânes en les comparant à des crânes récents (1).

(1) Trans. odont. soc, vol. IV, p. 227, ancienne série.

Parmi les maladies qui affec'ent aujourd'hui les nations civilisées, il n'en est probablement pas d'aussi fréquentes que la carie dentaire; cela est si vrai, qu'il est rare de rencontrer une bouche qui en soit indemne, ou une personne assez fortunée pour n'avoir pas éprouvé la douleur qui l'accompagne ordinairement. Cependant, malgré sa fréquence et la facilité apparente de son étude, aucun des auteurs si nombreux et si distingués qui s'en sont occupés, n'est encore parvenu à donner de son étiologie et de sa nature une explication acceptée par la généralité de la profession. Les opinions émises sont aussi diverses et aussi opposées que possible. Notre devoir est d'exposer les théories les plus importantes, mais nous essayerons d'abord

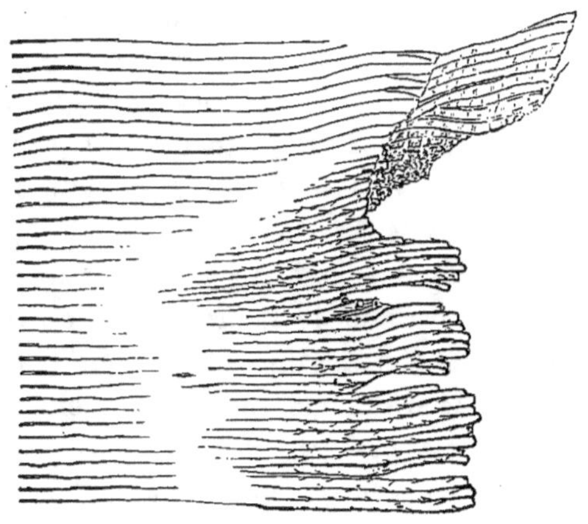

Fig. 64

Portion de dent cariée dessinée d'après une de nos préparations. A la partie supérieure du côté droit se voit un fragment d'émail attaqué ; les prismes apparaissent plus distincts qu'à l'état normal, ainsi que leur stries transversales. Dans l'ivoire affecté, les canalicules se montrent plus nets, avec une tendance à se séparer les uns des autres ; les parties malades s'enfoncent au milieu du tissu sain dans la direction de la cavité pulpaire. La région comprise entre le tissu altéré et le tissu normal, et où les canalicules sont moins distincts, est la zone translucide de Tomes.

de décrire les phénomènes positifs que présente cette affection, lorsqu'on l'observe depuis son début jusqu'à sa terminaison.

D'après nos propres observations, faites sur des caries qui avaient commencé dans des positions favorables à l'examen, sa première apparition s'annonce par une petite tache d'un blanc opaque sur l'émail, qui contraste avec l'apparence jaunâtre et quelquefois opalescente de ce tissu. En progressant, elle prend généralement une couleur un peu plus foncée, brun clair ou fauve, mais cela dépend beaucoup de la vitesse de son évolution, car, quand elle est très rapide, elle conserve toujours une teinte blanchâtre. L'examen microscopique aux premières périodes—qui est difficile à faire à cause de la nature friable de l'émail (1)—montre ce tissu avec une teinte brun orangé dans les parties affectées, spécialement dans la substance fondamentale des prismes de l'émail, ceux-ci offrant des contours plus distincts qu'à l'état normal ; ils présentent aussi des stries transversales qui se voient rarement, au moins d'une manière nette, dans le tissu parfait. Dans les interstices qui séparent les prismes, quelques observateurs 2) ont découvert des fibres délicates renflées en chapelet, qui peuvent se colorer par le carmin, tandis qu'à la surface externe apparaissent des corps aplatis épithélioïdaux, que l'on suppose être les débris de la membrane de Nasmyth. Aux premières phases de la maladie, quand l'émail seul est affecté, on ne découvre aucune trace de leptothrix ou de micrococcus, dont la présence jouerait, selon certains auteurs, un rôle fort important comme cause déterminante ou occasionnelle de la carie. A mesure que la maladie progresse, l'ivoire sous-jacent est envahi, et comme il est beaucoup moins dense et moins homogène que l'émail, sa désorganisation a lieu plus rapidement ; les sels calcaires disparaissent en laissant la gangue gélatineuse à peu près dans l'état où elle était au moment de sa calcification. Dans certains cas, ceux de carie crayeuse, comme on l'appelle, il semblerait que le tissu

---

(1) Voici une méthode employée par le docteur Bödecker : « Diviser avec une scie des dents *parfaitement fraîches* en fines lamelles, que l'on réduit ensuite à la minceur nécessaire en les usant à la meule, et en ayant soin de toujours opérer sous l'eau. Puis, pour dépouiller ces minces tranches de leurs sels calcaires, on les maintient pendant 24 heures dans une solution d'acide chromique au 1/200. Il ne reste plus alors qu'à teindre les préparations avec du carmin avant de les monter dans de la glycérine coupée de moitié d'eau.

(2) Docteur Frank Abbott, *Dental Cosmos*, vol. XXI, p. 62.

calcifié se désagrège immédiatement. Dans l'émail, aussi bien que dans l'ivoire, la plus grande destruction apparaît sur la surface externe, c'est-à-dire sur la partie la première attaquée, car la carie dentaire part de l'extérieur et non de l'intérieur de l'organe, d'où il résulte que les parties affectées offriront une forme conoïde ; le cône ayant, dans l'émail, sa base à la surface, tandis que son sommet tronqué répond à la base de celui de l'ivoire. Dans ce dernier tissu, la maladie progresse en suivant la direction des canalicules, c'est-à-dire du côté de la cavité pulpaire où débouchent les canalicules. L'examen microscopique montre à cette période (1) l'émail

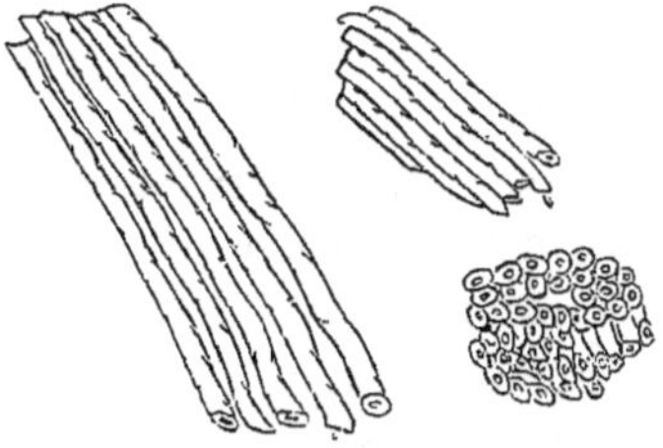

Fig. 65

Figure dessinée d'après une préparation de carie crayeuse et montran l'apparence de tuyaux de pipe (Tomes)

plus désagrégé et plus désorganisé que dans le premier cas, et l'ivoire sous-jacent d'une couleur jaunâtre, séparé du tissu sain par des contours festonnés ; tandis que, surtout dans les cas aigus, des portions ayant la couleur jaune, apparaissent plongeant à quelque distance du centre principal de la maladie vers la cavité de la pulpe. Au bord du tissu pathologique, les canalicules se montrent moins

---

(1) Le docteur Frank Abbott, *op. cit.*, recommande le procédé suivant : on plonge la dent, ou l'échantillon à examiner, dans une solution d'acide chromique au 1/100, dans laquelle on ajoute tous les 2 jours 100 gouttes d'acide chlorhydrique ; il faut renouveler la solution toutes les semaines et y laisser séjourner la préparation pendant 2 mois. Au bout de ce temps, on fixe les préparations dans de la paraffine additionnée d'une petite quantité de cire. Celle-ci une fois refroidie, on coupe de minces tranches avec un rasoir, on les colore par le carmin et on les monte dans la solution de glycérine.

distincts qu'ils ne le sont dans le tissu parfaitement normal plus près de la cavité pulpaire ; vue à un faible grossissement, cette portion constitue la zone de Tomes, qui la considérait comme résultant d'une consolidation du contenu des canalicules, c'est-à-dire d'un effort de la nature pour opposer une barrière à la maladie ; des observateurs plus récents l'ont au contraire regardée comme le résultat d'une action morbide qui, en excluant absolument l'air des canalicules les rendrait ainsi invisibles à la lumière transmise ; mais d'autres autorités adoptent encore aujourd'hui la manière de voir de Tomes. Sur les parties les plus atteintes, c'est-à-dire plus près de la surface, la structure tubulaire de la dentine est plus apparente que dans le tissu sain, par cette raison, sans doute, que la substance intermédiaire aux canalicules est la première attaquée, les parois des tubules semblant posséder un plus grand pouvoir de résistance. Quand on examine la portion morbide sur une section transversale, elle paraît comme constituée par une multitude de tuyaux de pipe, unis entre eux par une substance intermédiaire (1). Mais une tranche, coupée de façon à montrer les résultats de la maladie à diverses distances de la surface, et examinée avec de très forts grossissements (2), permet de constater que les canalicules sont intacts au voisinage du tissu sain ; plus près de la surface cariée, on les voit dilatés et remplis de granulations et de filaments qui ont été colorés par le carmin ; plus près encore, les canalicules sont élargis au double ou au triple de leur diamètre normal et occupés par du protoplasme montrant nettement la disposition réticulaire de la matière vivante ; on en trouve ensuite de plus dilatés encore, formant des cavités où s'observent des noyaux ; des cavités plus grandes résultent de la confluence de plusieurs canalicules considérablement agrandis. Enfin, la substance fondamentale finit par disparaître et, vers la périphérie, on ne voit plus qu'une masse désagrégée, entremêlée probablement de leptothrix et de micrococcus.

Si l'on essaye un fragment d'ivoire carié au papier de tournesol, on constate qu'il possède une réaction fortement acide, tandis que sur une dent saine, ce tissu a probablement, par le contenu des cana-

---

(1) Tomes, *Traité de chirurgie dentaire*, trad. Darin, page 260.
(2) Docteur Frank Abbott, *Dental Cosmos*, vol. XXI, p. 116.

[...] franchement alcaline. Cette acidité provient,
[...] conversion des phosphates neutres qui sont incor-
[...] substance fondamentale en phosphate acide soluble,
[...] de chaux.

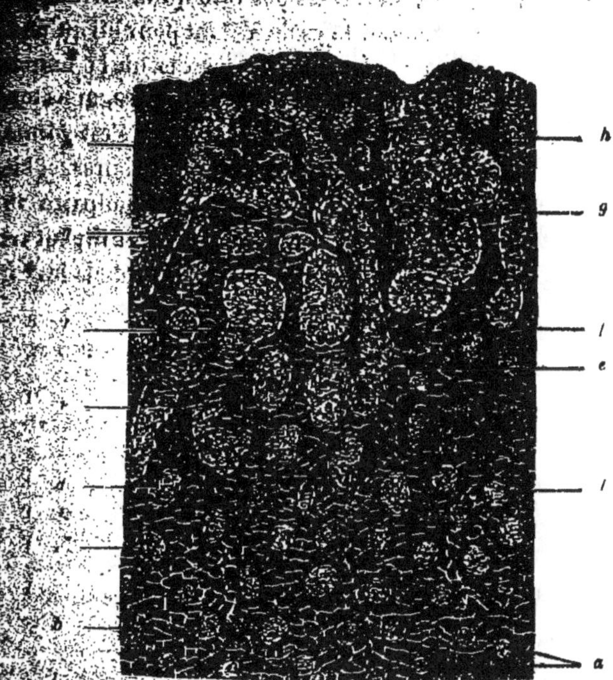

Fig. 66

[...] transversale d'ivoire carié à un grossissement de 1000 diamètres.
[...] figure est empruntée à l'excellent mémoire du docteur Frank
[...] publié dans le *Dental Cosmos* (vol. XXI, p. 117 ;) *a*, canalicules
[...] des prolongements rayonnés dans le tissu sain ; *b*, les mêmes
[...] l'extension de la maladie et montrant des granulations et
[...] qui se colorent par le carmin ; *c* et *d*, les mêmes encore
[...] *e*, canalicules agrandis à plus du décuple de leur calibre
[...] remplis de protoplasme partiellement nucléé ; *f* et *g*, con-
[...] canalicules ; *h*, partie où la substance fondamentale
[...] disparu et au delà de laquelle n'existe plus qu'une masse
[...] probablement en grande partie de micrococcus.

[...] à la description des phases ultérieures de la
[...] soutenu par l'ivoire ramolli, se brise

sous un effort plus ou moins grand et produit une cavité d'étendue variable. Quand la maladie évolue très rapidement et qu'elle est interstitielle, c'est-à-dire située sur les faces latérales des dents, la rupture de l'émail est souvent pour le sujet la première indication du désordre pathologique, et il n'est pas rare qu'il attribue la fracture à un effort de mastication, la carie n'étant pour lui qu'une suite et une conséquence de l'accident; dans les cas où la marche est moins rapide, l'émail se désagrège en fines particules, mais toujours il y a un redoublement d'activité une fois qu'il s'est formé une cavité positive, capable de retenir des débris alimentaires, et bientôt, suivant le cours naturel des choses, la cavité pulpaire va être atteinte. Il n'en est cependant pas toujours ainsi, car il peut arriver, et ce phénomène a plus de chances de se produire dans les caries à

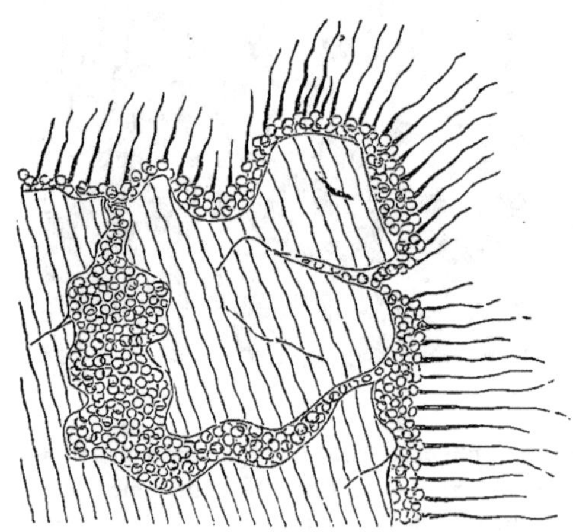

Fig. 67.

Fragment de dentine couvert à la surface et dans les interstices de leptothrix et de micrococcus. Cette figure est plutôt schématique que réelle.

progrès très lent, que la pulpe se calcifie, c'est-à-dire se convertisse en ce que l'on a appelé dentine secondaire. Mais cet effort réparateur de la nature se manifeste toujours plus ou moins, même dans les cas où la carie a la marche la plus rapide; il faut sans doute voir là un effet de l'irritation de la pulpe.

La conséquence de l'ouverture de la cavité pulpaire est ordinairement l'inflammation de la pulpe, et l'épanchement consécutif dans un tissu entouré de parois rigides détermine le plus souvent une douleur atroce; dans bien des cas, cependant, le sujet n'éprouve guère de souffrances que sous l'influence d'une pression, ce qui prouverait que la pulpe ne s'était pas enflammée d'une façon intense. Mais, par contre, la douleur se manifeste souvent quand la cavité pulpaire n'est pas encore ouverte; quelquefois dès le début de la carie et, dans un petit nombre de cas, avant qu'on puisse découvrir le moindre symptôme positif du mal, mais sur un point où plus tard le désordre va faire son apparition. D'ordinaire, la mise à nu de la pulpe s'accompagne de l'ulcération de sa surface et d'un épanchement plus ou moins abondant de sérosité ou d'un liquide séro-sanguin. La plupart des auteurs disent alors qu'il y a suppuration; mais, bien que la pulpe puisse quelquefois fournir réellement du pus, ce produit diffère pourtant beaucoup du liquide dont nous venons de parler et contient seulement une faible proportion des débris des corpuscules blancs. La surface couleur lie de vin d'une pulpe exposée peut parfaitement se comparer à celle de *l'ulcère irritable*, et le fluide exsudé rappelle assez le liquide fourni par ces ulcères; il se décompose toutefois plus rapidement et exhale une odeur des plus fétides. Sa réaction est alcaline et il tend certainement à neutraliser l'état acide de l'ivoire, au moins à la surface, car nous avons trouvé ce tissu acide à une certaine profondeur, et il est probable qu'il retarde aussi, comme on l'a indiqué, le progrès de la maladie, tandis que la pulpe se détruit graduellement. Une fois ce dernier organe perdu, la dentine se ramollit avec rapidité, l'émail se brise faute d'appui, jusqu'à ce que la surface cariée se mette de niveau, ou à peu près, avec la gencive environnante; celle-ci agissant alors comme surface protectrice, le ramollissement de l'ivoire de la racine marche beaucoup plus lentement. Cependant le résidu, graduellement amené à la surface par le processus que nous avons décrit, diminue sans cesse et est entraîné par le frottement de la langue ou pendant la mastication. Telles sont les diverses phases de la carie dentaire, depuis le début jusqu'à la terminaison. L'évolution de la maladie varie naturellement suivant les cas, mais les conditions ci-dessus décrites peuvent être considérées comme typiques. Il nous reste maintenant la tâche plus difficile d'essayer d'indiquer, d'une manière brève et en rendant justice aux auteurs, les principales théories qui ont été émises sur la nature de la carie.

Hunter, qui, parmi les pathologistes modernes, fut l'un des premiers à étudier les maladies dentaires et à leur reconnaître l'importance qu'elles méritent, définit la carie *une destruction des dents résultant de la pourriture;* mais l'idée qu'il s'en faisait impliquait quelque chose de différent de ce que l'on comprend généralement aujourd'hui, par la lente décomposition chimique des substances animales et végétales, car il ajoute qu'une *semblable destruction paraîtrait mériter le nom de mortification,* et encore *que la simple nécrose de la partie ne produirait que peu d'effet;* mais il soupçonne que, pendant la vie, il se fait un certain travail qui détermine un changement dans le tissu malade. Quand il attaque la partie osseuse d'une dent, il semble d'abord détruire la partie terreuse, car la substance osseuse se ramollit de plus en plus. L'action morbide commence quelquefois, bien que rarement, à l'intérieur d'une dent; si elle débutait toujours ainsi, on aurait pu supposer qu'elle résulte d'un défaut de liquides nutritifs et de quelque altération des vaisseaux sanguins; mais, comme elle naît le plus souvent à l'extérieur, où il n'y a pas de vaisseaux sanguins, cette cause doit être rejetée. Elle ne provient pas de lésions internes, ni de liquides capables de dissoudre une partie de la dent, car comment expliquer leur action si limitée? Il est donc raisonnable de supposer que c'est une maladie naissant originellement dans la dent elle-même, parce que, une fois que l'enveloppe extérieure a été détruite, la cavité s'altère bientôt de la même manière; tandis que sur une dent fracturée accidentellement, on n'observe pas une destruction aussi rapide.

La lecture du livre de Hunter (1) montre que ce grand homme n'avait pas d'idées très nettes sur l'étiologie et la nature de la carie dentaire, ce qui n'empêche pas qu'il n'ait décrit les phases de cette affection avec la clarté qui caractérise tous ses ouvrages.

Fox (2) publia son travail environ un quart de siècle après celui de Hunter. La maladie qui nous occupe avait déjà reçu le nom de

---

(1) *The natural History of the human teeth,* par John Hunter.

(2) *The natural History and Diseases of the human teeth,* par Joseph Fox.

carie, depuis l'apparition du livre de ce dernier, mais l'auteur de cette dénomination a échappé aux recherches de Fox. Pour celui-ci, la maladie a une *origine interne* et, quand *elle a fait quelque progrès, on voit une petite tache opaque apparaître sur l'émail*, etc. *La cause prochaine de la carie paraît être une inflammation de l'os de la couronne qui, en raison de la structure particulière de ce tissu, se termine par mortification.* Cet auteur dit encore que la cause de la mortification de l'os dentaire est une inflammation de la pulpe, *occasionnée par toute excitation capable de produire une action irrégulière* et que la pulpe une fois enflammée se sépare de l'os, en entraînant la mort de la dent, comme la carie des autres os résulte de la séparation des membranes qui les recouvrent et qui y adhèrent.

Trente ans plus tard, apparaissent les ouvrages de Thomas Bell (1), dont les idées ne diffèrent guère de celles de Fox. Cependant la pathologie des os a progressé, durant cet intervalle, en raison des études anatomiques. Bell propose de remplacer le mot de carie par celui de *gangrène des dents*, parce que la maladie n'a pas la plus légère analogie avec la véritable carie des os. Sa cause prochaine est une inflammation du tissu osseux de l'organe, provoquée par l'action du froid ou de quelque autre cause, et la partie atteinte au plus haut degré ne saurait, par suite de son peu de vitalité, résister aux effets de l'inflammation, et doit, en conséquence, subir la mortification. Les racines qui ont perdu leur vitalité, consécutivement à la destruction de la pulpe, ne sont plus le sujet de la maladie et restent souvent pendant des années dans le même état apparent.

Robertson, de Birmingham, dans un ouvrage presque exclusivement consacré à ce sujet, et qui parut en 1835 (2), adopte une opinion complètement différente de celle de ses prédécesseurs. Pour lui, la carie résulte essentiellement d'une action chimique sur les dents. La seule cause capable d'expliquer l'effet limité et les localisa-

---

(1) *The anatomy, physiology and diseases of the Teeth*, par Th. Bell, F. R. S., etc.

(2) *A practical treatise on the diseases of the teeth. in which the origin and nature of decay are explained*, etc.. par W. Robertson.

tions particulières de la carie est l'action chimique ou corrosive des débris alimentaires qui ont subi un travail de putréfaction ou de fermentation, dans les points où ils séjournent.

A l'époque de Robertson, la véritable structure de l'ivoire était encore mal connue ; pour lui, le seul objet de la pulpe était de fournir de nouveau tissu osseux à la dent usée par la mastication ; mais, s'il en était ainsi, comment expliquer l'utilité de la cavité pulpaire? Déjà, J. Tomes avait montré l'anatomie des canalicules et de leur contenu, ce qui n'empêchait pas Robertson de soutenir que la fonction de la pulpe et des vaisseaux sanguins n'était pas d'apporter les liquides nutritifs à l'os de la dent, mais bien celle que nous venons d'indiquer (1) ; il ne croit pas d'ailleurs à la valeur des recherches microscopiques et nie qu'elle puissent jeter la moindre lumière sur la cause et la nature de la carie dentaire.

John Tomes (2), dont les opinions ont généralement reçu l'appellation de théorie chimico-vitale de la carie dentaire, et qui sont une heureuse combinaison de deux manières de voir si opposées, qui ont été avancées, croit que cette maladie peut être définie *comme la mort et la décomposition progressive consécutive d'une partie ou de la totalité de l'organe ; que, avec la perte de sa vitalité, l'ivoire perd aussi sa faculté de résister à l'action chimique, et qu'en conséquence, la partie mortifiée est, dans des circonstances favorables, décomposée par les liquides buccaux ; que le tissu dentaire nécrosé doit rencontrer une condition des liquides buccaux capable de décomposer la partie morte, pour permettre le développement des phénomènes de la carie.* Dans le cours de la maladie, ajoute Tomes, on observe des manifestations évidentes d'une action vitale, savoir : la zone transparente, la formation de dentine secondaire dans la pulpe, et l'apparition de douleurs dans la dent, longtemps avant que la maladie ait envahi la cavité de la pulpe. Quant au mode de décomposition de la dentine mortifiée, il est dû à la dissolution chimique de ses parties terreuses, les dissolvants étant probablement formés par une salive anormale, surtout par celle qui contient un

---

(1) *Trans. odont. Soc.*, vol. i, p. 101.

(2) *A course of lectures on dental physiology and Surgery*, par John Tomes, 1848.

excès de mucus acide. Tomes dit encore, dans une note, que la décomposition de la gélatine pourrait fournir un acide de force suffisante pour enlever la chaux à la dentine contiguë. Les causes prédisposantes de la carie se trouvent pour la plupart dans des vices de structure, des défauts de développement des divers tissus de la dent, spécialement de l'émail; telles sont les excavations des dents en gâteaux de miel, les fissures profondes des surfaces broyantes, des imperfections des fibres de l'émail elles-mêmes et leur fusion incomplète; dans l'ivoire, la calcification peut aussi être défectueuse. Les fièvres, la diathèse scrofuleuse, la salivation, les désordres gastriques, l'habitation dans des endroits bas et humides constituent des causes prédisposantes générales. « Certaines circonstances qui favorisent la décomposition chimique des tissus dentaires, peuvent aussi amener la perte de vitalité qui les rend susceptibles de se décomposer. Ainsi la carie peut, sans aucun doute, être provoquée par l'application locale de nombreuses substances, telles que les acides minéraux, absorbés imprudemment, soit avec des médicaments, soit avec des mets sucrés, de même que par la présence d'acides gastriques rejetés durant une attaque d'indigestion. »

Dans un ouvrage ultérieur (1), Tomes soutient les mêmes opinions, en insistant toutefois sur l'influence du mucus acide; mais la salive, ou même l'estomac, peuvent fournir l'acide nécessaire à la disparition de la vitalité des tissus dentaires, et la décomposition succède à la perte de la vitalité.

Dans la 2e édition de son ouvrage, publiée avec le concours de son fils C. S. Tomes (2), cet auteur incline évidemment vers les vues de Robertson, qui ont reçu un certain appui de Magitot, Leber et Rottenstein, Wedl, etc. : tous ces auteurs reconnaissent plus ou moins que les conditions observées dans les dents cariées peuvent se rencontrer également sur les dents humaines et l'ivoire qui servent à la construction des pièces de prothèses. *Ainsi,* dit Tomes, *il faut bien avouer que des témoignages écrasants se réunissent pour*

---

(1) *A system of dental Surgery,* par J. Tomes, F. R. S., 1869.

(2) *A system of dental Surgery,* par J. et Ch.-S. Tomes (traduit par le docteur Darin, 1873).

prouver que la carie, envisagée comme processus de désagrégation, n'a rien à voir avec les relations de la dent avec le corps vivant. La zone transparente qui, pour notre auteur, était une preuve d'action vitale, n'est plus indiquée, dans ce dernier ouvrage, que comme le résultat de la décomposition chimique de l'ivoire, opinion émise par Wedl, Leber et Rottenstein, mais contredite par Magitot et Salter. Enfin, on lit comme conclusion que, *en l'absence d'appa-rences caractéristiques qui permettent de distinguer la carie surve-nant sur les dents vivantes de celle qui attaque les dents mortes, l'hypothèse d'une action vitale, modifiant d'une manière quelconque la maladie, doit, ce semble, être abandonnée* IN TOTO, *et qu'à propre-ment parler, la carie dentaire ne saurait avoir de « pathologie »*.

Bridgman, dont l'ouvrage sur la carie dentaire a été couronné (1), attribue les phénomènes observés dans cette maladie à des conditions purement électriques. Il compare la bouche à un appareil électro-lytique, dans lequel les couronnes des dents représentent, dans l'état ordinaire, les électrodes positives, tandis que leurs racines, avec le derme, etc., représentent les électrodes négatives, la salive étant naturellement l'électrolyte. Qu'il survienne certaines con-ditions anormales dans la salive ou le système vasculaire, aussitôt une action électrique s'établit avec assez d'intensité pour que le pôle positif, la couronne dentaire, se dépouille de ses sels de chaux, qui se rendent au pôle négatif représenté par la racine, où ils se dépo-sent parfois sous forme de tartre. Il est impossible, dans une aussi courte analyse, de rendre justice à une théorie qui, quoique en désaccord avec certaines données actuelles de la science, est néan-moins défendue par une argumentation fort ingénieuse.

Spence Bate, de Plymouth, attribue la carie dentaire (2) princi-palement à la présence de l'acide carbonique dans des situations et en quantités anormales. La mortification et la décomposition de la membrane qui recouvre l'émail fourniront cet acide à l'état nais-sant, état où il peut facilement attaquer les sels calcaires du tissu sous-jacent, surtout lorsque celui-ci est imparfaitement développé.

---

(1) *Trans. odont. Soc.*, vol. III, p. 369.
(2) *The pathology of dental caries*, par C. Spence Bate, F. R. S. *Trans. odont. Soc.*, vol. III, p. 40.

Quand la maladie a atteint l'ivoire, les canalicules s'ouvrent et vident leur contenu dans la cavité de la carie, d'où la production de nouvel acide carbonique à l'état naissant peut continuer et augmenter le travail destructeur.

Enfin, Leber et Rottenstein (1) admettent que l'agent principal de la carie est le *leptothrix*, cryptogame déjà signalé dans l'ivoire carié par Ficinus. Comme on ne le rencontre pas dans les premières phases de l'affection, où il ne se trouve que sur l'émail, nos auteurs supposent que la première altération de l'émail est due à l'action dissolvante d'un acide; puis une fois l'ivoire mis à nu, le leptothrix pénétrant dans les canalicules, amènerait la désagrégation rapide de la dentine.

Parmi les diverses théories que nous venons d'exposer, celle qui concorde le plus avec nos propres opinions, est la théorie dite chimico-vitale de J. Tomes, bien que dans la dernière édition de son ouvrage, publiée avec le concours de son fils, ces auteurs paraissent incliner vers la théorie purement chimique de Robertson. Quant à nous, tout en admettant que les conditions observées dans l'évolution de la carie dentaire diffèrent de celles qui existent dans l'inflammation de la plupart des tissus mous, telles que l'hyperémie, l'effusion, la migration cellulaire, le ramollissement, la dégénérescence graisseuse, etc. etc., nous ne saurions refuser au processus un caractère pathologique.

Les dents de toute personne doivent, dans la bouche, comme chacune des autres parties de l'organisme (sans en excepter les poils, les ongles et la peau), se trouver continuellement exposées à des conditions qui, sans l'intervention d'une action prédominante, ne tarderaient pas à les soumettre aux modifications que subissent tous les corps azotés de nature complexe quand ils sont soustraits à l'influence de cette action. C'est la cessation de cette action prédominante ou le changement qu'elle éprouve avec la perte de la vie chez un individu, qui permet immédiatement aux lois d'ordre purement chimique d'entrer en jeu et qui trouble l'affinité des atomes organiques en imprimant une nouvelle direction à l'attraction des éléments de ces atomes. On reconnaît là la *force vitale* des anciens ;

---

(1) *Recherches sur la carie dentaire*, par Leber et Rotteinstein. Paris, 1868.

mais s'il s'agit positivement d'une force, elle n'est probablement pas plus distincte de la force chimique que celle-ci ne l'est de la force électrique ou de toute autre énergie naturelle; ce n'est, sans doute, qu'une manifestation de la force chimique. Quoi qu'il en soit, tant qu'elle existe ou reste inaltérée, les dents se trouvent, pour ainsi dire, protégées contre les influences comme celles de l'humidité, de la chaleur, des acides et même de corps en voie d'altération et de décomposition, qui, sans ce secours, permettraient certainement aux affinités, qui tendent sans cesse à dissocier les composés organiques complexes, d'entrer en activité.

Assurément ces affinités, quand elles sont puissantes, peuvent triompher de la résistance désignée sous le nom vague de force vitale, de même qu'elles déploient toute leur énergie quand la résistance est affaiblie, modifiée ou éloignée, mais nous voyons là un processus pathologique (1). Et si nous en suivons les phases, nous remarquons que, en règle générale, la maladie tend à se circonscrire et reste limitée tant que la pulpe conserve sa vitalité ; une fois celle-ci perdue, le ramollissement de l'ivoire environnant devient beaucoup plus général et est plus comparable à celui des dents naturelles employées comme pièces prothétiques. D'après notre manière de voir, qui, en somme, diffère peu de celle de J. Tomes, la maladie résulte de l'action des débris alimentaires, de mucus ou de la combinaison de ces deux choses, qui se décomposent au contact des dents, dans des parties où, grâce à certaines conditions,

---

(1) La ressemblance de l'altération que présentent parfois les dents humaines employées dans les pièces de prothèse avec la carie ordinaire nous paraît assez naturelle, et nous ne voyons pas là, comme M. Tomes, une raison de refuser au processus un caractère pathologique, car ces deux états se produisent dans des conditions analogues; le premier résulte probablement de la mort de tout l'individu dont la dent faisait partie, tandis que le second est déterminé par la mort de la portion de la dent attaquée, les conditions de la décomposition ultérieure étant à peu près les mêmes. Si l'on est obligé de reconnaître que la perte de la vitalité de l'ivoire dans une dent vivante est la conséquence de l'action inflammatoire, il faut bien admettre que les preuves en sont encore bien faibles ; mais une partie peut perdre sa vitalité indépendamment de toute action inflammatoire, et cependant qui refuserait de donner au processus l'appellation de pathologique?

l'influence qui protège les tissus vivants est affaiblie ou absente. Les imperfections de développement, soit dans la structure même, soit dans la forme des dents, pouvant favoriser le séjour des particules alimentaires et du mucus, sont des causes prédisposantes. On attribue généralement toute l'action morbide aux acides qui résultent de la décomposition des aliments et du mucus ; nous en reconnaissons la grande importance, mais nous ne voulons pas qu'on oublie le rôle également considérable de l'action produite par le contact de corps subissant un changement moléculaire sur des corps en état stable. Le phénomène de la fermentation s'explique aujourd'hui d'une autre manière, mais on invoque encore la catalyse pour la putréfaction. La fermentation peut, d'ailleurs, intervenir aussi dans la carie, par suite de la présence du leptothrix, et les acides qui en résultent ne manqueront pas d'augmenter le travail destructif.

Nous avons fait, il y a quelques années (1), des expériences avec des dents cariées dont nous avions retiré tout l'ivoire ramolli. Ces organes furent soumis, pendant vingt jours, à l'action de différentes espèces d'aliments dans des vases mal clos et délayés les uns avec de l'eau, les autres avec de l'eau et de la salive, le tout étant maintenu à la température d'environ 38° C. ; au bout de ce temps, nous constatâmes que l'altération la plus considérable ne répondait pas toujours au plus grand développement d'acide, ni même au caractère de l'acide. Le pain ordinaire de boulanger dans une solution d'eau et de salive se montra le plus actif, bien que le liquide fût beaucoup moins riche en ces acides auxquels résistent le moins les phosphates de chaux que ne l'étaient des solutions de sucre de canne, d'eau et de salive. C'était encore dans le premier liquide que la dentine ramollie offrait le plus d'analogie avec celle des dents cariées. Les organes placés dans des vases contenant de la viande et de l'eau, ou de la viande, de l'eau et de la salive, ne présentaient aucune trace de ramollissement, mais il faut dire que les liquides, à la fin de l'expérience, étaient fortement alcalins.

Dans la discussion qui précède, nous n'avons pas insisté sur l'existence de la zone translucide de Tomes comme témoignage d'une

---

(1) « Sur la nature de la carie dentaire, » *Trans. Odont.*, vol. III, p. 80.

action d'ordre vital, parce que la nature de ce phénomène est un point encore en litige ; mais, si nous le laissons de côté, nous devons appeler l'attention sur le durcissement que l'on observe à la suite de l'arrêt de caries très superficielles, et qui est si fréquent à la surface coronale des premières molaires ; ce durcissement, comparé avec l'état du tissu sous-jacent, est tel qu'il nous paraît difficile de l'expliquer complètement par le frottement de la langue et des aliments. Nous répèterons, à ce propos, ce que nous disions en commençant, que personne n'est encore parvenu à donner de l'étiologie et de la nature de la carie dentaire une explication acceptée par la généralité de la profession.

Passons maintenant à une autre question. Les diverses formes de la carie constituent-elles des affections différentes ou bien sont-elles de simples variétés de la même maladie? Certaines autorités inclinent à la première opinion et reconnaissent une carie blanche et molle et une dure et foncée, les tissus atteints offrant parfois, dans cette dernière, une coloration presque noire. Mais, pour la plupart des auteurs, il ne s'agit que d'une seule et même maladie, qui varie ainsi suivant que sa marche est rapide ou lente. On distingue encore la forme crayeuse, qui se rencontre le plus souvent sur les troisièmes molaires, surtout à la mâchoire supérieure ; d'après l'apparence que présente la partie affectée, il semblerait que la désagrégation n'a pas été précédée de la dissolution et de la disparition des sels calcaires, mais que le tissu calcifié se dissocie d'emblée. Si l'on prend un peu de cette poudre calcaire, qui sur l'ongle paraît ressembler au blanc d'Espagne, et qu'on l'examine au microscope, on reconnaît qu'elle se compose de fragments de canalicules et de substance intertubulaire (voir fig. 65, où l'on voit très nettement l'aspect des tuyaux de pipe signalé par J. Tomes); une goutte d'acide chlorhydrique ajoutée à la préparation fait dégager de nombreuses bulles de gaz.

C'est ici le lieu de parler de ces pertes de substance que Hunter désignait sous le nom de *Decay by denudation* et que l'on décrit habituellement sous celui d'*érosion*. On les rencontre surtout aux collets des dents ; leur surface est très dure et parfaitement polie, et l'on dirait que l'organe a été creusé à la lime. Bien que ce soit sur lace a. labiale des dents que siège d'ordinaire cette lésion, on l'observe pourtant aussi sur la face linguale et dans des situations inaccessibles à l'action de la brosse à dents, ce qui prouve qu'il s'agit d'autre chose que d'une abrasion mécanique. D'ailleurs, de semblables pertes de substance ont été signalées chez quelques animaux. Elles ont cependant toutes les apparences de l'usure que déterminent les crochets des pièces prothétiques ; mais ces crochets n'agissent pas seulement par frottement, ils retiennent toujours des débris alimentaires qui peuvent jouer un rôle encore plus considérable. Cette affection se rencontre plus souvent aux dents du haut qu'à la mâchoire intérieure, et, comme nous l'avons déjà dit, sur

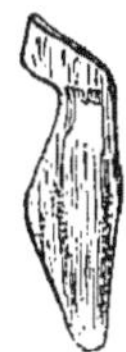

Fig. 68.

Canine inférieure usée sur la face linguale par le frottement d'une plaque.

le collet, au niveau ou au-dessous de la terminaison de l'émail ; mais l'émail lui-même est quelquefois attaqué. Ainsi, dans un cas que nous pûmes suivre pendant plus de douze ans, la maladie s'était développée sur la face labiale de l'émail des deux incisives centrales supérieures, à distance égale du bord tranchant et de la gencive. La couleur du tissu ne présenta jamais d'altération de coloration. L'une des dents finit par se casser et je trouvai que la pulpe s'était calcifiée dans le cours de la maladie ; l'autre resta à peu près dans le même état pendant un grand nombre d'années, le sujet (dame âgée aujourd'hui d'environ 35 ans) ayant toujours pris grand soin de boucher la cavité avec de la cire blanche, qui masque presque complètement la difformité. Nous ne répugnons pas à attribuer cette affection à l'action dissolvante d'un acide secrété par certaines glandes muqueuses labiales et autres. Il n'est nullement rare de voir la carie ordinaire se développer sur les parties érodées des collets dentaires, où la différence des deux conditions est alors très manifeste.

Enfin, on a signalé des cas où les dents en général, mais surout les six antérieures du haut subissaient une perte générale de substance au-dessus de la gencive; des lésions aussi étendues ne peuvent s'expliquer que par une source abondante d'acide provenant de la salive ou de l'estomac.

Nous avons déjà dit que la carie dentaire était plus fréquente de nos jours que dans les temps anciens; c'est un fait que l'on peut étudier probablement avec plus de profit et en espérant une solution plus satisfaisante que la question pathologique. L'une des principales causes de cette dégénérescence est, selon nous, dans le changement que les progrès de la civilisation ont fait subir tout à la fois au caractère et au mode de préparation des aliments de l'homme. Prenons le pain, par exemple; autrefois, la mouture du blé était imparfaite, et la farine, contenant une plus grande proportion de son, était par conséquent plus riche en phosphates. Cet aliment, cuit en masse compacte, exigeait plus d'efforts de mastication pour se réduire en pulpe; mais nos ancêtres en venaient facilement à bout, grâce à leurs mâchoires bien développées et à leurs fortes dents. Les viandes, cuites immédiatement après l'abattage des animaux, leur étaient présentées dans un état qui mettrait à une rude épreuve les organes masticatoires de la génération actuelle; nos raffinements culinaires étaient alors inconnus. Ce n'est pas tout : les anciens déchiquetaient la viande à belles dents et ignoraient l'usage du couteau et de la fourchette, ces instruments élémentaires d'une société civilisée (1). Or tout organe qui n'est pas exercé suffisamment éprouve quelque dégénérescence, et il est indubitable que les dents et les mâchoires obéissent à cette loi physiologique ; les premières, non protégées, perdent leur force de résistance aux agents externes ; les autres, protégées, offrant une diminution de volume et devenant incapables de loger les dents sans que celles-ci soient obligées de se tasser et de subir une pression qui est une cause prédisposante reconnue de la carie. On a la preuve de ce que nous avançons dans les effets nuisibles que les aliments mous exercent sur les dents des chiens.

Un autre résultat d'une alimentation trop molle est l'état mor-

---

(1) L'évêque qui, sous le règne d'Elisabeth, faisait un sermon contre l'emploi de la fourchette, était peut-être moins absurde qu'on ne le croit communément aujourd'hui.

bide des gencives. Ces parties, privées d'un stimulant naturel, s'hyperémient, deviennent molles et spongieuses, d'où une résorption consécutive des alvéoles, qui détermine la chute prématurée des dents et une sécrétion exagérée d'un mucus de réaction acide. A ce qui précède il faut ajouter toutes les conditions défavorables au parfait développement de l'organisme : la préservation des êtres faibles qui, dans un État moins civilisé, ne seraient jamais arrivés à la virilité et n'auraient pu procréer des enfants encore plus chétifs; les effets déprimants dus à l'exercice forcé de l'intelligence et des énergies nerveuses ; les excès de table et surtout ceux des aliments stimulants (1), qui affaiblissent les organes digestifs et vicient la salive. Le croisement des races paraît exercer aussi une influence nuisible sur le physique des populations et spécialement sur leurs dents. Certains auteurs ont encore fait jouer un rôle important à l'administration de certains médicaments, surtout des acides, dans la production de la carie. Tout en croyant que leur action a été exagérée, nous devons cependant reconnaître que l'usage prolongé des acides doit communiquer cette réaction à la salive et que le contact direct d'acides tels que les acides phosphorique, chlorhydrique et nitrique, ne saurait manquer d'affecter les dents, comme le font incontestablement certains genres d'obturations métalliques. Comme l'acide sulfurique, par suite de la formation d'un sulfate de chaux insoluble, n'exerce qu'une très légère action sur les tissus dentaires, il serait bon, chaque fois qu'on le peut, de le substituer à ceux que nous venons de nommer. La pratique habituelle est de faire prendre les médicaments acides à l'aide d'un tube, mais il est bien plus efficace de recommander un bon lavage de la bouche avec une solution de bicarbonate de potasse ou de soude immédiatement après leur administration.

---

(1) Parmi les diverses variétés de l'espèce humaine dont nous avons eu l'occasion d'examiner les dents, nous en avons rencontré peu dont la denture surpassât en beauté celle des Bédouins du désert arabique; et M. Waller Bey, qui s'appuie sur une expérience considérable, prétend que si ces populations sont beaucoup moins sujettes à la carie dentaire que les Arabes du Caire, par exemple, c'est parce qu'ils ne boivent aucune liqueur alcoolique. Mais il faut tenir compte aussi de la pureté de la race et des parfaites conditions hygiéniques de leur existence.

CHAPITRE VII.

TRAITEMENT DE LA CARIE DENTAIRE.

Dans toute maladie, quelle qu'elle soit, ce qui importe avant tout, ce sont les moyens capables de la prévenir; or, si nous avons bien saisi la nature de la carie dentaire, ainsi que les conditions qui en favorisent l'apparition, nous pouvons aborder la question des mesures préventives avec quelque chance de succès. En ce qui concerne l'alimentation, il est avantageux d'employer le pain fait avec de la farine non blutée; ce pain est moins agréable au goût, mais peu à peu les enfants s'y habituent au point de le préférer à tout autre. Pour la viande, nous n'avons que peu de choses à en dire. Certains auteurs attribuent la perte précoce des dents à un excès du régime carnivore; mais, s'il en était ainsi, les Esquimaux devraient avoir toutes leurs dents malades, tandis qu'au contraire il n'y a peut-être pas de nations sous le soleil qui en possèdent d'aussi belles; d'autre part, il existe des peuplades qui ont d'excellentes dents, tout en usant d'un régime presque exclusivement végétal. Il nous paraît utile de donner aux petits enfants des os pour exercer leurs dents et leurs gencives; à voir le plaisir qu'ils prennent à les dépouiller des fibres musculaires qui y adhèrent, on comprend qu'ils obéissent ainsi à un besoin naturel.

Nous avons parlé du couteau et de la fourchette, instruments qui, selon nous, ont beaucoup à se faire pardonner, à moins qu'on ne préfère rendre responsable la civilisation qui les a introduits et qui les apprécie trop pour songer jamais à y renoncer. Mais cette même civilisation a expié jusqu'à un certain point sa faute en inventant la brosse à dents, dont l'usage en se généralisant contrebalancera en grande partie les inconvénients du couteau et de la fourchette, aussi bien que ceux dus à beaucoup d'autres causes. Les Chinois, nation civilisée depuis tant de siècles, possèdent des dents excellentes; mais chez eux, chaque maison a sa brosse à dents *de famille,* aussi bien que son peigne et son gratte-langue, et tout le monde se nettoie scrupuleusement la bouche après chaque repas. A l'avant de son bateau (où l'on verrait en Angleterre un *brûle-gueule*), le batelier de

Canton fixe la brosse à dents qui doit lui servir après chaque repas; de même la plupart des tribus indiennes du nouveau et de l'ancien monde, qui se nourrissent de chair d'animaux, se nettoient les dents, après avoir mangé, avec une espèce de racine de roseau ou même avec un fragment de bois dur. C'est une pratique des plus utiles et, si elle était bien exécutée, l'eau seule suffirait; cependant, il n'y a aucun inconvénient à employer, de temps en temps, un dentifrice, et le meilleur serait un mélange de savon pur et de craie précipitée ; on peut ajouter, dans certains cas, un agent antiseptique, tel que du charbon en poudre; mais, en général, il vaut mieux en user séparément; l'eau de Cologne coupée d'eau constitue un collutoire agréable et efficace, et, quand les sécrétions buccales sont acides, il est avantageux d'y ajouter un peu de sel volatil. Pour juger de l'importance de ces soins hygiéniques, il suffit de comparer la bouche des personnes qui s'y astreignent scrupuleusement avec celle des sujets qui les négligent, la différence est surtout frappante chez les enfants. On entend souvent dire que les animaux, qui ignorent l'usage de la brosse, ont pourtant d'excellentes dents. Cette objection n'a aucune valeur. La brosse à dents de l'animal se trouve dans une nourriture convenable, si on lui en donne une impropre, on verra souvent ses dents se gâter.

Voyons maintenant ce qu'il y a à faire quand la maladie s'est établie, et commençons par les cas où elle ne fait que débuter, ou bien ceux où elle a marché très lentement et n'a atteint que la superficie ; l'opération la plus convenable alors est la résection du tissu morbide. Mais il ne faut pas exciser seulement la partie affectée, il est nécessaire d'enlever avec elle assez du tissu environnant pour que l'on puisse produire une surface parfaitement lisse et disposée de manière à pouvoir être atteinte facilement dans le nettoyage des dents et à ne plus permettre le séjour de particules alimentaires. Les cas les plus favorables à l'excision sont donc ceux où la maladie a fait son apparition sur les faces latérales des dents antérieures du haut, et plutôt du côté postérieur que du côté labial, car la résection peut se faire sans défigurer le sujet et en laissant un espace cunéiforme dans lequel les mouvements de la langue empêcheront les aliments de séjourner. Quand la maladie est tout à fait superficielle, et située sur les couronnes de dents molaires, bicuspides ou canines, ou sur les faces latérales des grosses et petites molaires au voisinage de leurs surfaces triturantes, qui une fois réséquées, laisseront entre ces organes un espace en forme de V, l'excision peut également être employée avec avantage. Quant au mode opératoire, le meilleur consiste à abattre d'abord tout l'émail en surplomb avec de petits ciseaux bien trempés , appelés *coupe-émail* , en ayant soin de les faire agir autant que possible, suivant la ligne des fibres du tissu, parce que c'est dans cette direction qu'il offre le moins de résistance. Pour empêcher l'instrument de glisser et de blesser les parties adjacentes, il faut le maintenir près de son bord tranchant en le gouvernant à l'aide du pouce, qui appuiera sur la dent opérée ou sur une de ses voisines. L'émail saillant une fois enlevé, on se servira pour réséquer l'ivoire ramolli d'un excavateur, qui permettra à l'opérateur de s'assurer de la profondeur des parties malades et de juger si le cas convient bien à la méthode de l'excision, avant d'aller plus loin. Reprenant alors le coupe-émail, on s'en sert pour égaliser la surface autant que possible, puis on l'unit avec des limes dont la forme et la courbure varient suivant la position de la carie et l'on donne enfin le dernier poli, avec de la poudre de pierre ponce, appliquée à l'aide d'un morceau de bois taillé convenablement. La machine dentaire, inventée par Morrison, rend de très grands services pour ces derniers temps de l'opération, qui s'exécutent surtout avec des disques ou des pointes de corindon.

Les résultats de la résection des caries superficielles, exécutée de manière à effacer complètement la cavité et à obtenir une surface polie, sont souvent extrêmement satisfaisants , surtout lorsque le sujet a le soin de brosser fréquemment les dents opérées. Nous avons vu des cas où le succès s'était maintenu pendant trente et même

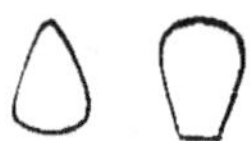

Fig. 72.

Pointes de corindon se montant sur la machine dentaire.

quarante ans. La nature accomplit parfois d'elle-même une opération analogue au limage bien fait, sous le double rapport du carac-

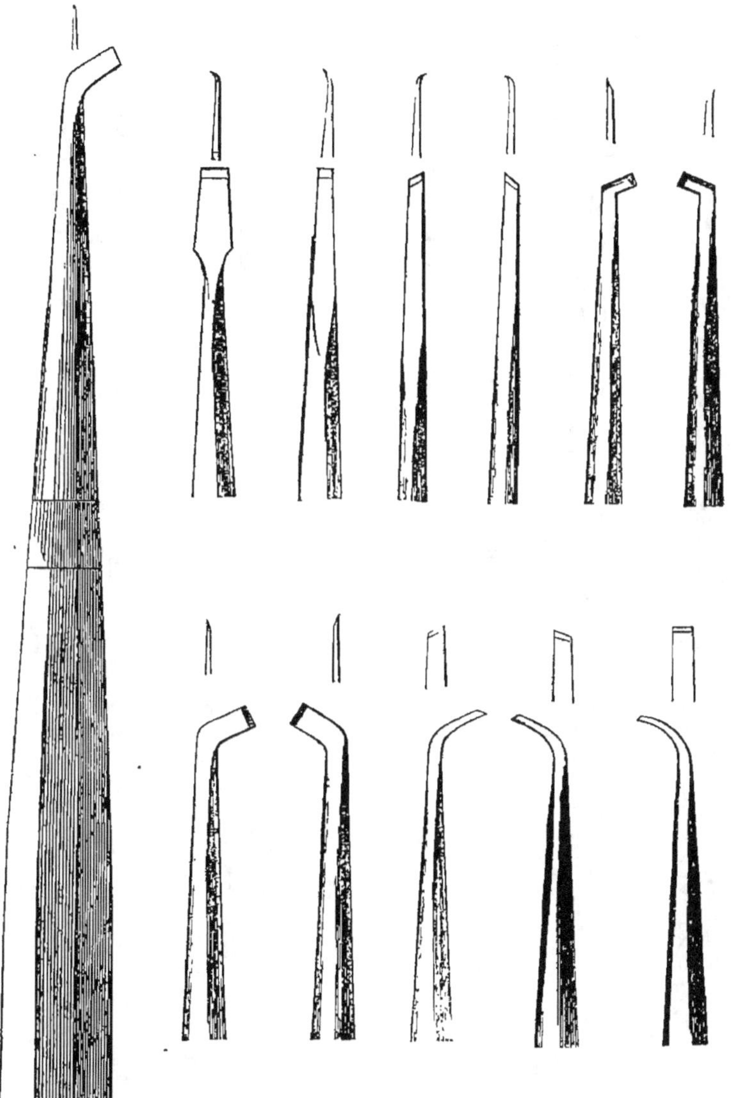

Fig. 69.

Diverses formes de ciseaux ou coupe-émail, qui nous
paraissent les plus utiles au point de vue pratique.

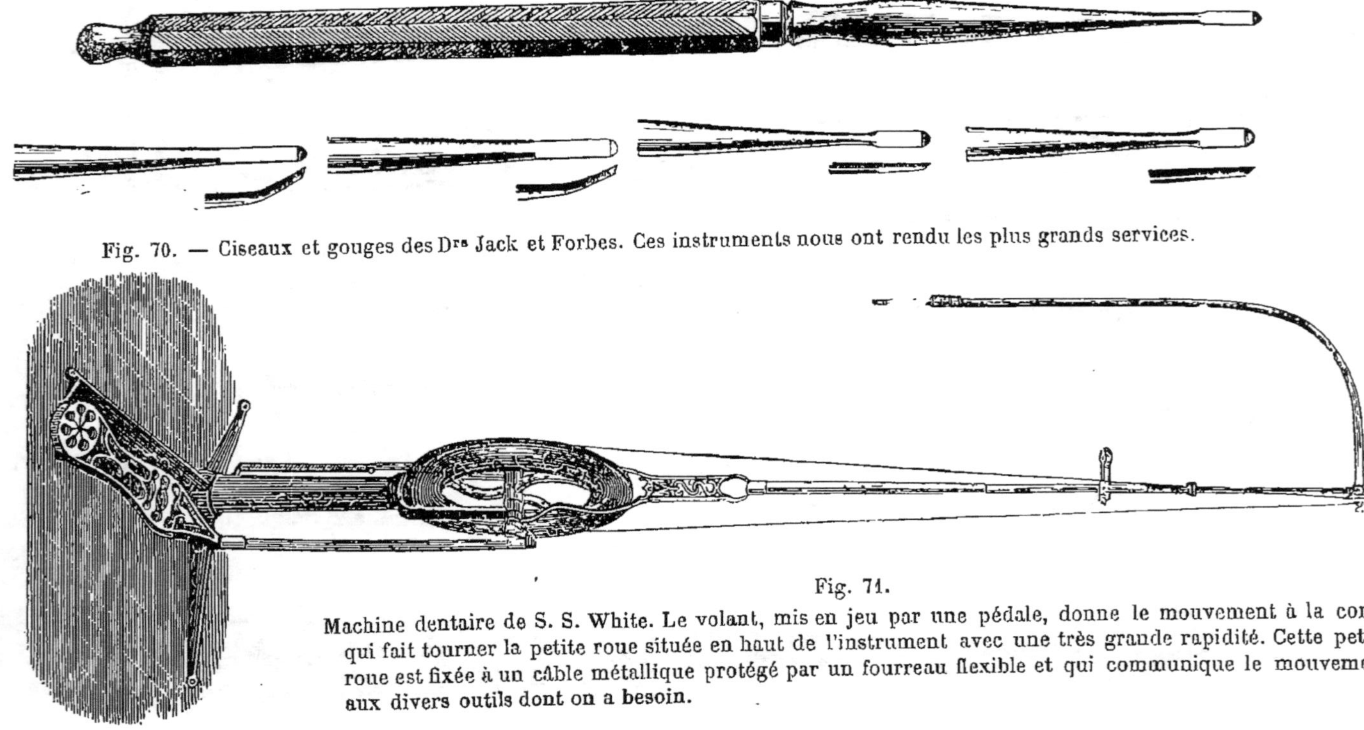

Fig. 70. — Ciseaux et gouges des Dʳˢ Jack et Forbes. Ces instruments nous ont rendu les plus grands services.

Fig. 71.

Machine dentaire de S. S. White. Le volant, mis en jeu par une pédale, donne le mouvement à la corde qui fait tourner la petite roue située en haut de l'instrument avec une très grande rapidité. Cette petite roue est fixée à un câble métallique protégé par un fourreau flexible et qui communique le mouvement aux divers outils dont on a besoin.

tère physique et des résultats. Les parois d'une cavité large , mais superficielle, résultant d'une carie, s'abattent, les tissus ramollis se trouvent ainsi exposés aux mouvements de la langue et frottés sans cesse, jusqu'à ce qu'enfin la dentine normale soit atteinte ; celle-ci prend un brillant poli et dure sans s'altérer pendant un temps indéfini. Il arrive souvent que la surface laissée après l'opération ci-dessus est très sensible aux applications chaudes et froides ; cette sensibilité finit par disparaître d'elle-même au bout d'un certain temps, mais on peut l'atténuer rapidement à l'aide du sel volatil qui paraît avoir encore la propriété de durcir la surface.

Quand on affaire à une carie plus avancée, ou bien lorsqu'elle est située de telle sorte que la langue ne puisse pas rencontrer la surface après la résection des tissus désorganisés, il faut recourir à l'obturation. Cette opération consiste à enlever toute la partie malade ou ramollie de la dent et à la remplacer par une substance capable de remplir, dans la mesure du possible, les conditions et les qualités du tissu excisé. Cette substance devrait réunir les propriétés suivantes : 1° ne pas être susceptible de causer de l'irritation ; 2° pouvoir s'introduire à l'état mou, puis, sans changer de volume, acquérir assez de dureté pour résister au frottement et aux efforts de la mastication ; 3° pouvoir résister à un degré considérable à l'action des réactifs chimiques, ou aux effets des températures que

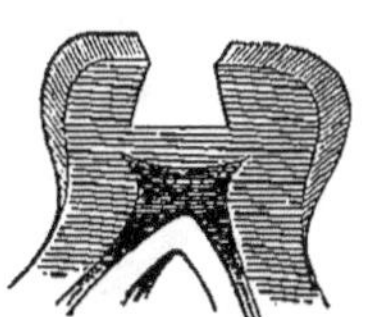

Fig. 73.

Forme typique d'une cavité préparée pour recevoir la matière obturatrice ; la dentine est excavée en cône tronqué, dont la base répond au fond de la cavité, l'émail s'évasant dans la direction opposée.

peut supporter la bouche ; 4° être d'une couleur inaltérable et analogue à celle de l'émail dentaire. Parmi les substances employées pour l'obturation des dents, il en est qui possèdent plusieurs des qualités que nous venons d'énumérer, mais aucune, malheureusement,

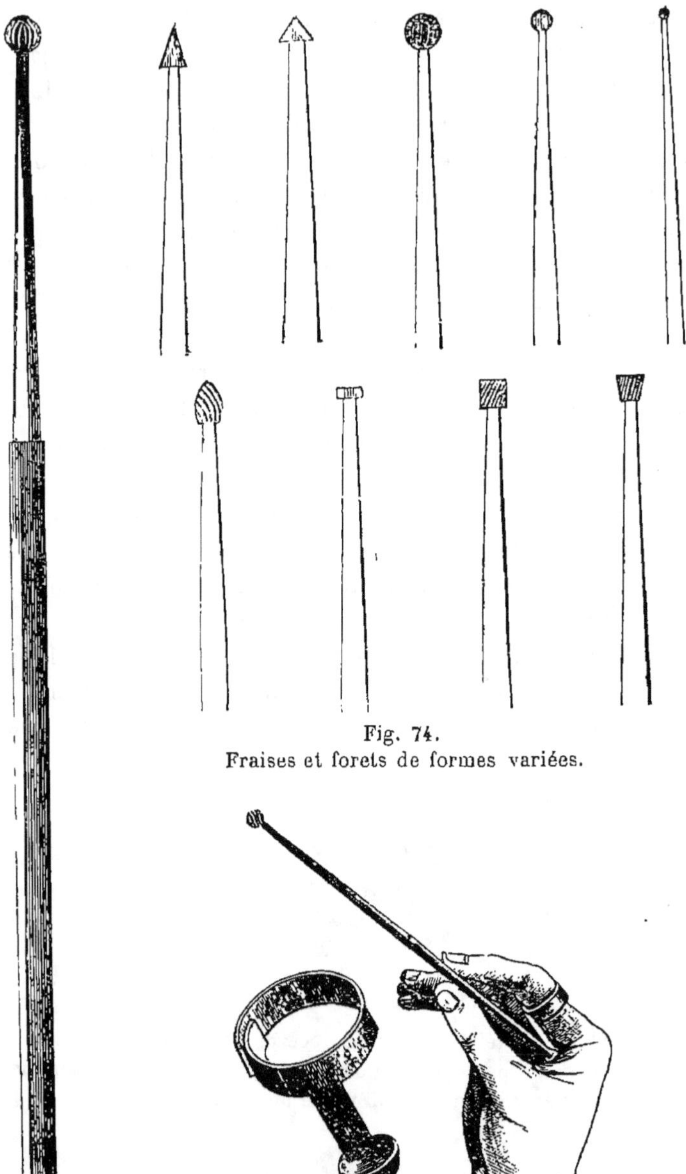

Fig. 74.

Fraises et forets de formes variées.

Fig 75.

Bague à fraiser se plaçant sur l'index, pour faciliter la rotation
des instruments et éviter l'échauffement de la main.

ne les réunit en totalité. Aussi, l'obturation des dents qui, lorsqu'elle est bien faite, constitue probablement l'opération la plus remarquable de la chirurgie humaine, doit être encore regardée comme imparfaite. Nous décrirons d'abord le mode de préparation de la cavité pour l'introduction de la substance obturatrice.

Comme nous l'avons déjà dit, la dentine est généralement altérée dans une plus grande étendue que l'émail qui la recouvre, aussi, pour être sûr d'enlever tout l'ivoire malade, est-on obligé de sacrifier une certaine partie de la couche adamantine. Ce premier temps de l'opération ne saurait se faire mieux qu'à l'aide du coupe-émail manié prudemment.

A première vue, il semblerait que la forme de cavité la plus propre à retenir une substance étrangère serait celle d'un entonnoir renversé, Mais, en pratique, on trouve que le mieux est une forme cylindrique ou à peu près cylindrique ; la plus parfaite est celle d'un double cône renversé, comme le montre la figure 73. C'est là le type de cavité qu'il faut chercher à réaliser dans la mesure du possible. Quand l'orifice extérieur est petit et étroit, il faut commencer par l'agrandir avec des fraises et des forets appropriés ; ces instruments suffisent même à la préparation des cavités de faibles dimensions. Pour les autres, après avoir réséqué assez d'émail, on se sert d'excavateurs pour exciser l'ivoire ramolli jusqu'à ce qu'on arrive sur une couche de couleur et de densité normales. On a varié à l'infini la forme des excavateurs, de manière à pouvoir atteindre la carie dans toutes les situations possible. Mais, indépendamment de la forme et du volume, il est une qualité indispensable à ces instruments. Ils doivent être de bon acier et fortement trempés à leur extrémité active, la trempe diminuant immédiatement après, à partir du point où commence la courbure que présentent presque tous les excavateurs. La forme n'est guère qu'une affaire d'habitude pour chaque opérateur ; cependant, d'après notre expérience, ceux qui ont le tranchant en forme de cuiller sont les meilleurs pour l'excision rapide et complète des tissus désorganisés, sans faire courir autant de risques que les autres d'ouvrir la cavité de la pulpe. Les commençants feront bien de s'exercer, dès le principe, à l'emploi des modèles les plus utiles et convenant au plus grand nombre de cas, parce qu'ils éviteront ainsi la fatigue et la perte de temps qu'entraîne le changement perpétuel d'instruments. Généralement l'ivoire est d'autant

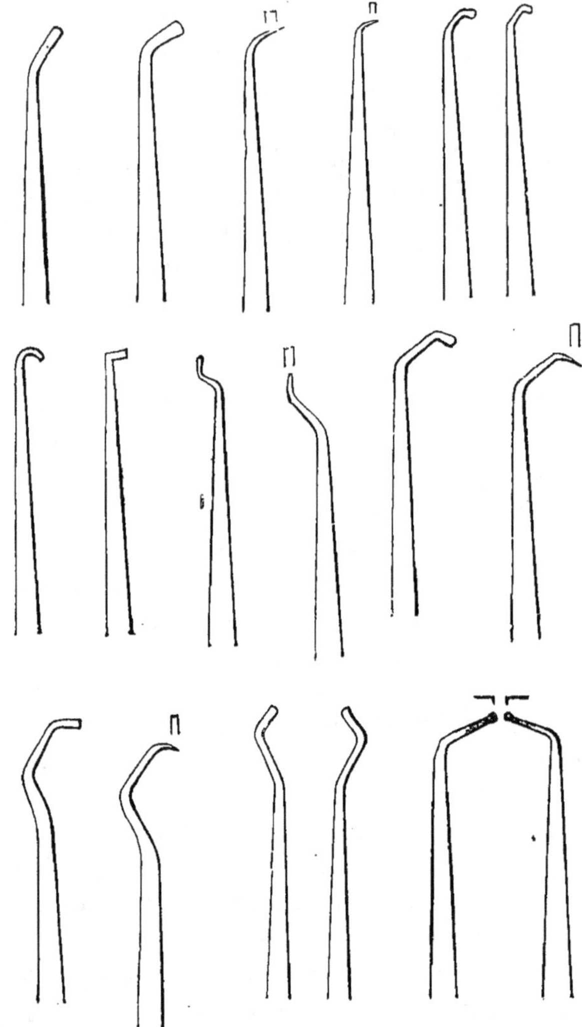

Fig. 76.

Excavateurs de diverses formes pour l'excision de l'ivoire altéré
et la préparation des cavités.

plus ramolli et plus sensible que la maladie a évolué plus rapidement. La règle est d'enlever tout le tissu ramolli et altéré, mais
il faut se garder par-dessus tout de pénétrer jusqu'à la partie vasculaire et nerveuse qui occupe la cavité centrale de l'organe et nous ne

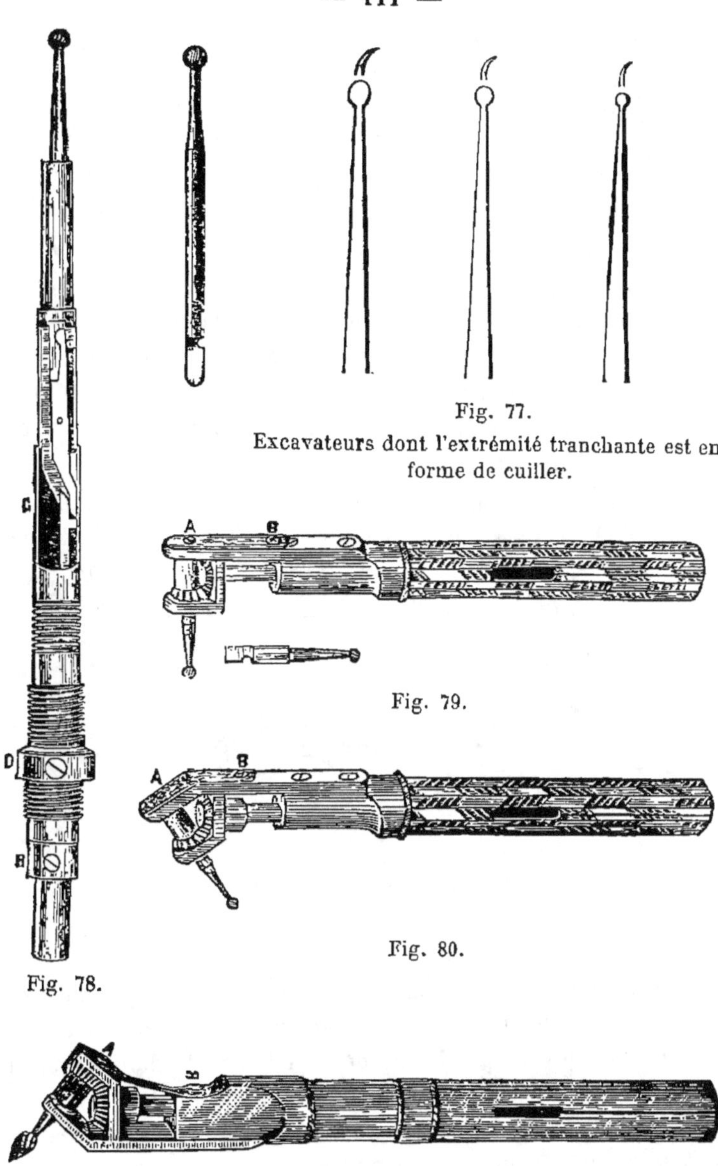

Fig. 77.

Excavateurs dont l'extrémité tranchante est en
forme de cuiller.

Fig. 79.

Fig. 80.

Fig. 78.

Fig. 81.

Diverses pièces à main de la machine dentaire : fig. 78, droite ; fig. 79, à
angle droit ; fig. 80, à angle aigu ; fig. 81, à angle obtus. — La fig. 78
montre la disposition intérieure de cette pièce et la manière d'y fixer les
instruments.

saurions trop recommander aux étudiants de se familiariser avec les positions relatives de la pulpe, en fendant toutes les dents extraites qu'ils pourront se procurer. La dentine malade une fois excisée, on se trouvera souvent en présence d'une cavité trop superficielle et trop évasée pour permettre la rétention de la substance obturatrice ; il faut alors sacrifier une partie du tissu sain. Les excavateurs qui conviennent le mieux à ce temps de l'opération sont ceux en forme de ciseau ; ils doivent être parfaitement tranchants et se manœuvrer d'une main ferme et bien dirigée pour déterminer le minimum de douleur. Quand le sujet est assez endurant, on enlève très rapidement la dentine saine avec des fraises mises en rotation au moyen de la machine de White, qui agit presque dans toutes les directions imaginables.

Il faut ensuite débarrasser complètement la cavité de tous les débris résultant de la résection des tissus désorganisés, à l'aide de la seringue et d'eau tiède ou d'air, ce dernier seulement quand la dent a été maintenue sèche pendant l'opération précédente.

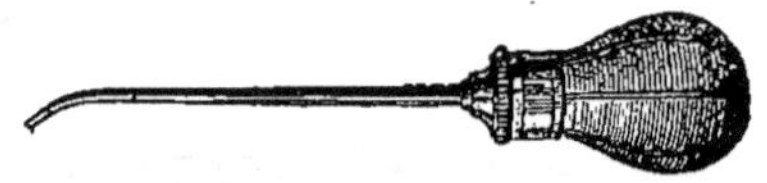

Fig. 82

Seringue en caoutchouc flexible.

Les petites seringues de caoutchouc employées à cet usage sont très commodes, parce qu'elles se manœuvrent avec une seule main et qu'il suffit pour les remplir d'en plonger l'extrémité dans l'eau en laissant s'exercer l'élasticité des parois de l'instrument.

Parlons maintenant des moyens de conserver la cavité sèche, ce qui est un point très important pour l'introduction de la substance obturatrice. Le plus simple consiste à placer un rouleau de papier buvard ou de linge, d'un côté entre la dent et la langue, de l'autre entre la dent et la joue et à le maintenir en place à l'aide de deux doigts de la main gauche ; un sujet intelligent pourrait remplir lui-même ce dernier office avec l'index et le médius de l'une ou l'autre main. On a imaginé une variété d'instruments ingénieux qui sont connus sous le nom de presse-serviettes, mais les praticiens habitués

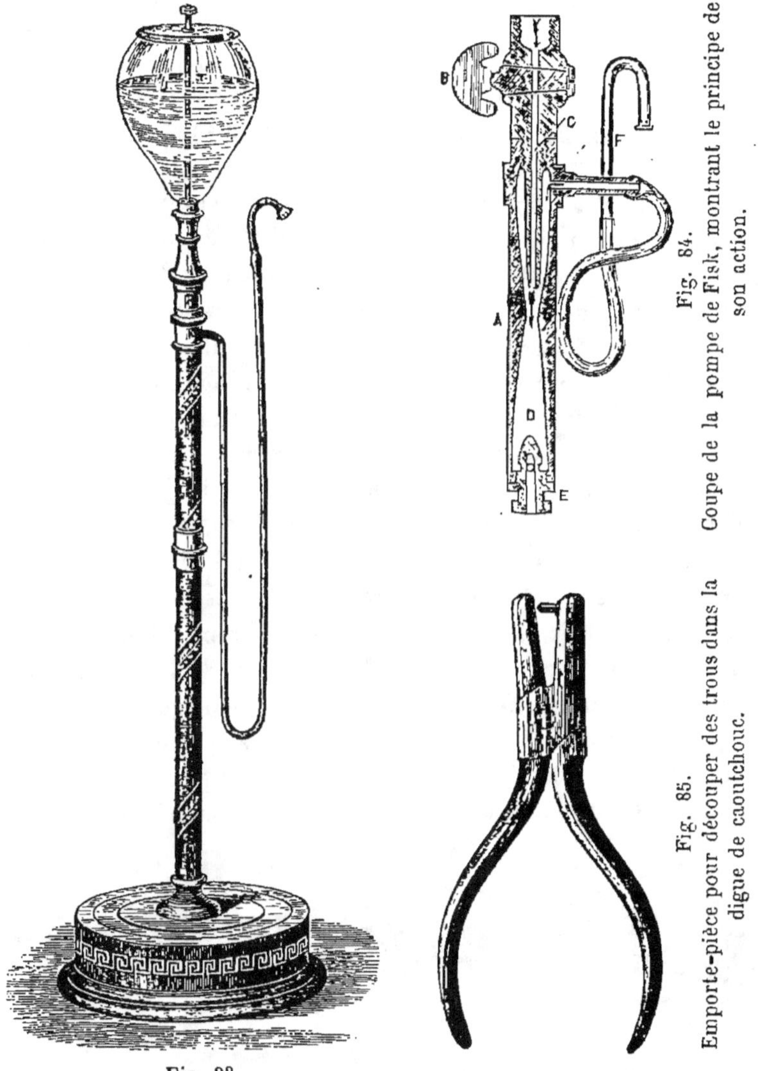

Fig. 83.
Pompe à salive de M. C.-S. Rogers.

Fig. 84. Coupe de la pompe de Fisk, montrant le principe de son action.

Fig. 85. Emporte-pièce pour découper des trous dans la digue de caoutchouc.

à l'ancien procédé préfèrent généralement compter, sur eux-mêmes pour maintenir la compresse. Quand l'opération est longue et surtout lorsqu'on agit sur la mâchoire inférieure, il est impossible que

8

la salive ne finisse pas par saturer le papier et la compresse pour arriver ensuite dans la cavité. De là la nécessité des pompes à salive, dont la plus simple a été imaginée par Claude-S. Rogers (fig. 83). Celle de Fisk, qui est peut-être supérieure dans son action, est représentée en coupe, fig. 84. De l'eau, qui s'écoule dans le sens indiqué par les flèches, crée un vide qui aspire la salive à travers le tube élastique dont le bec se place dans la bouche du sujet au-dessous de la langue.

Mais rien n'agit mieux contre l'irruption de la salive que la digue de caoutchouc imaginée par Barnum, dentiste américain. En plaçant cette digue avant de commencer la préparation de la cavité, on la protège parfaitement contre l'humidité, elle reste toujours bien en vue, et il suffit de la seringue à air pour expulser les débris. La digue permet encore au sujet de fermer la bouche de temps en temps pour avaler la salive et de mieux faire comprendre sa souffrance. Ce n'est pas tout, l'opérateur a l'avantage d'avoir la liberté de ses deux mains, ce qui est de souveraine importance pour l'obturation des cavités qui ne peuvent être vues que par réflexion. Comme tous les débutants éprouvent de la difficulté pour opérer parce que leurs mouvements apparaissent renversés dans le miroir (fig. 86), nous leur recommandons, lorsqu'ils s'en servent, d'avoir continuellement présents à l'esprit la position de la cavité et les mouvements nécessaires aux divers temps de l'opération ; de la sorte ils oublieront bien vite le miroir et ses illusions d'optique. Comme moyen d'éclairer une cavité par la lumière réfléchie, le miroir constitue encore un instrument fort précieux. Pour en reve-

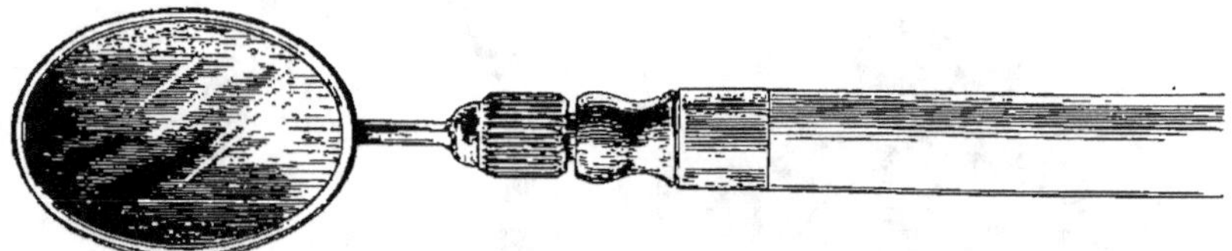

Fig. 86.

Miroir à bouche en verre argenté, avec genouillère permettant de l'incliner à l'angle que l'on désire.

nir à la digue de caoutchouc, nous dirons qu'elle remplit son objet beaucoup mieux que n'importe quel autre moyen, en écartant jusqu'à un certain point même l'air humide de la respiration. A l'aide de crampons elle peut s'employer, sans gêne pour le sujet, conjointement avec la pompe salivaire. Ce petit appareil ayant acquis une rande importance aujourd'hui, nous allons en décrire le mode d'application, tout en confessant que, comme beaucoup de praticiens de notre génération, nous nous en sommes beaucoup moins servi et que probablement nous l'employons avec moins de dextérité qu'un grand nombre de nos jeunes confrères.

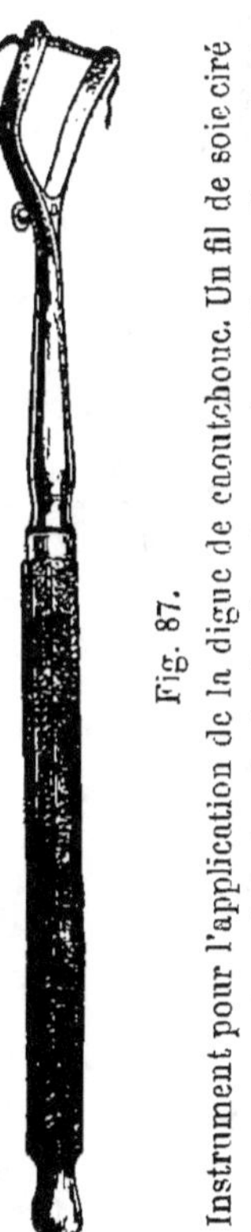

Fig. 87.

Instrument pour l'application de la digue de caoutchouc. Un fil de soie ciré est passé dans les fentes de la fourchette et serré en l'enroulant autour du bouton d'acier. Ce fil tendu sert à forcer la digue entre les dents.

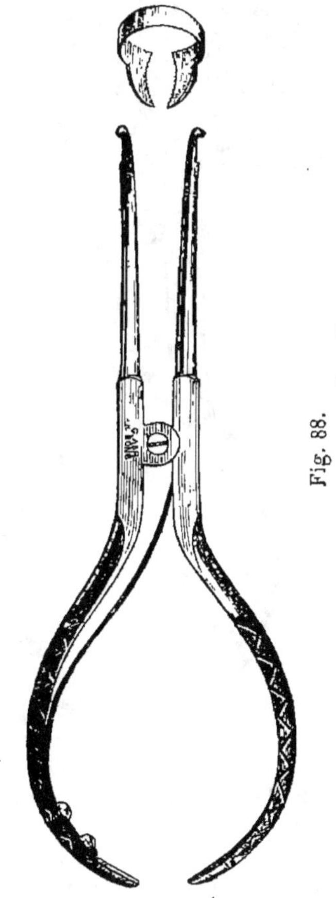

Fig. 88.

Crampon et pince pour l'appliquer.

La digue se fait avec une feuille mince de caoutchouc assez souple pour se laisser facilement étirer sans se rompre. On en prend un carré de 10 à 20 centimètres, suivant le volume de la dent à opérer.

On la perfore de trous circulaires avec un emporte-pièce (fig. 85).
A-t-on, par exemple, à agir sur une incisive centrale du haut, on y
perce trois trous d'un peu moins d'un millimètre de diamètre et

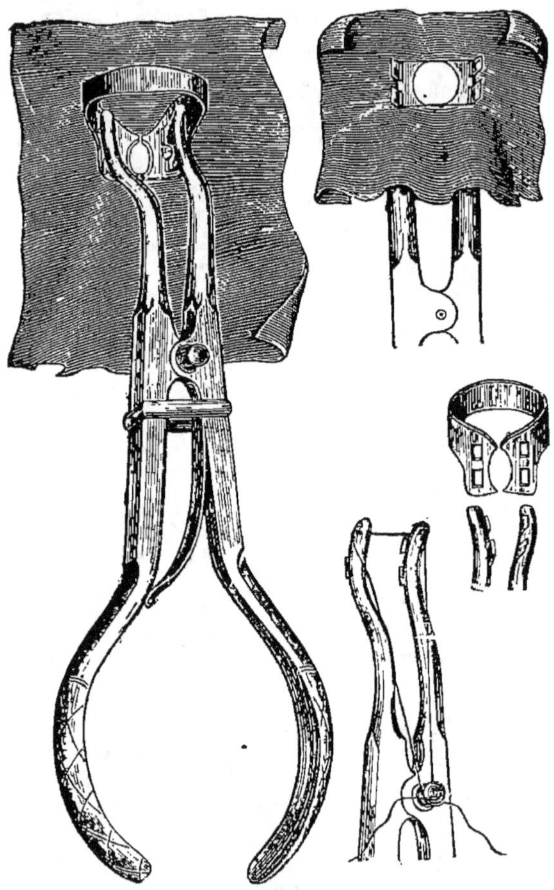

Fig. 89.

Pince du docteur Elliott, pour placer la digue de caoutchouc. Ces figures
montrent la disposition spéciale des crampons et des becs destinés à
l'ouvrir, puis l'instrument vu des deux côtés, une fois la feuille de
caoutchouc en place. On a également représenté la manière dont cette
pince peut être utilisée pour tendre les fils de ligature et remplacer le
porte-fil (fig. 87).

espacés de 3 millimètres. Ces trous sont destinés à embrasser la dent
à opérer et ses deux voisines. Cette feuille peut également servir aux

bicuspides ; mais pour les molaires, il faut que les trous soient plus grands et espacés davantage.

Pour appliquer la digue (chose qui n'est pas toujours facile à faire), on pose le premier trou sur la dent antérieure et, à l'aide du doigt

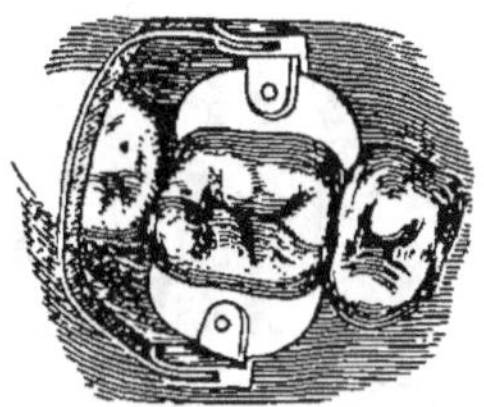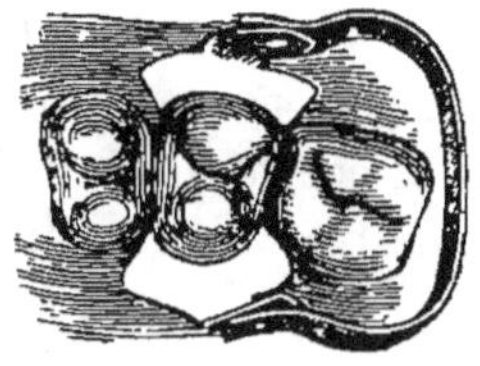

Fig. 90.
Digue de caoutchouc et crampon en place.

indicateur de chaque main, on étire la feuille de manière que la dent s'engage dans l'ouverture ; puis on passe à la suivante et enfin à la troisième. Quand on a affaire à des dents très serrées, il est

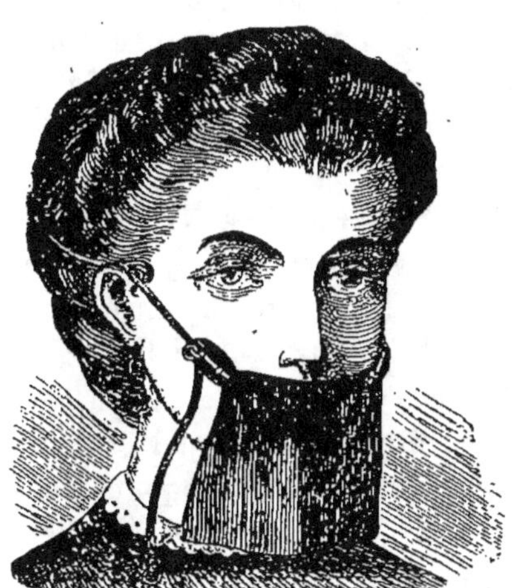

Fig. 91.
Porte-digue maintenant la feuille de caoutchouc appliquée autour de la dent à obturer et autour de la tête.

souvent difficile d'insinuer le caoutchouc entre elles ; on emploie alors un instrument (fig. 87) qui sert à tendre un fil très fort, soie ou autre, avec lequel on peut forcer la digue entre les dents et la lier ensuite autour des deux organes voisins de celui que l'on veut obturer.

La soie floche cirée ayant moins de tendance à glisser, est la substance qui convient le mieux pour faire ces ligatures.

Quand on veut appliquer la digue sur des dents isolées, ou dans les cas où, le caoutchouc pouvant être assujetti à des organes voisins, on ne peut pas le conduire au delà de l'extrémité radicale de la cavité, on peut recourir à l'emploi de crampons. Supposons, par exemple, que l'on veuille appliquer la digue sur une troisième molaire supérieure isolée de l'une ou l'autre mâchoire, il y aurait avantage à se servir des crampons et de la pince représentés fig. 88. Quand on a introduit les mors de la pince dans le crampon, il suffit de presser sur les manches pour ouvrir le crochet et lui permettre d'embrasser la couronne de la dent et de s'ajuster à son collet. On retire alors la pince, et le crampon reste en place. On n'a plus qu'à passer ensuite la digue autour de l'organe par-dessus le crochet (fig. 90); on peut encore appliquer le caoutchouc en même temps que le crampon (fig. 89). Une fois l'appareil mis en place, on se sert pour le maintenir du porte-digue, qui se compose de deux plaquettes en caoutchouc durci protégeant les joues, de deux agrafes à anneau soutenant la digue et d'une bande élastique faisant le tour de la tête (fig. 91).

Quand la cavité a été protégée de la sorte contre l'accès de l'humidité et qu'on l'a bien desséchée au moyen d'amadou, de papier buvard ou de coton absorbant, il reste à introduire la matière obturatrice dont on a fait choix. Supposons d'abord que ce soit la gutta-percha, qui, telle que l'emploient les dentistes, se compose du produit purifié et de silice ou de verre pulvérisé pour en augmenter la dureté, sans en altérer la coloration, qui doit être presque blanche. Les deux variétés les plus connues sont celles de Jacob et de Hill. La première, préparation anglaise, est certainement, d'après notre expérience, la meilleure au double point de vue de la couleur et de la durée ; mais la seconde, d'origine américaine, est plus commode à employer, parce qu'elle devient plus molle et plus adhésive à une température inférieure. Quelle que soit celle dont on se serve, on la coupe en fragments plus petits que la cavité à obturer et on la place sur une tablette fixe (fig. 92) ou mobile (fig. 93), arrivant à peu près au niveau de la bouche du sujet et sur laquelle sont disposés tous les instruments et appareils dont on pourra avoir besoin au cours de l'opération.

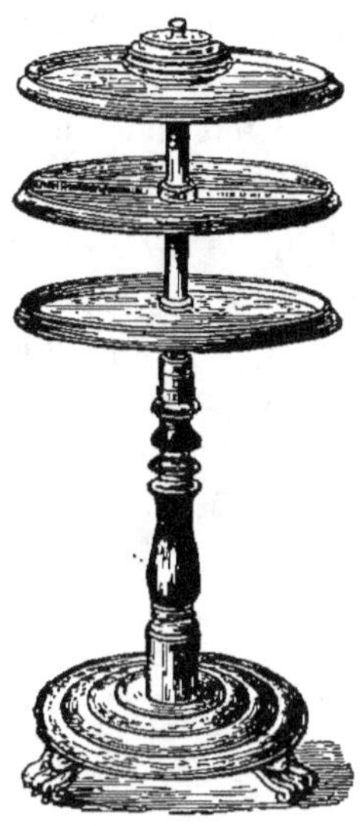

Fig. 92.
Table de Owen, munie de trois plateaux pour les instruments et d'une boîte pour renfermer l'or sur le plateau supérieur.

Tout étant convenablement préparé, on chauffe sur la lampe à alcool la pointe d'un petit instrument d'acier, recourbé suivant un

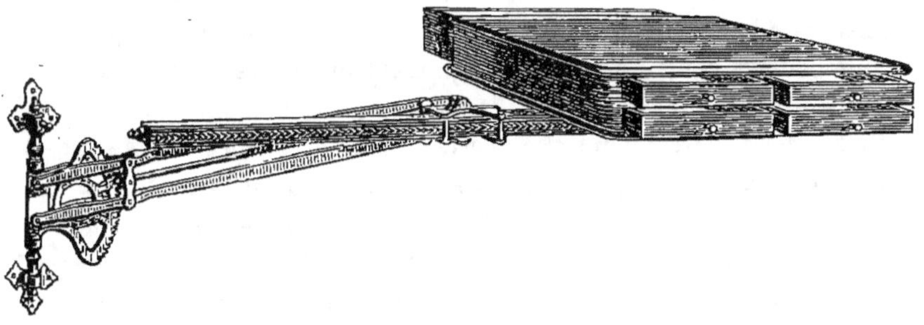

Fig. 93.
Tablette mobile pouvant s'élever, s'abaisser, s'avancer et aller latéralement.

angle convenable et recouvert jusqu'à une certaine distance de son extrémité de quelque substance non conductrice pour ne pas s'exposer à brûler les lèvres du sujet et l'on prend avec cette pointe un fragment de gutta-percha. Il est facile de faire ces instruments avec des excavateurs hors d'usage. Le fragment qui y adhère est promené dans la flamme de la lampe à alcool jusqu'à ce qu'il soit bien ramolli, mais en prenant garde de ne pas le brûler (1) et porté dans l'endroit le moins accessible de la cavité, où l'on réussit souvent mieux à le fixer au moyen d'un second instrument non chauffé. L'introduction de la première portion de la gutta-percha détermine parfois un peu de douleur, mais elle est rarement de longue durée, et les autres fragments, qui doivent s'ajouter à la première bien fixée, causent généralement beaucoup moins de souffrance. Une fois la cavité remplie, on retranche l'excédent avec une délicate spatule d'acier ou, mieux encore, de platine (figures 94, 95), chauffée presque au rouge et l'on polit la surface avec un brunissoir (fig. 97).

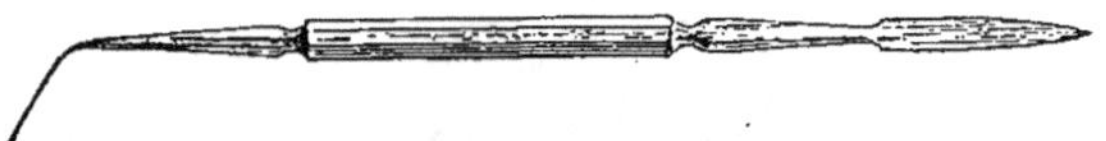

Fig. 94.

Spatule d'acier (de Houghton) pour finir les obturations de gutta-percha et d'amalgame.

Voici quels sont les avantages de la gutta-percha. Elle s'applique sans grande difficulté, à cause de son ramollissement facile par la chaleur, et de son durcissement rapide ; elle adhère aux parois avec une certaine force, ce qui permet de l'utiliser pour les cavités superficielles ; elle ne demande qu'une pression modérée, qualité importante pour les dents fragiles ; grâce probablement à sa nature végétale, elle est de toutes les substances obturatrices la moins propre à déterminer de l'irritation ; elle résiste dans une certaine mesure aux acides et alcalis, ainsi qu'à la température qui peuvent se rencontrer dans la bouche ; enfin, sa couleur est excellente et se rapproche de celle de l'émail dentaire. Son grand inconvénient, et il est sérieux, est le défaut de dureté qui l'empêche de résister aux efforts de la mastication ; ce plombage ne tarde guère à s'user et à s'échapper des cavités

____

(1) Il existe des appareils plus convenables que la lampe à alcool pour chauffer la gutta-percha en évitant le danger de la brûler. Tels sont ceux des docteurs Elliott et Bogue.

exposées aux frottements. Avec le temps, il paraît devenir perméable aux liquides et donner lieu à une odeur repoussante. Cependant nous l'avons vu, dans des cas favorables, résister jusqu'à onze et douze ans sans avoir besoin d'être renouvelé. Son emploi se recommande principalement pour les cavités situées au collet des dents, surtout lorsqu'elles s'étendent au-dessous de la gencive.

———

CHAPITRE VII

TRAITEMENT DE LA CARIE DENTAIRE.

Les oxychlorures de zinc, vendus sous les noms absurdes d'ostéo-plastique, d'os artificiel, d'émail artificiel, etc., sont livrés par divers fabricants sous la forme d'oxyde de zinc en poudre, et le chlorure de zinc en liquide. Dans quelques préparations, l'oxyde est mélangé avec une matière siliceuse finement pulvérisée pour augmenter la dureté du composé, tandis que le chlorure, contenant une certaine quantité d'eau, il se produit une combinaison donnant lieu à un ciment qui, comme d'autres du même genre, absorbe de l'eau comme base et forme ainsi des oxychlorures hydratés du métal.

Pour se servir de ce produit, on place un peu de la poudre sur une lame de verre ou de porcelaine avec une ou deux gouttes du liquide et on les mêle en une pâte épaisse avec la spatule de platine ou d'ivoire ; le composé obtenu de la sorte s'introduit dans la cavité préalablement desséchée et est tassé avec soin contre les parois ; les dernières portions ajoutées peuvent, avec avantage, avoir une consistance plus épaisse. La préparation, quand elle est fraîche, prend en quelques minutes ; mais il est bon de recouvrir la surface de l'obturation d'une couche de vernis ou de gutta-percha dissoute dans le chloroforme, avant de la laisser au contact du liquide de la bouche. Lorsqu'elle a acquis une dureté suffisante, on en frotte la surface avec une substance très polie, comme l'agate par exemple.

(fig. 96), afin d'en diminuer la porosité et de la rendre plus résistante à l'action de l'humidité buccale. L'oxychlorure de zinc se recommande par sa facilité d'application, sa prise rapide, sa dureté

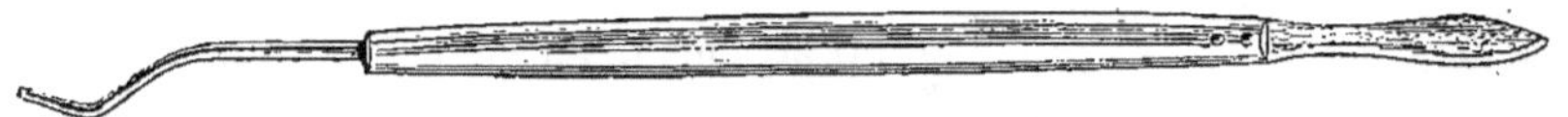

Fig. 95.

Spatule et fouloir combinés de M. Adam. L'instrument en platine dur et
monté en ivoire convient à la manipulation de l'oxychlorure et du pyrophosphate de zinc.

considérable et sa couleur qui, sans valoir celle de la gutta-percha,
se rapproche pourtant plus de la coloration des dents que ne le font
beaucoup d'autres substances employées. Comme on le voit, les

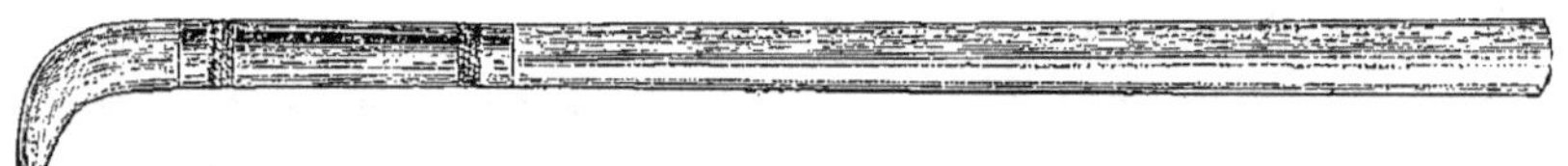

Fig. 96.

Brunissoir d'agate (de Rowney) pour polir et durcir la surface des
obturations.

qualités de l'oxychlorure de zinc le rendent précieux pour l'obturation des cavités superficielles et des cavités à parois très fragiles. Son grand inconvénient, c'est sa décomposition sous l'influence de solutions acides et alcalines faibles et même, à un degré sensible, au contact de l'eau pure. Il en résulte que l'on ne saurait compter sur ce composé pour les obturations permanentes et que, à l'inverse de la gutta-percha, c'est surtout au voisinage du bord gingival qu'il donne les résultats les plus défavorables. Il détermine aussi beaucoup de douleur quand on l'applique sur de l'ivoire très sensible; mais ce désavantage est plus que compensé par la propriété dont il jouit, comme nous allons le démontrer tout à l'heure, de détruire la sensibilité exagérée de la dentine. Parmi les préparations de cette catégorie, ce sont celles de Franzelius et de Ash qui nous ont donné les meilleurs résultats. Mais nous croyons qu'avec le temps on arrivera encore à perfectionner ces composés.

Le pyrophosphate de zinc se rapproche par ses caractères de l'oxychlorure avec cette différence que l'acide pyrophosphorique se livre en cristaux. Aussi, pour l'employer, faut-il commencer par fondre ces derniers dans une cuiller de platine ou de porcelaine, maintenue au-dessus de la lampe à alcool, en évitant d'aller jusqu'à l'ébullition. Une fois les cristaux amenés à l'état liquide ou à la consistance de la glycérine, on prend une lame de verre que l'on a eu soin de chauffer (au moins pendant la saison froide) pour opérer le mélange avec l'oxyde de zinc. Cette opération se fait moins facilement qu'avec l'oxychlorure. Il importe d'obtenir une consistance convenable ; car, si elle est trop épaisse, la masse s'émiette ; trop ténue, elle est visqueuse et par conséquent impossible à travailler. Le composé est bon quand on peut le rouler entre le pouce et l'index sans qu'il adhère aux doigts ou sans qu'il se brise en fragments. Comme la prise en est rapide, il ne faut pas perdre de temps pour l'introduction dans la cavité, temps de l'opération qui est facilité par la pression avec un brunissoir d'acier parfaitement poli ; un de platine serait encore préférable.

La critique que nous avons faite de l'oxychlorure s'applique tout à fait au pyrophosphate, qui ne diffère du premier qu'en ce qu'il est beaucoup plus durable, surtout aux collets des dents. Ces deux composés demandent à être employés à l'état frais, le contact de l'air les détériorant à un degré considérable ; le pyrophosphate de zinc résiste encore moins à cette action que l'oxychlorure. Il faudrait donc vendre ces produits dans des flacons très petits et à fermeture hermétique. Ce que nous venons de dire s'applique au plombage de Poulson ; les autres peuvent exiger quelques différences de manipulation.

Parmi les combinaisons du mercure avec d'autres métaux ou amalgames, ceux qui durcissent après la manipulation jouissent depuis longtemps d'une certaine réputation comme substances obturatrices. Ces composés ne possédant pas la propriété d'adhérer aux parois des cavités, il faut nécessairement préparer celles-ci de façon à en assurer la rétention mécanique. On peut diviser les amalgames en deux classes : la première, comprenant les composés du mercure avec un seul métal ; la seconde, ceux où il entre plus de deux métaux.

Dans les composés binaires, il paraît se faire une véritable com-

binaison, c'est-à-dire quelque chose de plus qu'un simple mélange ou qu'une simple dissolution d'un métal dans l'autre ; l'union
a lieu avec dégagement de chaleur et le produit est probablement
un composé chimique défini, que l'on peut comparer aux mélanges d'acide sulfurique dans l'eau. Quoi qu'il en soit, on a reconnu
que les amalgames binaires, comme ceux du palladium d'argent ou
de cuivre, subissent moins de retrait que les composés plus complexes de la deuxième classe. Malheureusement, les premiers ont
une coloration défectueuse, et, en outre, les amalgames d'argent et
de cuivre ont l'inconvénient de tacher les dents ; ceux d'argent leur
communiquent une coloration verdâtre, ceux de cuivre un noir
bleuâtre. Parmi les derniers, on est arrivé aujourd'hui à en préparer quelques-uns qui, après une manipulation convenable,
conservent leur couleur blanc d'argent pendant de nombreuses
années.

L'emploi des amalgames nécessite des précautions variables suivant l'espèce du composé ; ainsi, celui de palladium prend avec
une telle rapidité qu'il nous a été presque impossible d'utiliser certains échantillons, probablement les plus purs ; de plus, quand on
le prépare en quantité un peu considérable à la fois, c'est-à-dire ce
qu'il en faut pour obturer une grande cavité, il dégage assez de
chaleur pour faire explosion avec émission de lumière. On prend
dans la paume de la main, à peu près autant de mercure qu'il en
faudrait pour remplir la cavité que l'on veut obturer et l'on ajoute
peu à peu la poudre de palladium. Puis, avec l'index de l'autre
main, on triture les deux métaux avec soin, car leur combinaison
offre quelque difficulté. Une fois l'union effectuée, on divise la
masse en petits fragments que l'on introduit rapidement et successivement dans la cavité, en ayant la précaution de bien comprimer
chaque portion avec un brunissoir ou un fouloir que l'on fait tourner entre les doigts. On continue de la sorte jusqu'à ce que la cavité soit tout à fait remplie ou même un peu au delà s'il est nécessaire, et l'on polit la surface de l'obturation au brunissoir tant que
le composé reste plastique, ce qui n'est pas long, car il durcit extrêmement vite.

L'amalgame de palladium est probablement le plus durable
de tous, mais aussi le plus difficile à manipuler. Sa surface tourne
au noir, mais, en général, les tissus dentaires ne sont pas altérés

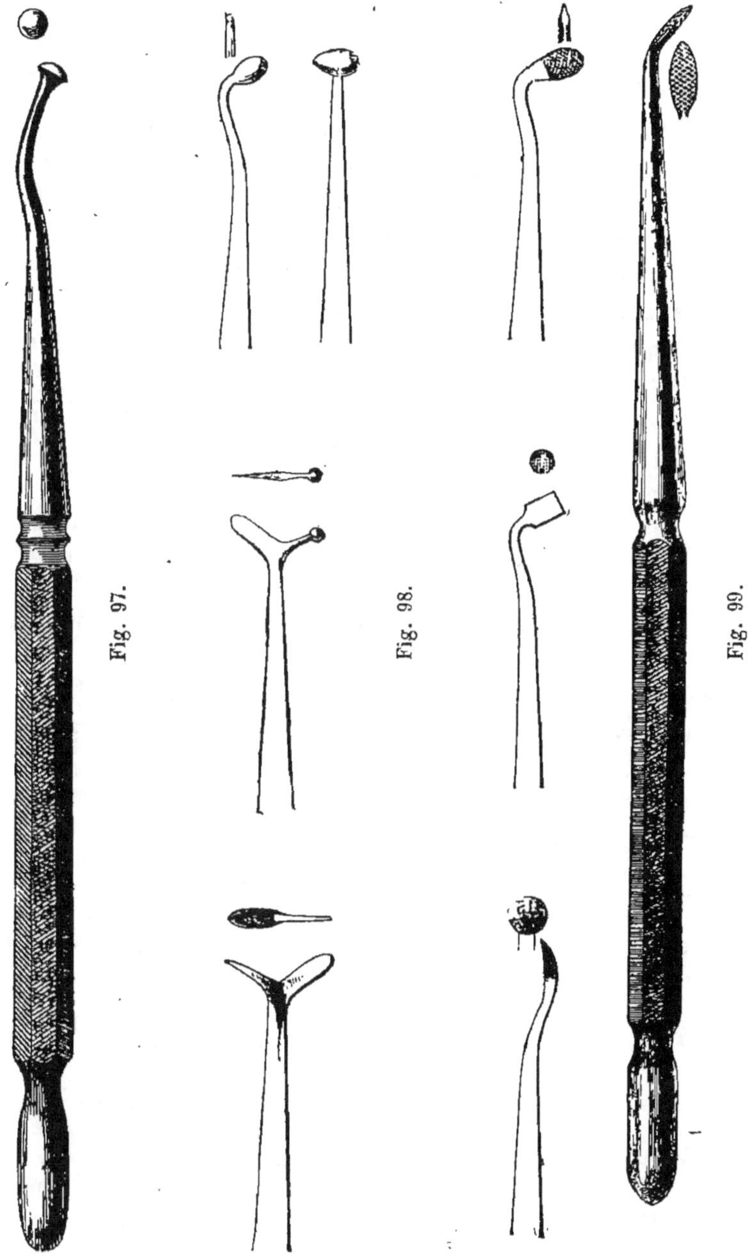

Fig. 97 et 98. — Diverses formes de brunissoirs d'acier poli.
Fig. 99. — Fouloirs pour amalgames de quatre formes utiles.

dans leur coloration. La prise rapide de ce composé a un avantage, c'est que le plombage n'est pas exposé à se déplacer durant le repas suivant.

L'amalgame d'argent résiste aussi bien que le précédent, mais la couleur qu'il prend et qu'il communique aux dents est si désagréable qu'on emploie très rarement ce composé. Il prend presque aussi vite que l'amalgame de palladium. Aussi sa manipulation exige-t-elle les mêmes précautions. D'après quelques expériences que nous avons faites dernièrement, nous pensons qu'il mérite d'être plus employé qu'il ne l'a été, surtout dans les cas où l'on peut recouvrir partiellement la cavité de ciment au pyrophosphate.

L'amalgame de cuivre (1) se vend sous une forme particulière, c'est-à-dire tout combiné avec le mercure ; on le désigne sous le nom de *Sullivan*, qui l'a le premier préparé de la sorte.

C'est probablement le plus facile à employer de tous les amalgames. Il se vend sous forme de masses ovoïdes ; on en prend la quantité voulue, et, après l'avoir broyée dans un mortier, on la chauffe dans un cuiller de fer (fig. 100), qu'il faut tenir sur la flamme d'une lampe à alcool jusqu'à ce que de petits globules de mercure apparaissent à la surface des fragments, en produisant généralement un léger sifflement. Ainsi chauffée, la masse est remise au mortier (fig. 101) et frottée jusqu'à consistance pâteuse. On la lave ensuite dans de l'acide sulfurique affaibli (ou de l'eau de savon, comme quelques auteurs le recommandent) jusqu'à ce qu'il n'en sorte plus de matière noire ; l'acide s'enlève à l'eau claire et le savon avec de l'alcool, puis on sèche l'amalgame entre les plis d'un linge de toile usée. En cet état, on peut en exprimer un peu de mercure en le pressant dans une peau de chamois. Il reste une masse presque

---

(1) Le composé qui se vend généralement aujourd'hui sous le nom de Sullivan se prépare, croyons-nous, en précipitant le cuivre d'une solution du sulfate de ce métal dans un vase qui contient du mercure au fond et en agitant le liquide avec une tige de zinc. On obtient un bien meilleur résultat en remplaçant le zinc par du fer. Le produit obtenu de la sorte était employé il y a de nombreuses années et nous en reconnaissons de temps en temps des échantillons à l'éclat de cuivre qu'offrent les parties des plombages les plus exposées aux frottements ; il est, selon nous, plus dur et plus résistant que le composé résultant de l'action du zinc.

pulvérulente qui, sous l'action du frottement dans la paume de la main, devient cohérente et molle et peut encore céder par l'expression un excès de mercure. Il faut l'introduire dans la cavité aussi

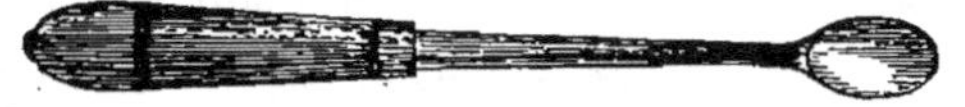

Fig. 100.

Cuiller de fer à manche de bois pour chauffer, sur une lampe à alcool, l'amalgame de Sullivan.

sec que possible, à la condition qu'il adhère aux parois ; la chaleur de la bouche facilitera cette adhérence et l'on pourra ajouter des portions plus sèches aux premières. L'obturation terminée, on recommandera au sujet de s'abstenir de manger sur elle pendant plusieurs heures ou de se borner à prendre des aliments liquides. On

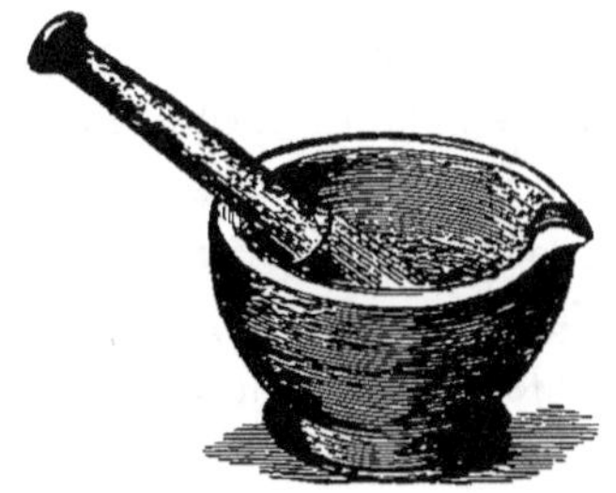

Fig. 101.

Mortier pour broyer l'amalgame de cuivre quand il a été chauffé. Il doit être en agate ou en verre, ainsi que le pilon, parce que le composé adhère à la porcelaine.

réussit ainsi à produire un plombage assez résistant, mais sa couleur noire et la coloration foncée qu'il communique à la dent sont des objections à son emploi.

Les amalgames de la deuxième classe se composent généralement d'argent et d'étain, avec addition de petites quantités, soit d'or, soit de platine ou des deux ensemble (1), les proportions variant

(1) En voici une formule : or, 1 partie ; argent, 3 parties ; étain, 2 parties.

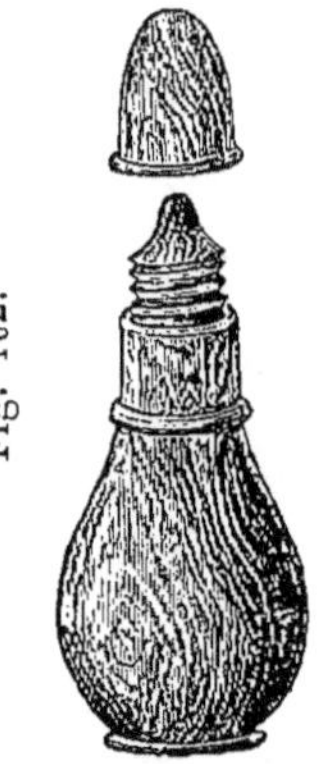

Fig. 102.

dans les formules des divers fabricants dont les produits portent le nom. Le mélange est fondu en lingots, qui sont réduits ensuite en limailles. Pour s'en servir, on fait tomber quelques gouttes de mercure dans le creux de la main gauche, et l'on y dissout graduellement de la limaille, jusqu'à ce que la masse soit à peine cohérente; on la met ensuite dans le mortier pour compléter l'union chimique, puis on peut de nouveau la frotter dans la main jusqu'à ce qu'elle présente une légère consistance (1).

Petite bouteille à mercure, qui, à l'aide de secousses, laisse échapper le métal en fins globules.

Le composé s'introduit par petits fragments dans la cavité où il faut les comprimer avec patience, en absorbant le mercure qui peut être mis en liberté par l'addition de fragments d'amalgame contenant de moins en moins de ce métal et en continuant de fouler jusqu'à ce que la prise de la masse obturatrice se manifeste nettement; l'opération demande quelquefois un temps considérable, car le but est d'éviter la tendance qu'ont les corps liquides et demi-liquides à prendre, par attraction de leurs particules, la forme sphéroïdale, tendance que nous croyons avoir signalée le premier, en ce qui concerne les amalgames, comme cause de leur séparation des bords des cavités. Pour perfectionner le résultat de l'obturation au double point de vue de sa durée et de son apparence, il faut avoir soin d'en bien polir la surface au bout de quelques jours. Souvent, il arrive

---

(1) T. Fletcher, de Warrington, a imaginé d'excellents appareils pour la manipulation de son amalgame (alliage d'or et de platine). Avec une balance des plus simples, on pèse les proportions convenables de limailles et de mercure et on les incorpore par agitation dans un tube à essais (fig. 103). Quand l'union est parfaite, on soumet la masse pulvérulente à une compression (fig. 105) qui la réduit en petits cylindres d'aspects caséeux. On divise ceux-ci en fragments, qui sont introduits successivement dans la cavité à obturer et foulés soit à la main, soit au maillet. Nous ne saurions trop recommander l'amalgame de Fletcher, aussi bien que son mode de manipulation.

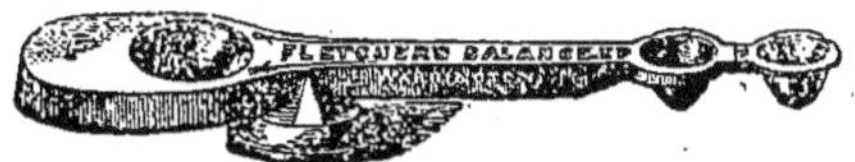

Fig. 103.

Balance pour peser exactement les proportions de limailles de Fletcher et de mercure. La limaille se place dans la cavité à gauche de l'appareil et on l'équilibre avec le mercure qui se met dans la capsule droite la plus-éloignée, ou dans sa voisine si l'on se sert de son amalgame extra-plas tique.

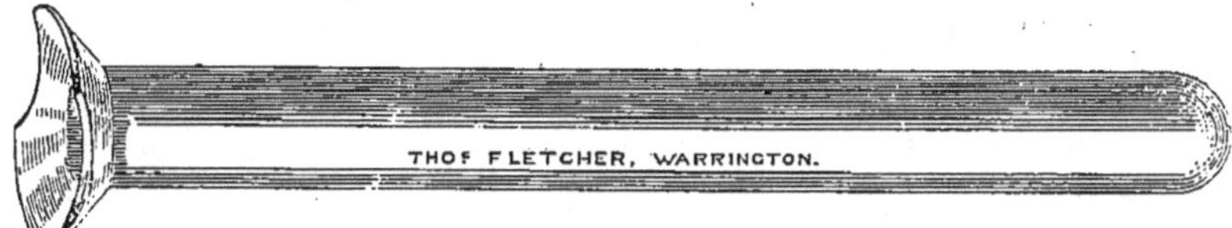

Fig. 104.

Tube de Fletcher pour mêler les limailles et le mercure.

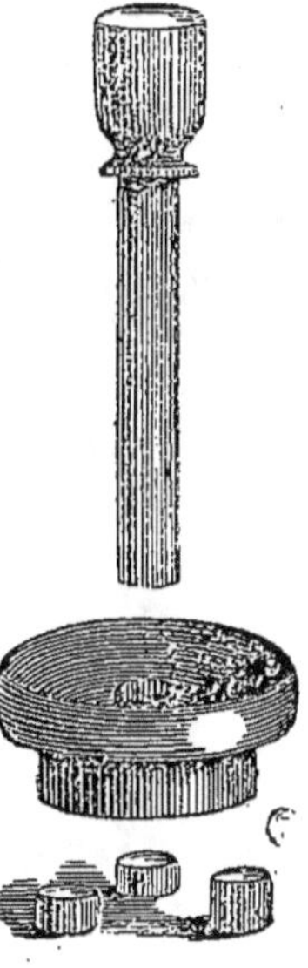

Fig. 105.

Mortier et fouloir en ivoire de Fletcher pour comprimer son amalgame de platine en cylindres qui s'introduisent par fragments dans la cavité à obturer.

9

que l'action du brunissoir étend sur la dent voisine une partie de l'amalgame et cette mince couche se brise en laissant de légères irrégularités ; on peut limer, mais, si la situation ne le permet pas, il suffit, une fois l'obturation terminée, d'enlever en frottant avec un morceau d'amadou souple la partie superflue.

Comme il est très difficile de transporter de l'amalgame à l'état presque pulvérulent dans une cavité à laquelle il manque une paroi, on se sert avec avantage d'un crampon de métal mince (fig. 106), qui embrasse la dent de manière à fournir, pendant l'opération, une paroi provisoire et que l'on enlève une fois l'obturation terminée.

Dans le cas où l'on désire reconstruire la couronne perdue d'une dent sur une surface à peu près de niveau avec la gencive, et où l'amalgame ne trouverait pas de prise suffisante, il est utile de visser une tige d'or dans le canal radiculaire ; cette tige d'or est fendue à son extrémité saillante, et l'on ouvre les divisions pour les étaler comme les pétales d'une fleur (fig. 107); on a dès lors le moyen de retenir le plombage. Si l'on craignait d'avoir à redouter quelque

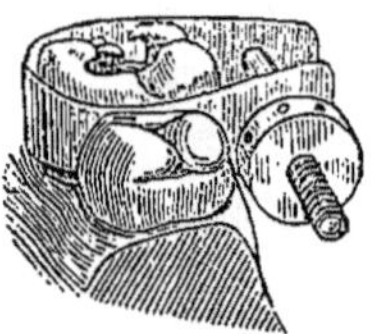

Fig. 106.

Crampon de métal mince (de Pinney), destiné à servir de paroi temporaire pour soutenir l'amalgame pendant le cours de l'obturation.

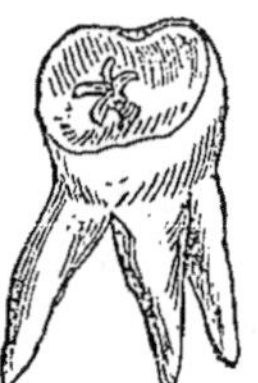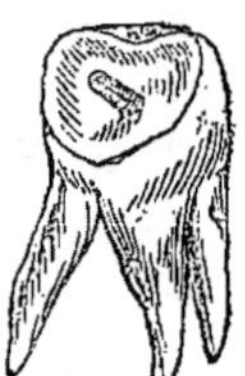

Fig. 107.

Moyen d'offrir une prise à l'amalgame lorsque la couronne est presque entièrement détruite. On visse une tige d'or dans la substance de la dent, ou de ses racines. L'extrémité libre de cette tige est fendue, et après son insertion, on peut en étaler les divisions comme les pétales d'une fleur.

inconvénient de la malaxation des composés mercuriels dans la paume de la main, on pourrait se servir exclusivement du mortier.

Insistons ici sur quelques précautions générales relatives aux obturations avec les amalgames : 1° Il ne faut jamais mettre ces composés dans des cavités où la pulpe est sur le point d'être mise à nu, sans l'interposition de quelque corps moins bon conducteur. 2° Les amalgames conviennent moins pour les dents à grande cavité pulpaire chez les sujets jeunes, comme le sont, par exemple, les premières molaires permanentes de 7 à 14 ans. 3° Leur emploi réclame des précautions spéciales pour les dents sensibles, lorsque l'amalgame peut toucher les crochets d'or de pièces prothétiques, parce que l'action électrique résultant du contact des deux métaux déterminerait de violentes douleurs. 4° Les amalgames conviennent bien peu aux dents antérieures ; cependant nous ne saurions proscrire absolument les plus blancs. Nous avons même vu des obturations faites avec l'amalgame de palladium sur la face postérieure des dents du devant, où l'on ne pouvait en découvrir la présence qu'à l'aide du miroir ; mais il faut dire qu'ici l'épaisseur des tissus dentaires interposés était considérable. D'autre part, nous avons rencontré des échantillons de ce dernier composé, qui tachaient les dents à un degré tout aussi intense que le fait l'amalgame de cuivre (1).

Pour terminer notre étude des substances obturatrices, il nous reste à parler des métaux employés à l'état pur. On les utilise soit sous la forme de feuilles minces, ce qui est l'usage de beaucoup le plus fréquent, soit à l'état précipité. L'or, le platine et l'étain servent de la sorte, mais jusqu'ici, l'or est le seul métal que le commerce nous ait fourni à l'état précipité, ou spongieux, comme on le désigne encore (2).

(1) Il y a quelques années, on employait parfois comme substance obturatrice un composé métallique facilement fusible ; le résultat paraissait durable et d'une bonne couleur, mais la chaleur nécessaire à son ramollissement était généralement intolérable, même dans les dents mortes.

(2) Il y a quelque temps, on a offert à la profession, sous le nom de composé de Sladen, un amalgame à l'état de division extrême et capable de se consolider par la compression à peu près comme le fait l'or précipité, dont nous parlons. Ce produit paraît susceptible de donner des obturations de couleur convenable et n'éprouvant que peu de retrait, mais l'expérience nous manque pour nous permettre de nous prononcer sur sa véritable valeur.

Parmi toutes les substances employées pour l'obturation des dents, l'or est certainement celle qui a conquis la plus grande réputation et, malgré la part de préjugé qui entre dans sa popularité, il faut reconnaître qu'un métal aussi résistant aux actions chimiques est admirablement apte à se placer dans la cavité buccale. Les aurificationssont difficiles à faire et exigent un long apprentissage pour

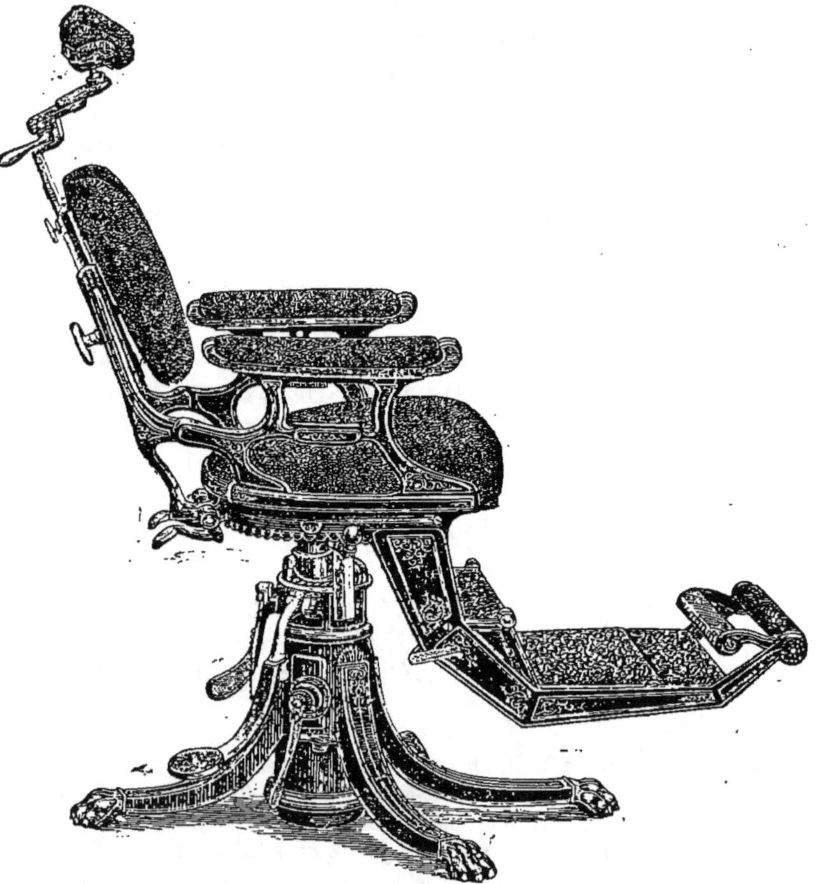

Fig. 108.

Fauteuil d'opération de Wilkerson. Les divers mouvements du siège, du dossier, de l'appui-tête, du marchepied et de tout l'ensemble du fauteuil sur son pivot, sont aussi parfaits qu'il est possible de l'imaginer ; de plus, ils se font sans déranger le sujet, avec rapidité et avec relativement très peu de force.

atteindre le degré de perfection auquel elles sont parvenu es, il fau
l'avouer, entre les mains de nos confrères d'Amérique. Pour édifier
sur un débris dentaire, une couronne d'or répondant par la forme
anatomique aux tissus détruits, l'opérateur doit dépenser un $_e$
somme considérable d'habileté et d'expérience, et le sujet a besoin
d'une réserve de patience et d'énergie qu'on ne rencontre pas toujours. Ce genre d'opérations, surtout quand on se sert de l'or cohésif, demande beaucoup de temps et de fatigue ; nous conseillons au
débutant de s'habituer à les exécuter dans la position assise, et, pour
cela, rien ne lui rendra autant de services que le fauteuil de Wilkerson et le tabouret de Lyons. Les nombreux mouvements du premier, si faciles à exécuter avec le sujet en place, et les inclinaisons
variées du dernier ne sont appréciés à leur véritable valeur que
par ceux qui ont appris à opérer dans la position assise.

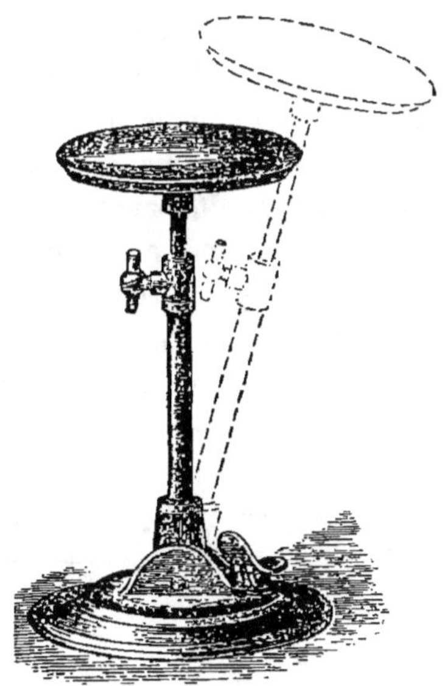

Fig. 109.

Tabouret mobile de Lyons. Le mécanisme de ce siège permet de le placer
à tout angle voulu, et de le hausser ou baisser à volonté.

L'or en feuilles se trouve généralement en carrés d'environ 0^m10
de côté, et pesant depuis 2 jusqu'à 240 grains. Les fabricant ont

pris, depuis quelques années, l'excellente habitude de numéroter les feuilles d'après leur poids en grains. Les opinions varient considérablement sur l'utilisation des différents numéros, certains praticiens préfèrent les plus bas, d'autres les plus élevés ; si l'on pouvait formuler une règle à ce sujet, ce serait de choisir les premiers pour les petites cavités et les derniers pour les grandes. Quel que soit le numéro auquel on s'arrête, le principe est d'essayer d'introduire la feuille en plis parallèles aux parois latérales de la cavité c'est-à-dire verticalement par rapport à la base et à l'orifice de cette dernière, parce que le métal a, de la sorte, moins de tendance à s'exfolier que si quelques-unes de ses couches étaient disposées parallèlement au fond et à l'orifice de la cavité. Ce but peut être atteint de plusieurs manières : 1° On prend une feuille du numéro 5, par exemple, et à l'aide de longs ciseaux (fig. 110), on la coupe en trois ou quatre bandes, que l'on replie séparément sur elles-mêmes jusqu'à ce qu'elles soient réduites environ au diamètre de la cavité à obturer. Le meilleur moyen de les plier consiste à se servir d'un couteau de doreur (fig. 111), parce que le ruban est plus uniforme et que l'or reste plus pur que s'il était manipulé avec les doigts. Si la cavité est protégée contre l'humidité par une serviette maintenue de la main gauche, on saisit l'une des extrémités du ruban avec une pince spéciale (fig. 112), ou bien avec un fouloir, pour la porter ainsi jusqu'au fond de la cavité ou dans la partie la plus inaccessible. Quand on emploie la digue de caoutchouc, qui laisse les

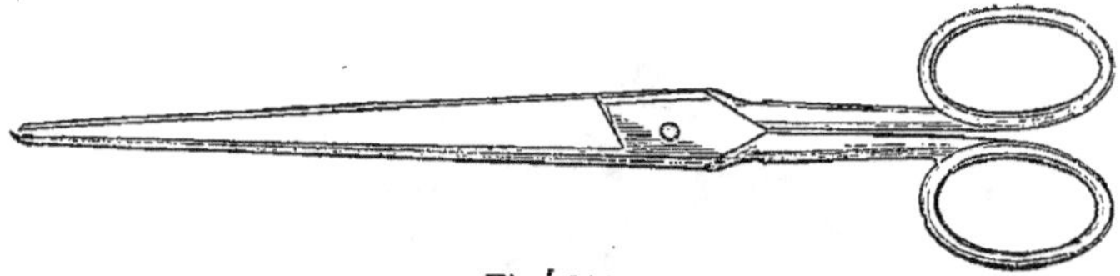

Fig. 110.
Ciseaux pour couper les feuilles d'or et d'étain.

deux mains libres, on prend le ruban avec une pince tenue de la main gauche et avec un instrument approprié, tenu de la main droite, on le presse en plis parallèles aux parois de la cavité, en ayant soin de laisser un peu de chaque pli se projeter légèrement au delà de l'orifice. Quand on a introduit ainsi quelques plis, on retire la pince avec précaution et l'on foule une première couche

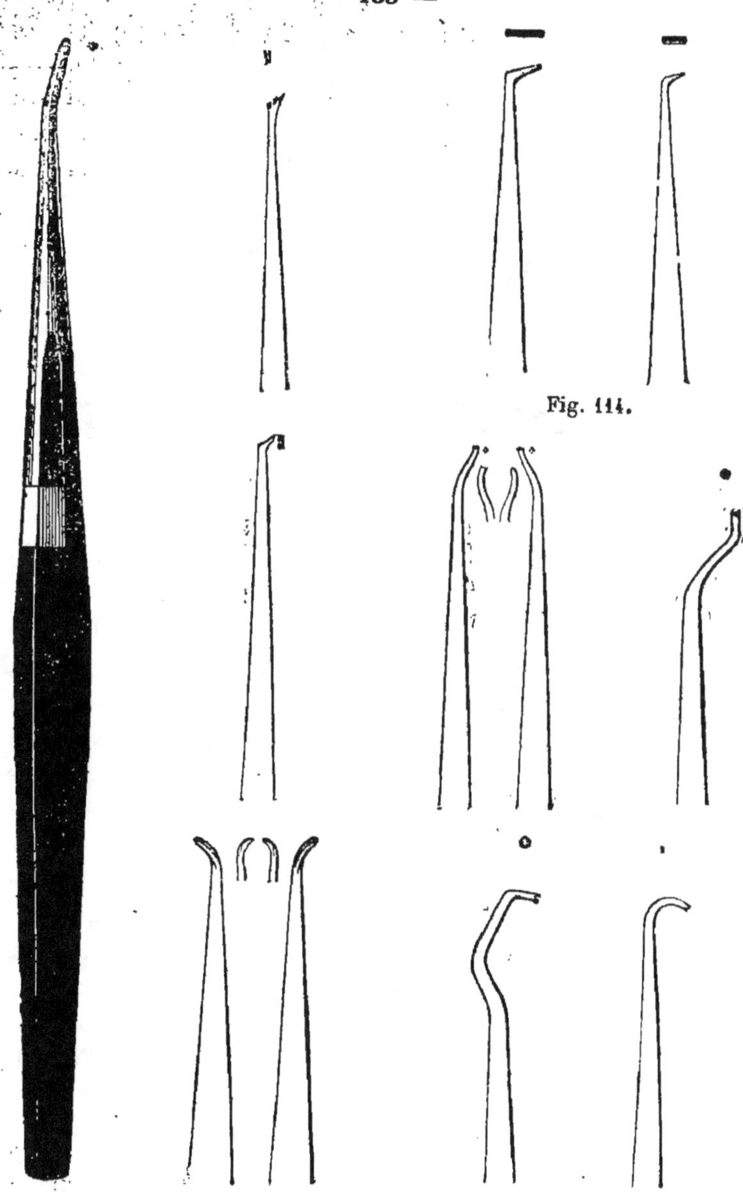

Fig. 114.

Fig. 113.

Fig. 115.

Fig. 113. — Fouloirs de Bing pour tasser les feuilles d'or, pliées en ruban.
Fig. 114. — Fouloirs pédiformes pour comprimer les feuilles d'or contre les parois d'une cavité.
Fig. 115. — Fouloirs de formes variées pour tasser l'or dans des cavités interstitielles et d'accès difficile.

tiné à former les plis dans la cavité doit être plat, mince et garni de dentelures à son extrémité active, mais les dentelures ne doivent pas être assez vives pour couper l'or (fig. 113); celui destiné à les comprimer, qu'on appelle fouloir pédiforme, à cause de sa forme, doit avoir sa surface active légèrement rugueuse, mais pas assez

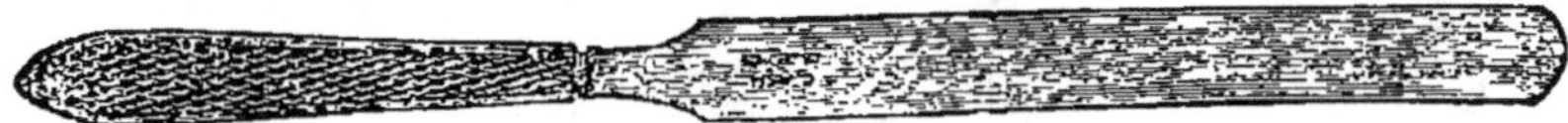

Fig. 111.
Couteau pour plier les feuilles d'or ou d'étain.

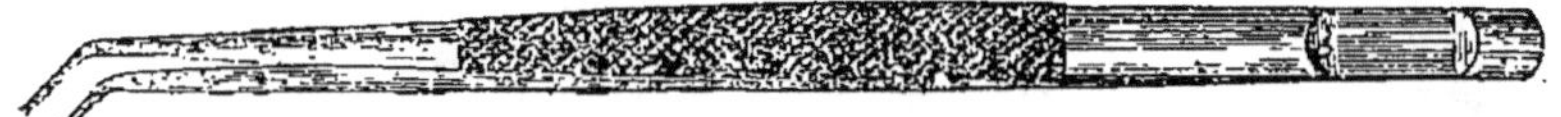

Fig. 112.
Pinces à aurifier.

contre l'une des parois de la cavité où elle adhèrera bientôt avec assez de force pour supporter le reste du ruban. L'instrument des pour adhérer à l'or et le déchirer (1). Quand on a épuisé une longueur de ruban, on en introduit une seconde de la même manière; généralement cette opération est plus facile que la première. On continue ainsi en ayant bien soin de fouler complètement chaque longueur avec l'instrument pédiforme, sans cependant déployer une force capable de casser la dent. Quand la cavité est à peu près remplie, et qu'il n'est plus possible d'introduire de nouveaux rubans, on enfonce un instrument cunéiforme et tranchant au centre de la masse d'or, parallèlement aux plis, et l'on presse ainsi fortement le métal du centre à la circonférence de la cavité. Dans l'espace ainsi produit, on introduit de nouvelles portions de ruban; on perfore une seconde fois la masse obturatrice, en continuant de la sorte jusqu'à ce qu'il soit impossible de faire pénétrer l'instrument perforateur. Comme le ruban n'est pas facile à insérer dans une très petite cavité, les derniers fragments d'or peuvent s'introduire selon le procédé que nous allons décrire tout à l'heure. Si l'opération a été bien conduite, l'on aura une cavité remplie de feuilles d'or, disposées en couches parallèles les unes aux autres

(1) La pratique montrera qu'il est nécessaire d'avoir beaucoup d'autres fouloirs de formes variées; ceux représentés fig. 115 sont parmi les plus utiles.

et maintenues solidement par compression mutuelle, de telle sorte
que chaque feuille résistera par toute sa longueur à tout effort d'ar-
rachement qui se produirait à la surface de l'obturation ; si, au
contraire, le parallélisme des plis était renversé, la couche la plus
superficielle ne serait soutenue que par l'étroite portion qui forme
son premier pli. Mais tout n'est pas encore terminé, car il reste
de l'or en saillie à l'orifice de la cavité.

A l'aide d'instruments terminés par une extrémité un peu large
et taillée en lime, pour empêcher le glissement (fig. 122), on con-

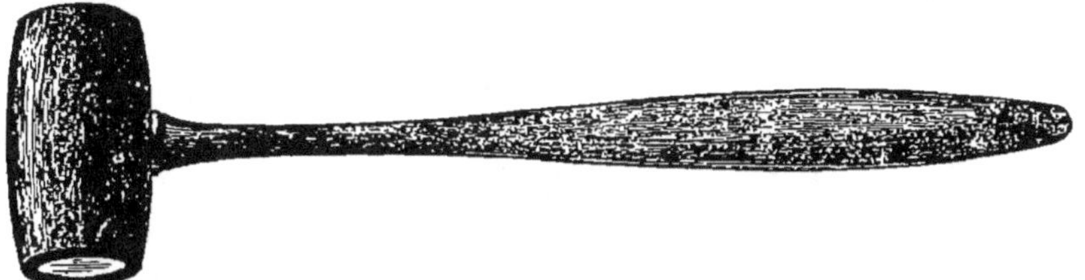

Fig. 116.

Maillet à main, dont la tête est en bois dur garni de plomb intérieurement
pour diminuer l'effet vibratoire.

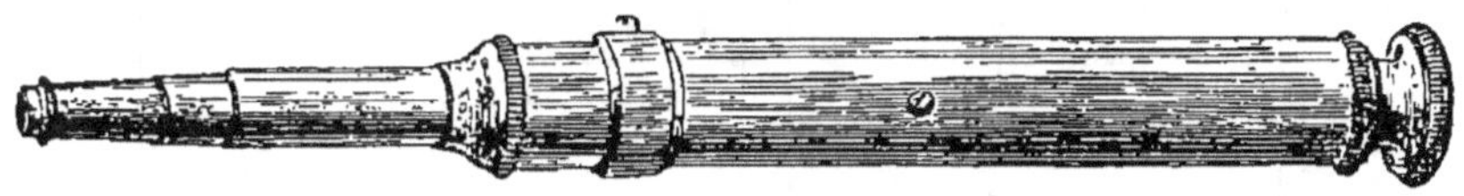

Fig. 117.

Maillet automatique de Snow et Lewis, pouvant donner des percussions
variées et réglées au moyen de la vis placée à l'extrémité de l'instrument.

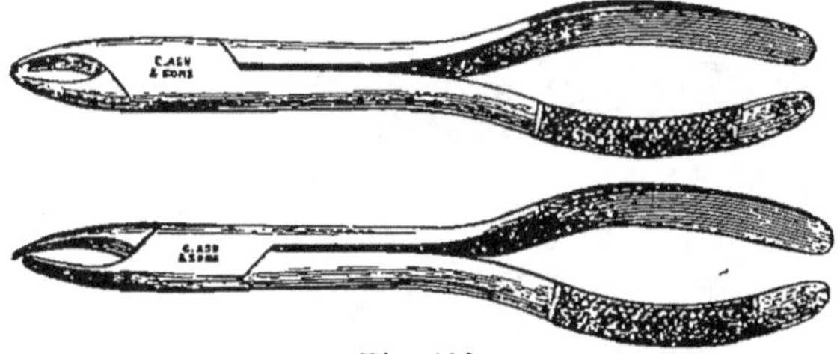

Fig. 118.

Davier à aurifier du Docteur Flagg pour condenser la surface de l'or dans
certaines cavités.

dense la surface en exerçant une pression considérable, qu'on peut
encore augmenter par un léger mouvement de roulement donné
au fouloir. La pression, au lieu de s'exercer à la main, peut être effec-

tuée au moyen d'un maillet (fig. 116), dont la tête doit être en métal mou, qui détermine moins de vibrations que le bois dur. On a aussi imaginé des maillets automatiques, dont l'emploi ne nécessite qu'une seule main. Le premier de ces instruments est dû à J. Tomes, mais ceux qui portent les noms de Salmon et de Snow et Lewis, praticiens américains, sont certainement préférables, parce que la force est réglée par une vis. Quand on a affaire à une cavité située sur la face latérale d'une dent, on réussit souvent à condenser la surface de l'or avec un davier spécial, dont l'un des mors s'applique sur cette surface et l'autre sur le côté opposé de l'organe.

Cet instrument convient surtout pour les dents qui sont un peu

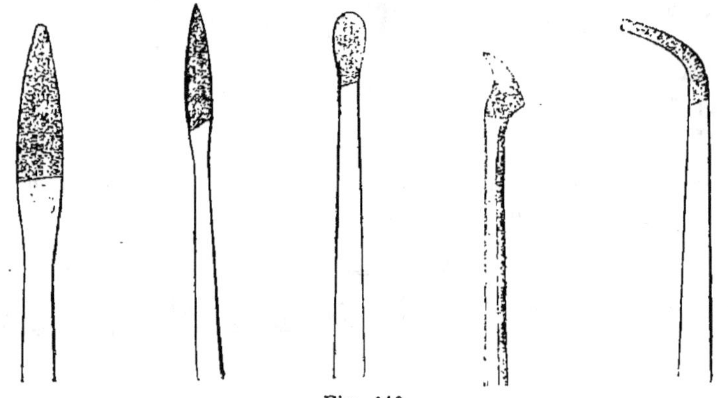

Fig. 119.

Limes de formes variées pour enlever la partie excédante des aurifications.

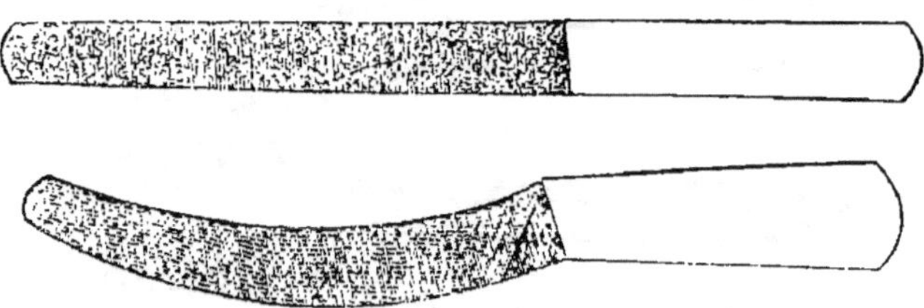

Fig. 120.

Limes pour séparer les dents.

relâchées dans leurs alvéoles, parce que l'on peut ainsi exercer une grande pression sans les ébranler. Le degré de la condensation réalisable indiquera jusqu'à quel point l'or a été foulé dans les temps

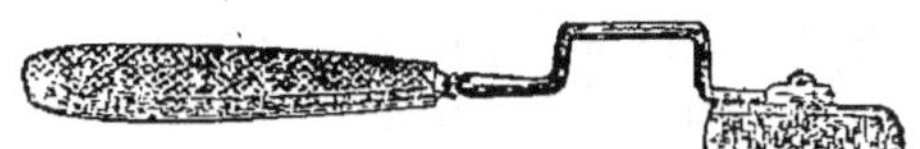

Fig. 121.

Porte-lime pour limer les dents du fond de la bouche.

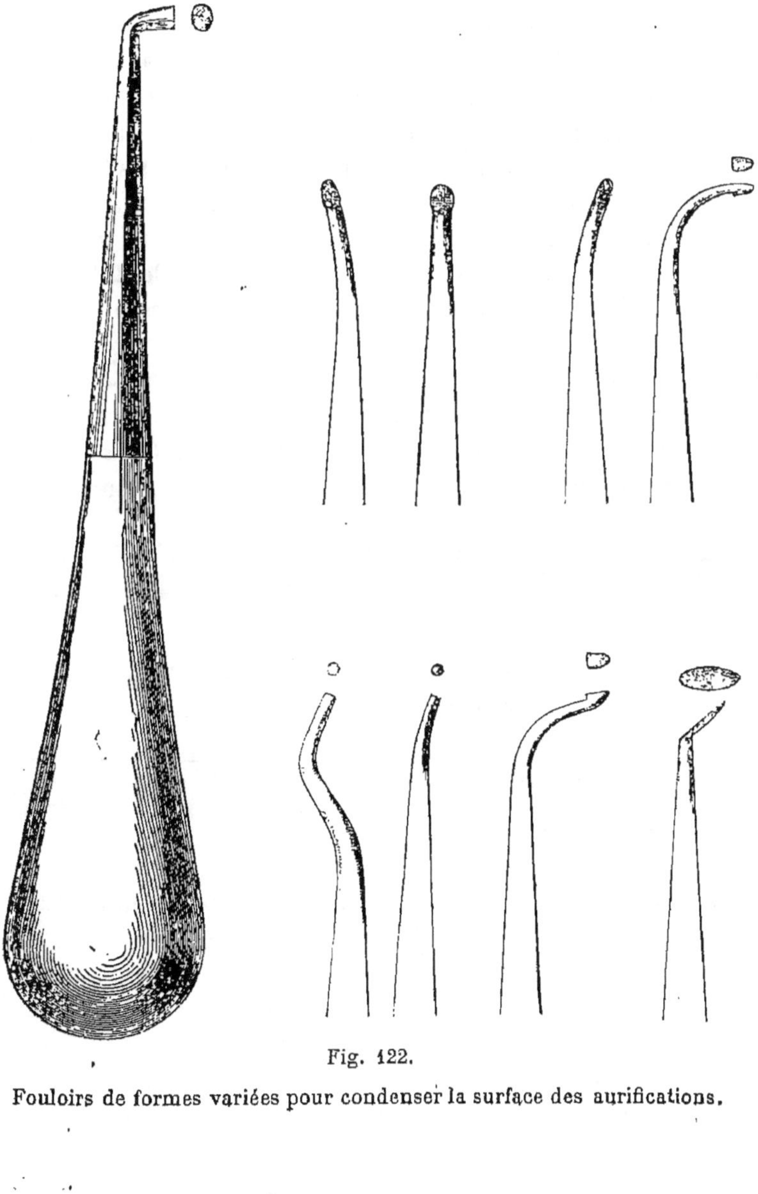

Fig. 122.

Fouloirs de formes variées pour condenser la surface des aurifications.

précédents de l'opération ; en effet, si le métal cède trop sous la pression, c'est la preuve que les rubans n'ont pas été suffisamment comprimés. Dans cette condition, l'obturation peut avoir une surface dure et résister un certain temps, mais elle sera moins durable que si la masse tout entière avait été plus compacte. Pour que l'obturation réussisse, il faut qu'à ce moment de l'opération, l'or fasse encore, au-dessus du niveau de la cavité, une légère saillie qu'il faut réduire avec des limes de formes variées (fig. 119), agissant à la main, ou mues par la machine dentaire. Sur les côtés des dents, on essayera de laisser à la surface de l'obturation la forme que présentait originairement cette partie de l'organe ; mais, sur les faces triturantes, l'expérience montre qu'il vaut mieux ne pas tenter d'imiter les tubercules, une surface plate et parfaitement unie résistant davantage ; il est même des opérateurs qui abattent les tubercules adjacents de l'émail. Pour faire disparaître les inégalités laissées par la lime, on polit généralement la surface de l'or avec une pointe d'arkansas (fig. 123), ou avec de la ponce finement pulvérisée, appliquée sur un bout de ruban (fig. 124), et l'on donne le dernier fini avec du blanc d'Espagne ou du rouge d'Angleterre. Grâce à cette précaution, les débris alimentaires auront moins de tendance à s'ac-

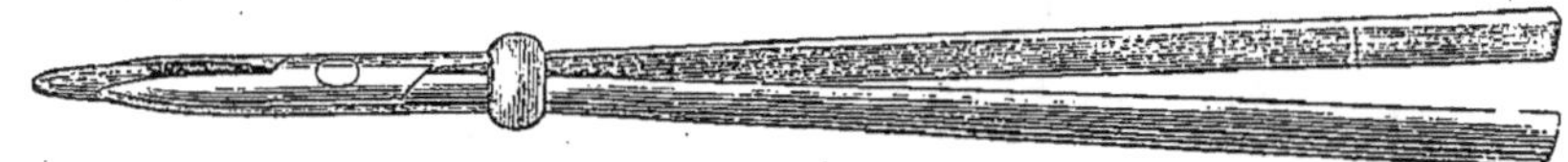

Fig. 123.

Manche en acier pour tenir les pointes de corindon ou d'arkansas qui servent à polir les plombages.

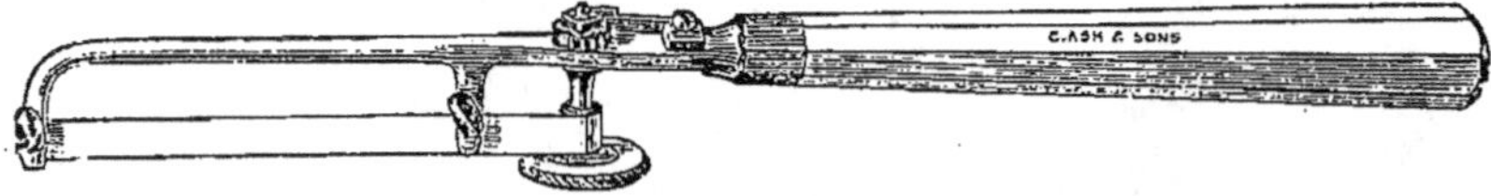

Fig. 124.

Porte-ruban de Harding pour polir la surface des aurifications interstitielles, avec rochet de tension et cliquet en acier.

cumuler que sur une surface rugueuse et inégale. Certains praticiens ont l'habitude de finir et de polir leurs aurifications à l'aide de brunissoirs (fig. 97 et 98). Mais on n'obtient quelquefois ainsi qu'un résultat illusoire, surtout quand la masse obturatrice n'a pas été suffisamment foulée, et il est rare que l'or ne se désagrège pas au bout d'un certain temps.

Second procédé. — Au lieu d'employer l'or plié en rubans, on le roule en cordelettes, qui s'introduisent et se foulent exactement de la même manière. Ce procédé n'est qu'une simple modification du premier. La manipulation est plus facile, mais on obtient un parallélisme moins parfait. Cette variété convient mieux aux cavités de forme irrégulière, parce que le métal se comprime plus facilement dans les inégalités.

Troisième procédé. — Un autre mode de manipulation consiste à plier la feuille en un ruban long, plat, de largeur convenable, que l'on découpe en bandelettes étroites et d'une longueur excédant un peu le double de la profondeur de la cavité ; cela fait, on les pique successivement avec un fouloir à pointe mousse, de telle sorte qu'elles se trouvent disposées à son extrémité à la manière d'une étoile ; on peut encore arranger ces petits rubans sur un morceau épais de caoutchouc vulcanisé et les ramasser en enfonçant la pointe mousse de l'instrument au centre de l'étoile, comme le montre la fig. 125.

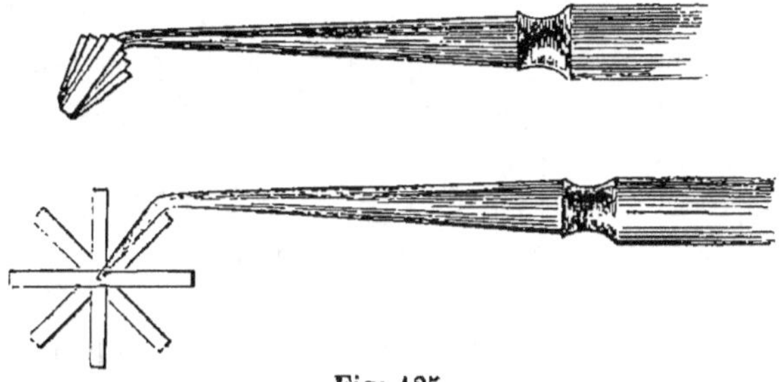

Fig· 125.

L'or est porté, en cet état, dans la cavité, puis avec des fouloirs pédiformes, on les comprime en laissant les rayons de l'étoile se projeter au dehors ; on introduit et l'on presse de la même façon une seconde, une troisième étoile. Quand le centre est bien rempli, il faut, avec un instrument à pointe fine, enfoncer les extrémités saillantes ou rayons des étoiles, non pas à la circonférence de la cavité, mais dans son voisinage. On termine l'aurification comme dans le procédé précédent. Cette méthode convient surtout aux cavités étroites et profondes, où le parallélisme des couches d'or est moins important, parce que la surface est petite relativement à la profondeur de la cavité ; elle se combine encore très avantageusement avec d'autres méthodes, notamment pour l'introduction des dernières portions du métal : on réussit facilement à fouler des fragments de feuilles lourdes (de 20 grains par exemple) au fond d'une cavité profonde et étroite à l'orifice, alors que des feuilles plus légères seraient perforées par le fouloir mince réclamé pour une pareille cavité.

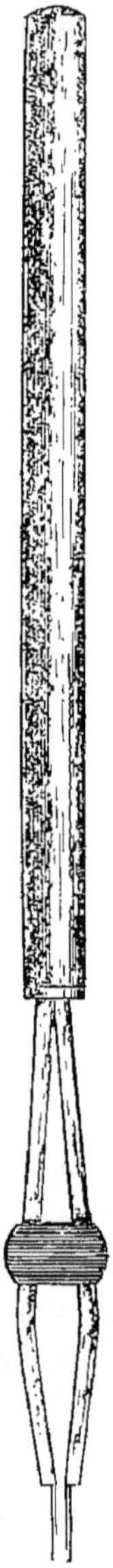

Quatrième procédé. — On peut encore rouler des rubans en petits cylindres, moyen qui permet d'obtenir le parallélisme le plus parfait. Prenant une feuille du n° 5, par exemple, on la divise en 2, 3 ou 4 bandelettes, que l'on replie en rubans d'une largeur un peu supérieure à la profondeur de la cavité à obturer. On roule ensuite ces rubans autour d'une broche fine ou d'un instrument spécial (fig. 126).

Les fabricants livrent maintenant des cylindres tout préparés (fig. 127), et des petits blocs dans lesquels l'or est disposé en couches parallèles (fig. 128). Ces préparations sont supérieures à celles que le dentiste peut faire lui-même; à cause de leur plus grande uniformité. Chaque cylindre se place dans une position telle qu'il repose par un bout au fond de la cavité, tandis que l'autre bout se projette hors de l'orifice ; ainsi la cavité occupe-t-elle la face triturante de la dent, chaque cylindre sera vertical et horizontal si la cavité est interstitielle. Les cylindres, suivant l'heureuse expression de M. Tomes, se placent dans la cavité comme des cigares dans un verre.

Il faut comprimer soigneusement chaque cylindre contre l'une des parois de la cavité avant d'introduire le suivant et continuer ainsi jusqu'à ce que l'espace soit à peu près rempli ; puis on perfore la masse et l'on termine comme dans les procédés précédents. Pour les cavités interstitielles, il vaut mieux commencer l'aurification à la partie la moins accessible, c'est-à-dire du côté où la cavité empiète sur la gencive et finir du côté de la couronne.

Fig. 126. — Instrument (de Tomes) pour rouler les feuilles d'or en cylindres.

Les divers modes d'emploi de l'or que nous venons de décrire, s'appliquent également aux feuilles de platine et d'étain. Celles de platine ne sont guère utilisées à cause de la dureté du métal et de la difficulté qu'on éprouve à la fouler contre les parois irrégulières de certaines cavités sans laisser d'espaces intermédiaires ; il est d'ailleurs supérieur à l'or par sa couleur et il l'égale au point de vue de la résistance aux actions chimiques.

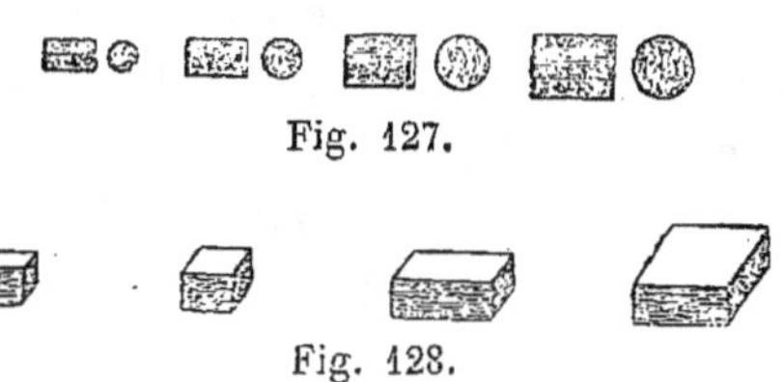
Fig. 127.

Fig. 128.

L'étain, bien qu'assez pur et inaltérable aux réactifs, ne donne pas une masse assez dure pour résister pendant des années dans les points à découvert, aux effets de la mastication ; dans des situations moins exposées, il résiste quelquefois mieux que l'or lui-même et, comme il est moins bon conducteur de la chaleur, il convient parfaitement aux dents très sensibles, surtout à celles de la série temporaire, et aussi aux dents permanentes chez les sujets jeunes. Les cavités situées sur les faces buccales et les cavités superficielles retiennent ce métal aussi bien, et souvent mieux que toute autre matière, et il pourrait probablement être employé avec avantage beaucoup plus fréquemment qu'il ne l'est à présent.

Toutefois l'or possède une propriété spéciale dans certaines conditions, j'entends celle d'être cohésif, soit à l'état précipité, dont nous avons parlé, soit sous l'influence de la chaleur ; peut-être même serait-il plus exact de dire que l'or est naturellement cohésif, mais que, par suite de son exposition à l'air où à d'autres gaz, il perd cette propriété, probablement en raison des faibles affinités chimiques qui attachent à sa surface des gaz ou des vapeurs, et qui empêchent ses particules de venir positivement en parfait contact quand deux fragments de métal se trouvent réunis ensemble. Si l'on passe un morceau de feuilles d'or non adhésif dans la flamme d'une lampe à alcool, à une température au-dessous du rouge, on verra une vapeur sortir de sa surface ; si, alors, on presse ce fragment sur un autre semblable, ils se souderont si intimement qu'il sera difficile de les séparer. Cette propriété n'est pas particulière à l'or ou à certains métaux ; elle n'exige pour se manifester qu'un rapprochement suffisant des molécules réelles des surfaces de deux corps semblables ou quelquefois même différents, pour permettre à l'attraction de cohésion de s'exercer, condition qui a lieu très facilement dans la liquéfaction (1).

L'or doué de la propriété de cohésion peut, comme on le conçoit, s'employer avec beaucoup d'avantage dans une variété de cas, spécialement pour l'obturation des cavités superficielles, pour la restauration des couronnes, etc.

Mais, avant de décrire le mode d'emploi de cette espèce d'or (2), il est bon d'appeler l'attention sur la forme à donner aux cavités pour leur permettre de retenir le métal.

Quand on a affaire à une cavité trop superficielle, il faut y forer ce qu'on appelle des trous de rétention, pour offrir une prise suffisante aux premières portions de l'obturation. Supposons, par exemple, qu'on ait à aurifier une cavité de ce genre située sur une face latérale d'une dent canine, où la carie n'a guère dépassé la couche de l'émail. Après avoir complètement enlevé le tissu désorganisé et avoir égalisé les bords avec un disque d'arkansas mû par la machine dentaire, il restera une dépression parfaitement incapable de retenir l'or, qui n'adhérerait pas à ses parois.

Mais si, dans une semblable cavité, on fore une demi-douzaine de trous de rétention près de la marge de l'ivoire et dans des directions divergentes (en évitant d'aller du côté de la pulpe), on aura le moyen d'assujettir solidement le métal.

Pour faire ces trous de rétention, on se sert d'un petit foret quadrangulaire (fig. 129), et il ne faut pas pénétrer dans l'ivoire à une plus grande profondeur que le diamètre de l'instrument ; on peut également se servir d'une petite fraise mue par la machine

---

(1) En regard de nos explications de la propriété cohésive de l'or, nous devons dire qu'un chimiste anglais éminent considère l'union comme une simple adhésion mécanique.

(2) Nous avons mis à profit, pour cette partie de notre ouvrage, le bienveillant concours de M. Claude S. Rogers, professeur à l'école de l'hôpital dentaire de Londres.

(fig. 130). Si la cavité est un peu plus profonde que dans le cas que nous venons de supposer, il est bon de réunir ensemble deux ou trois de ces trous sur deux côtés opposés de la cavité, pour former ainsi deux gouttières latérales (fig. 131).

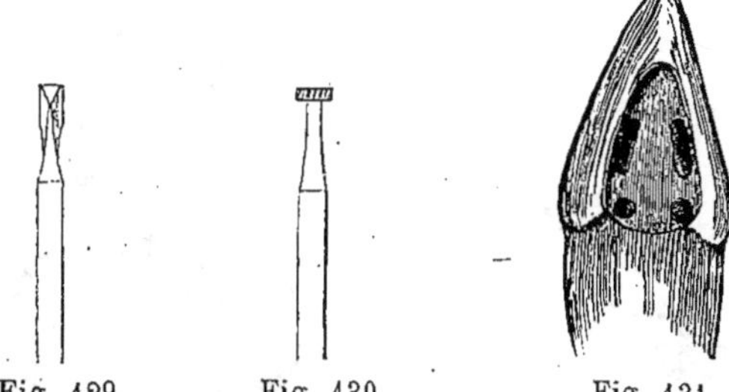

Fig. 129.   Fig. 130.   Fig. 131.

Fig. 129. — Foret propre à creuser dans l'ivoire d'une cavité des trous pour retenir l'or adhésif.

Fig. 130. — Fraise pouvant remplacer le foret de la fig. 129. Ces deux instruments sont trop volumineux pour faire les trous de rétention.

Fig. 131. — Cavité superficielle située sur une dent canine ; au bord gingival sont représentés deux trous de rétention et au-dessus deux gouttières.

Dans ces cas, comme dans toutes les autres formes de cavité, les bords de l'émail doivent être égalisés soit avec un disque d'arkansas, comme nous l'avons déjà dit, soit avec de petits ciseaux ; il est encore bon de les biseauter légèrement, de façon qu'une fois l'obturation terminée le métal se trouve enclavé (Voir fig. 73, p. 7).

Il ne reste plus qu'à appliquer la digue de caoutchouc pour que la cavité soit prête à recevoir l'or.

Il faut se servir de cylindres roulés d'une manière lâche ; les cylindres N° A de Williams conviennent parfaitement. Si l'on préfère se servir d'or en feuilles, le N° 4 est le meilleur ; on roule chaque feuille en une cordelette, qui est ensuite découpée en petits fragments. Ces manipulations devront s'effectuer avant de recuire l'or ; il est préférable d'employer des feuilles non adhésives, que l'on rend ensuite cohésives en les chauffant légèrement dans un plateau placé sur une lampe à alcool (fig. 132), ou en passant chaque fragment au-dessus de la flamme avant de l'introduire dans la cavité.

En recuisant l'or, il faut avoir soin de ne pas le surchauffer, parce qu'il deviendrait dur et cassant ; il suffit d'un degré de chaleur considérablement au-dessous du rouge ; pour les très petits cylindres, on a besoin de les passer seulement une ou deux fois sur la flamme.

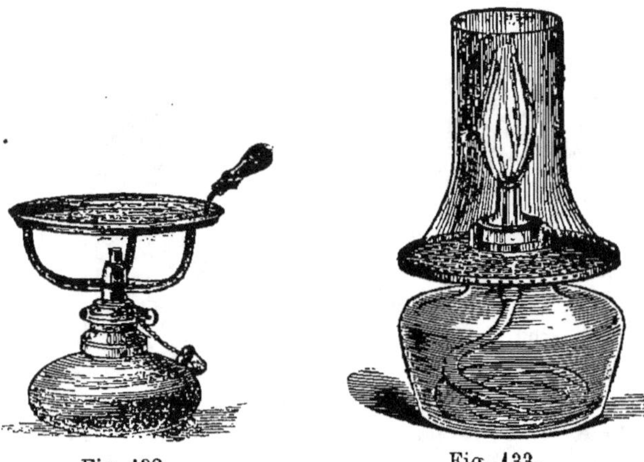

Fig. 132.   Fig. 133.

Fig. 132. — Lampe à recuire l'or, avec plateau mobile en tôle.
Fig. 133. — Lampe à recuire, avec une cheminée en verre supportée par un plateau percé de trous pour régulariser la flamme.

Le métal ainsi préparé, on commence par remplir chaque trou de rétention avec les cylindres que l'on transporte dans la cavité avec des pinces, et que l'on condense complètement les uns après les autres. Les instruments les mieux appropriés à ce temps de l'opération sont des fouloirs garnis de fines dentelures (fig. 135), que l'on manœuvre à la main, avec le maillet ordinaire (fig. 116), avec le maillet automatique (fig. 117), avec le maillet pneumatique (fig. 136), qui s'actionne avec le pied, avec un maillet fort ingénieux qui peut se fixer à la machine dentaire (fig. 137), ou enfin avec le maillet électro-magnétique (fig. 139). Une fois les trous de rétention remplis, on tasse de nouveaux fragments d'or dans les espaces intermédiaires de façon à recouvrir graduellement la surface de la cavité, en commençant par le centre. Il ne faut pas se presser dans cette partie de l'opération, parce que l'or a de la tendance à se replier sur lui-même quand la masse est trop mince ; on évitera cet inconvénient en ayant soin de donner une force suffisante aux premières couches centrales. Au fur et à mesure que la cavité se comble, on peut se servir de cylindres plus volumineux, chacun

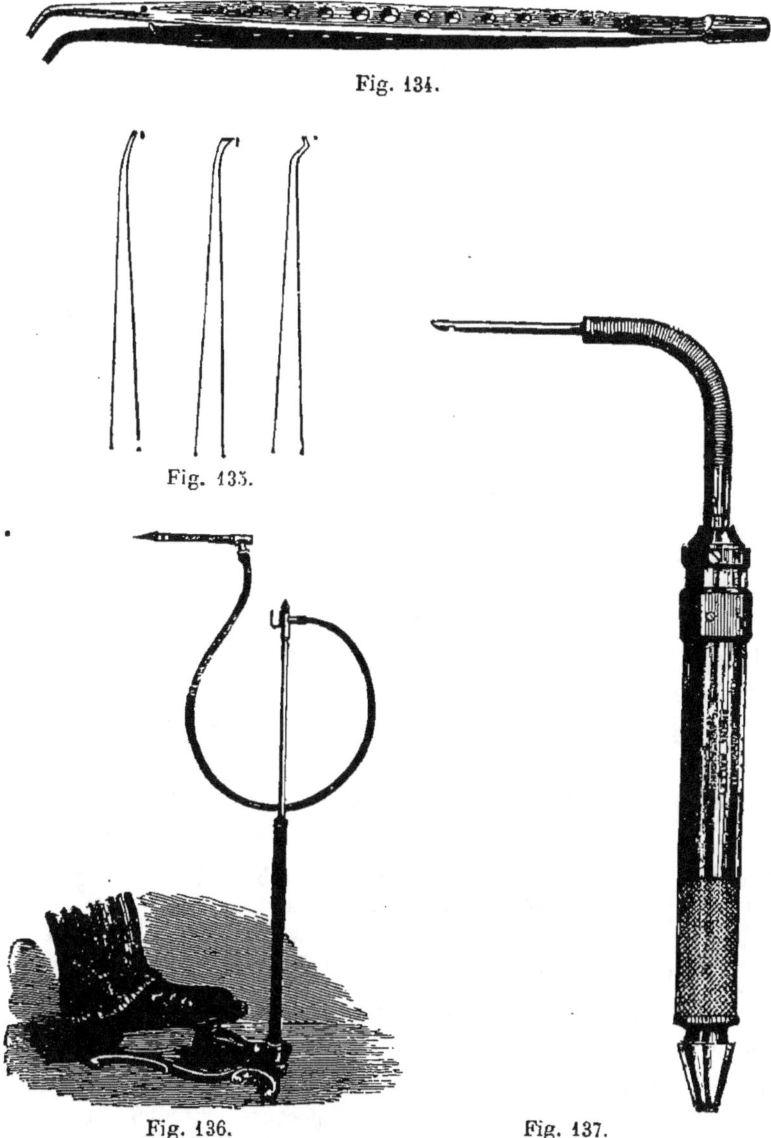

Fig. 134.

Fig. 135.

Fig. 136.   Fig. 137.

Fig. 134. — Pinces à aurifier (modèle de Rich) servant à porter l'or cohési
dans les trous ou sillons de rétention.
Fig. 135. — Fouloirs variés pour condenser l'or cohésif.
Fig. 136. — Maillet pneumatique de Kirby.
Fig. 137. — Maillet de Power mis en action par le moteur dentaire.

étant consolidé parfaitement sur le précédent, jusqu'à ce que la masse se projette légèrement hors de l'orifice de la cavité. On réduit

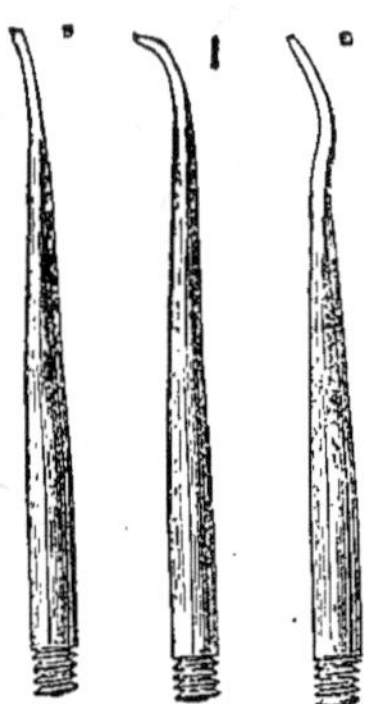

Fig. 138.

Fig. 138. — Fouloirs variés se montant sur le moteur dentaire.

ensuite la surface de l'or, soit à la lime, soit avec des disques de corindon, mus par la machine (fig. 140), de façon à rétablir le contour de la couronne, et l'on égalise parfaitement avec une pierre d'arkansas. Enfin on finit avec du rouge d'Angleterre sur une pointe de caoutchouc mou.

Si l'on se sert d'or en éponge, on procède de la même manière, mais avec des fragments un peu plus petits. Le foulage demande aussi des soins plus minutieux : on commence par la condensation avec un fouloir à large surface, et on la continue avec des instruments de moins en moins grands, chaque fragment étant parfaitement condensé avant l'introduction du suivant.

Au moment de la première vogue de l'or spongieux, on crut qu'il permettrait de faire les aurifications plus rapidement que l'or en feuilles. Mais le temps montra que, dans les opérations précipitées, la masse qui paraissait solide à la surface ne tardait pas à se désagréger ; en fait, les fibres extérieures de chaque fragment seules étaient condensées, les autres restaient poreuses, si bien que les liquides de la bouche agissaient bientôt sur les parties faibles et que la carie exerçait ses ravages autour de l'obturation. Toutefois, en employant de petits fragments, comme nous l'avons recommandé, et en ayant soin de bien condenser chacun d'eux avec de petites pointes, on réussit tout aussi bien qu'avec l'or en feuilles ; l'or spongieux demande cependant plus de temps et de peine, et c'est là son principal inconvénient. Dans l'emploi de n'importe quelle variété d'or cristallisé, il importe par-dessus tout de maintenir le

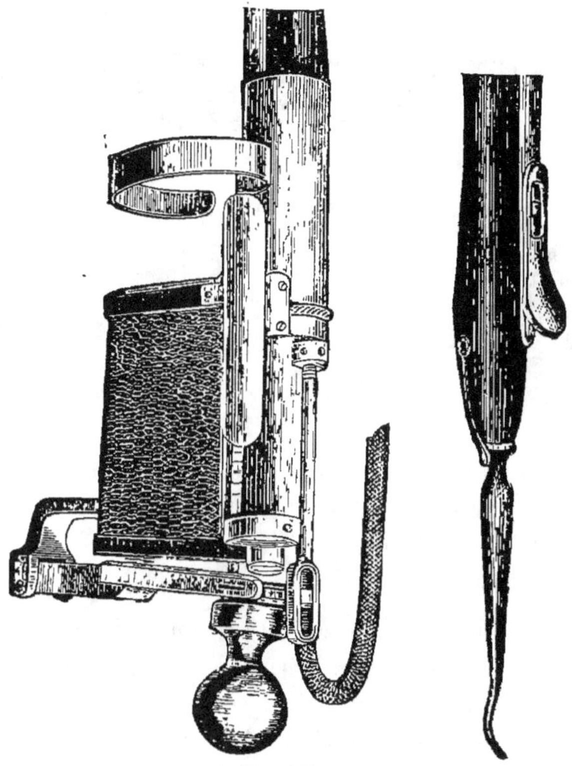

Fig. 139.

Fig. 139. — Maillet électro-magnétique.

métal parfaitement sec pendant l'opération ; aussi, quand il devient humide, il faut avec de l'amadou en essuyer la surface, préalablement lavée à l'alcool, puis la dessécher avec un courant d'air chaud lancé avec une seringue à air (fig. 142).

Une méthode de beaucoup préférable consiste dans la combinaison de l'or mou avec l'or cohésif, parce que le premier se place et s'introduit facilement dans les angles rentrants ; il s'adapte encore bien mieux aux parois cervicales des cavités latérales. Comme le métal recuit adhère volontiers à l'or non adhésif, dans lequel il est d'ailleurs facile de faire des trous de rétention, on aura ainsi un bon point de départ pour les fragments d'or cohésif. Pour plus de clarté, nous allons donner la description d'un ou deux cas des plus difficiles, comme exemple de ce genre d'aurification.

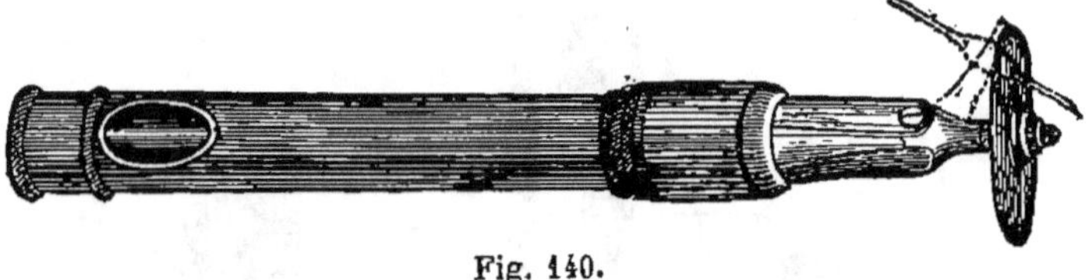

Fig. 140.

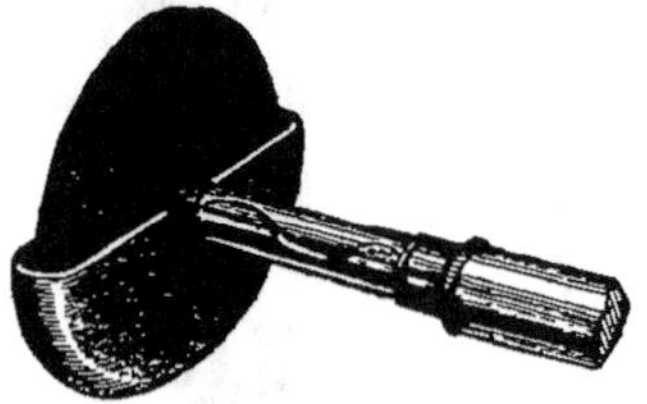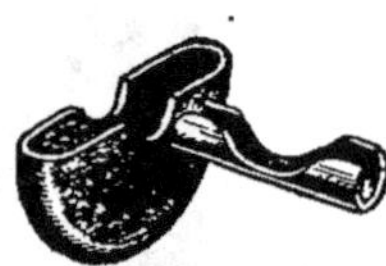

Fig. 141.

Fig. 140. — Disque de corindon fixé au mandrin d'un moteur dentaire et capable de s'incliner à des angles variés.

Fig. 141. — Disque de corindon muni d'un appareil pour protéger la langue et la joue (de Ives).

Soit la cavité d'une carie s'étendant sur la totalité de la face latérale interne d'une incisive supérieure, empiétant sur les faces labiale et linguale et allant jusqu'à la gencive, mais sans la dépasser. Nous commençons par abattre les bords fragiles de l'émail avec des ciseaux fins, afin de bien exposer toutes les parties de la cavité pour la résection du tissu désorganisé et l'introduction de la masse obturatrice et afin de rendre les parois labiale et linguale moins sujettes à se fracturer. Puis nous enlevons la dentine cariée, en évitant soigneusement le voisinage de la pulpe ; les excavateurs en forme de cueiller sont excellentes pour ce temps de l'opération. (Voir fig. 77.)

Une fois les tissus désorganisés complètement réséqués, il s'agit de donner à la cavité une forme qui lui permette de retenir solidement le métal obturateur. Il reste quelquefois assez des parois labiale et linguale pour que l'on puisse y creuser un sillon peu profond tout autour, excepté à la paroi cervicale de la cavité, qu'il faut laisser aussi plate que possible, dans la crainte de voir la mince couche adamantine de cette partie se fendre sous l'action des fouloirs, accident qui se produit facilement. Plus souvent, cependant, il sera nécessaire d'enlever ces parois en totalité ou en partie,

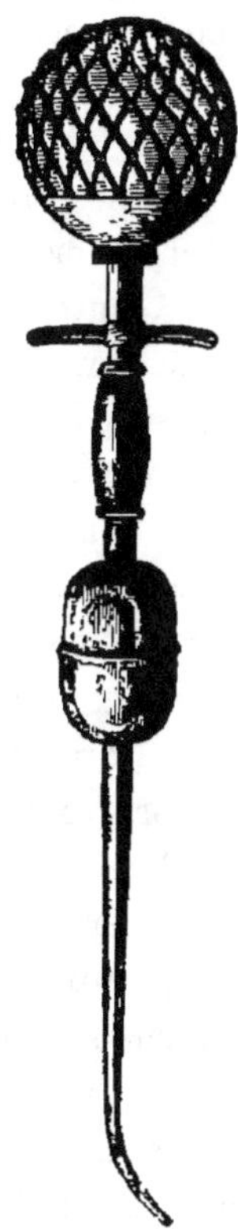

Fig. 142.

Fig. 142. — Seringue à air chaud de Moffatt. Pour s'en servir, on place le réservoir métallique dans la flamme d'une lampe à alcool, et l'air, en le traversant, s'échauffe et se dessèche.

ce qui donnera une cavité plus ou moins superficielle ; en pareil cas, on offrira une prise suffisante à l'or en forant des trous de rétention aux angles cervico-labial et cervico-lingual, et un troisième entre les deux premiers du côté du bord tranchant de l'organe. Ces trous doivent avoir une profondeur suffisante, sans affaiblir d'une manière notable la substance dentaire en ces points. La cavité ainsi préparée, on prend un cylindre d'or mou de moyenne densité et on le place, transversalement à l'axe longitudinal de la dent, à l'angle cervico-lingual, et, avec un délicat fouloir pédiforme, on le presse contre la paroi linguale. S'il est nécessaire, on le maintient en position avec une pince tenue de la main gauche, pendant qu'on introduit un second, un troisième et même au besoin, un quatrième cylindre, jusqu'à ce que l'angle cervico-labial soit atteint ; puis, à l'aide d'un fouloir pédiforme plus volumineux, on presse toute la masse contre la paroi cervicale. Si les trous de rétention ont été convenablement faits, cette couche d'or mou se trouvera dès lors solidement assujettie ; dans le cas contraire, il faut la presser fortement avec un instrument tenu de la main gauche, jusqu'à ce qu'on ait foulé assez de métal non cohésif pour permettre de retirer l'instrument sans crainte de voir la masse se déplacer. Prenant alors des fragments d'or cohésif, on les condense un à un avec le maillet jusqu'au niveau des parois de la cavité, en ayant soin de bien finir le bord lingual, parce que cette partie est la plus difficile à rectifier ensuite. L'action du maillet doit s'exercer, autant que possible, suivant l'axe longitudinal de la dent, car c'est dans cette direction que l'organe a le plus de résistance. Si l'angle qui se trouve à la jonction des parois linguale et labiale, c'est-à-dire vers le bord tranchant de l'incisive, est profond, on peut y placer un ou deux petits cylindres d'or non cohésif pour terminer avec du métal cohésif, que l'on foulera en dirigeant maintenant l'action du maillet dans le sens transversal. Il ne reste plus qu'à achever le contour de la dent avec de l'or cohésif, dont l'excès s'enlève avec des disques de corindon et des limes de formes variées, puis à polir avec un ruban chargé de blanc ou de rouge d'Angleterre.

Comme deuxième exemple, supposons une cavité située sur la face antérieure d'une seconde bicuspide supérieure, s'étendant de la couronne au bord gingival, sans que la pulpe soit envahie. Dans tous ces cas, si la carie atteint la surface triturante ou s'en approche seulement de très près, le mieux est d'abattre tout le tissu en surplomb, afin d'éviter les angles rentrants où il serait difficile de faire une obturation solide, et de bien exposer la cavité à la vue.

Il faut ensuite réséquer les portions fragiles de l'émail, comme dans le cas précédent, et former la cavité soit en inclinant les parois de façon que la masse obturatrice se trouve retenue à la manière d'un tenon en queue d'aronde, soit en creusant deux sillons latéraux qui divergeront de bas en haut. Si l'on se décide pour le premier procédé, avec des ciseaux à angle obtus, on coupera les parois linguale et labiale de telle sorte qu'elles aillent en convergeant dans la direction de la dent voisine et en divergeant du côté supérieur, en laissant la paroi cervicale tout à fait plate avec un léger biseau de l'émail. La résection doit être poussée assez loin pour former des angles cervico-lingual et cervico-labial tels, qu'ils fassent disparaître le bombement de la paroi cervicale qui détermine souvent un mouvement de bascule de la masse obturatrice avant la fin de l'aurification.

Lorsqu'il existe des fissures de carie sur la face triturante, quel-

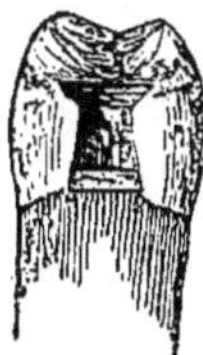

Fig. 143.

Fig. 143. — Dent bicuspide offrant une cavité préparée pour l'obturation avec de l'or mou et de l'or cohésif.

que légères qu'elles soient, il faut les exciser, parce que ce sera un nouveau moyen d'assurer la rétention de l'or.

L'introduction du métal se fait à peu près comme dans l'exemple précédent ; on place à la paroi cervicale des cylindres volumineux d'or non cohésif, avec leurs extrémités coupées saillantes du côté de la dent voisine, en commençant à un angle pour gagner l'angle opposé ; puis on les condense vers la paroi cervicale; si les angles e les parois ont été convenablement préparés, cette masse d'or sera parfaitement assujettie. Sur cette première couche on dispose de nouveaux cylindres mous, en nombre variable, suivant la grandeur de la cavité, et on les condense dans la même direction, jusqu'à ce que la moitié environ ait été remplie d'or non cohésif.

Pour le reste on se sert de fragments d'or spongieux que l'on foule à la manière ordinaire, en ayant toujours soin de bien faire porter l'action de l'instrument jusqu'à la substance dentaire. S'il existe une fissure coronaire, il faut aussi la remplir avec de l'or cohésif pour le réunir à celui de la cavité principale. Il ne reste plus qu'à limer et terminer selon le procédé habituel.

Au lieu d'or, on peut placer des cylindres d'étain à la paroi cervicale, surtout dans les cas où la carie s'étend au-dessous de la gencive (1) ; l'étain ayant l'avantage de rester parfaitement mou et malléable, se laisse mieux condenser et brunir que l'or, au bord d'une paroi cervicale. Il est quelquefois bon de finir partiellement la surface de l'obturation à la paroi cervicale quand l'opération est à moitié achevée, parce qu'il est alors plus facile de l'atteindre que lorsque l'or est complètement introduit et obstrue l'intervalle dentaire.

Ce procédé convient surtout quand on a deux aurifications contiguës à effectuer en une seule séance ; on lime ou l'on retranche avec un ciseau le métal superflu de la moitié supérieure des deux obturations, pour arriver au niveau voulu, puis on polit et on finit comme à l'ordinaire.

Si l'on voulait établir une comparaison entre les deux genres d'aurification, on pourrait dire que celles faites avec l'or cohésif sont probablement plus denses et plus solides et moins sujettes à s'user ou à s'écailler, mais qu'elles sont certainement moins élastiques et plus exposées, comme il arrive pour les obturations d'amalgame, à se détacher légèrement des parois des cavités sous l'influence des changements de température. Cette influence se trouve compensée, au contraire, par la légère élasticité que possède l'or non cohésif.

Nous croyons cependant pouvoir établir la règle suivante : l'or non cohésif convient surtout pour l'obturation des cavités petites et assez profondes, tandis que l'or cohésif est incontestablement le meilleur pour les cavités très grandes et superficielles. La majorité

---

(1) C'est avec une certaine réserve que nous exprimons cette opinion, parce que nous avons vu des cas où l'obturation, faite de la sorte, paraissait échouer par suite d'une action électro-chimique qui s'établissait au doint de contact des deux métaux.

des aurifications faites avec le premier dans des cavités d'étendue considérable se désagrègent après un petit nombre d'années.

Un inconvénient de l'or, c'est qu'il est très visible sur les dents antérieures, quand il se trouve en masse compacte et très polie.

Pour obvier à ce défaut, quelques praticiens ont adopté une méthode ingénieuse. Ils se servent de feuilles de platine dorées et rendues adhésives ; une fois tassées en couches parallèles, limées et polies à la manière ordinaire, la couleur des deux métaux combinés ressemble beaucoup à celle des dents. Mais ce procédé exige un soin considérable, d'abord pour le recuit des feuilles, car si elles ne sont pas chauffées suffisamment, elles ne seront pas adhésives, et un excès de chaleur fondrait facilement l'or et le séparerait du platine ; il faut, en outre, maintenir les couches dans un parallélisme parfait, sans quoi l'or apparaîtrait par plaques à la surface de l'obturation.

Il nous reste maintenant à parler des difficultés et des complications que présentee assez souvent l'obturation des dents.

Et d'abord, la situation de la cavité est quelquefois telle que l'on ne saurait, même à l'aide du ciseau ou de la lime, se procurer l'espace nécessaire pour l'introduction de la masse obturatrice, ni même pour la préparation de cette cavité. On est alors obligé de séparer les dents d'une manière immédiate ou médiate. La séparation immmédiate consiste à enfoncer un coin de bois effilé entre les dents, près de la gencive ou même un peu au-dessous d'elle, et à le frapper de légers coups de maillet jusqu'à ce qu'on ait obtenu un espace suffisant. La scnsation est loin d'être agréable pour le patient, et si l'opération n'est pas conduite avec les précautions voulues, elle peut amener la nécrose des dents ou bien en luxer une, etc. Nous ne saurions. par conséquent, recommander cette méfhode ; l'autre, moins dangereuse, consiste à enfoncer, avec la simple pression des doigts, un semblable coin taillé dans un morceau de bois mou, que l'on a commencé par comprimer fortement dans un étau pendant quelques heures. Oe coin se gonflera sous l'influence de l'humidité, et exercera une action graduelle et uniforme, au lieu de la séparation brusque et violente du premier procédé. Si l'on n'obtient pas ainsi un espace suffisant, on peut couper le coin près des dents et de la gencive, et le laisser en place un jour ou deux, pour le remplacer par un plus volumineux, et ainsi de suite jusqu'à production de l'espace voulu; une fois le coin enlevé, les organes ne tardent guère à reprendre leur position primitive. Quand on ne se sert pas de la digue de caoutchouc, le coin a l'avantage d'empêcher l'humidité de la gencive de pénétrer dans la cavité et sa saillie sert à retenir les premiers fragments d'or placés au bord cervical. Au lieu du coin, on peut insérer des morceaux de caoutchouc, mais l'expérience nous a appris que ceux-ci déterminent plus d'irritation et plus de gêne que le bois. Du coton foulé entre les dents et changé quotidiennement amène en peu de temps une séparation considérable; il en est de même de la gutta-percha. Cette dernière substance convient très bien, quand on a affaire à des clients qui ne peuvent revenir qu'au bout de trois à six mois. Dans ce cas, il faut réséquer les tissus morbides autant qu'on le peut et introduire la gutta-percha en la laissant se projeter contre la dent voisine. Nous n'avons jamais vu d'inconvénient produit par le contact de cette substance, mais si l'on emploie le coton, il faut avoir soin de l'humecter d'alcool ou d'eau de Cologne avant de l'appliquer.

D'après la manière dont nous avons parlé de l'opération de l'excision et de la préparation des cavités, on aurait pu croire qu'on avait affaire à des tissus presque aussi dépourvus de sensibilité que le sont les poils, les ongles, etc. Malheureusement il n'en est pas ainsi; l'on rencontre souvent des cas où l'ivoire est tellement sensible que le malade est incapable de supporter l'excision de la partie altérée; et ce phénomène constitue peut être, sinon la plus grande, au moins l'une des plus grandes difficultés que rencontrent les efforts conservateurs du chirurgien dentiste. On attribue généralement la sensibilité de l'ivoire (bien que la preuve n'en soit peut être pas encore complètement établie) au contenu des canalicules dentinaires qui se ramifient à partir de la cavité pulpaire jusqu'à la surface périphérique de la dentine, et souvent au delà. Ces tubes furent d'abord considérés comme des fibres solides, puis on admit qu'ils contenaient un liquide nutritif, et enfin J. Tomes démontra qu'ils étaient occupés par une fibrille molle qui, à l'instar des filaments nerveux, était capable de conduire les impressions sensitives. Il résulte de recherches ultérieures que ces fibrilles sont des prolongements de la couche odontoblastique qui revêt la surface extérieure de la pulpe et qui paraît jouer un rôle important dans la formation de la dentine. Leur union avec les nerfs qui se ramifient dans tout le corps de la pulpe n'a pas encore été démontrée d'une manière parfaite ; elle peut se faire dans l'intérieur des canalicules, comme le conjecture Boll (1), et comme nous croyons l'avoir vu sur une préparation de dent de veau, ou par l'intermédiaire des cellules étoilées de la pulpe elle-même.

En ce qui concerne les odontoblastes, nous inclinons à leur attribuer une autre fonction que celle déjà si importante d'aider au développement de l'ivoire, à savoir une propriété sensorielle spéciale, analogue à celle des corpuscules du tact (corps de Pacini), des bâtonnets et des cônes de la rétine, des cellules olfactives et de divers éléments semblables de l'appareil auditif, qui communiquent tous avec des nerfs ; propriété, qui dans les dents, rend ces organes capables d'apprécier assez exactement la nature des corps soumis à leur action et qui, en leur permettant par exemple de distinguer nettement la différence entre un fragment de biscuit et un morceau de charbon, les constitue à l'état de gardiens pour préserver la délicatesse des tissus du canal alimentaire. La détermination de la position exacte des aliments pendant la mastication semble exiger nécessairement que les dents soient des organes sensibles transmettant l'influence nerveuse au même centre que celui qui reçoit les impressions de toutes les parties qui concourent à cette fonction, c'est-à-dire les lèvres, la langue, les joues, le plancher buccal et la voûte palatine, etc. ; tandis que les muscles chargés d'exécuter les mouvements masticatoires doivent être sous la dépendance d'un centre commun pour l'harmonie de leur action. Il s'agit d'ailleurs d'actes purement réflexes, c'est-à-dire se produisant sans le secours du cerveau, puisqu'ils s'exécutent chez les monstres anencéphales (2). Quelle que soit l'explication physiologique et nous ne doutons pas que la précédente s'approche de la vérité, il reste ce fait pratique désagréable que la dentine est généralement un tissu doué d'une sensibilité exquise et qui, dans bon nombre de cas, acquiert une hyperesthésie probablement pathologique. Souvent ce tissu

---

(1) *Arch. 1., Mikrosk. Anat.*, IV, 1868.

(2) Un fait incontestable, c'est que les personnes pourvues de dents artificielles éprouvent au début une difficulté considérable à savoir quand leurs aliments ont été suffisamment broyés.

paraît très sensible au premier contact d'un instrument, puis ce phénomène s'atténue au bout d'un peu de temps, comme si les nerfs s'épuisaient après une irritation répétée. Souvent encore, quand on le coupe dans un sens, par exemple de droite à gauche, la douleur est intolérable et elle peut se supporter quand on renverse le mouvement de gauche à droite.

On a conseillé, pour réduire cette sensibilité, une variété de substances telles que le chloroforme, l'acide phénique, la créosote et l'aconit (1), qui réussissent parfois, mais qui n'ont généralement d'autre effet que d'encourager le patient à se montrer plus endurant. Cependant, quand la douleur est trop vive, l'on peut recommander au sujet d'appliquer lui-même une solution éthérée de tannin. L'opérateur peut encore panser la dent avec un mélange de créosote et de morphine, que l'on recouvre de coton imprégné de vernis au mastic à renouveler tous les 4 ou 5 jours : l'alcool du vernis, à cause de sa plus grande affinité pour les liquides de la bouche, abandonne le mastic, qui s'incorpore dans les mailles de la ouate et constitue un utile plombage provisoire. L'arsenic a été également recommandé dans le but de détruire le contenu des canalicules, mais son action peut s'étendre au delà et compromettre la vitalité de la pulpe. Pour éviter l'ennui et les inconvénient de pansements dont nous venons de parler, on peut recourir aux obturations temporaires. Les plus utiles se font avec les composés de gutta-percha qui se ramollissent bien plus facilement par la chaleur, et l'on peut augmenter leur efficacité en les plaçant sur de petits disques de carton humectés de créosote ou d'acide phénique. Ils peuvent rester en place de 1 à 3 mois, période au bout de laquelle la dent sera probablement beaucoup moins sensible. Mais nous ne connaissons aucune application qui permette d'arriver au but aussi sûrement que celle de l'oxychlorure de zinc ; cet agent détermine

---

(1) C'est l'aconit qui nous a paru avoir le plus d'efficacité. Tous ces médicaments s'appliquent avec de petites boulettes de ouate sur la surface sensible seulement.

(2) Pour appliquer sur du coton que l'on renouvelle 2 ou 3 fois par jour :

        Pr. Acide tannique . . . . . 10 grammes.

            Éther. 30   id.

        F. s. a.

une douleur qui est pourtant supportable dans la plupart des cas la meilleure préparation de ce genre est celle de Fletcher, qui, ne contenant aucune substance durcissante étrangère, s'enlève très facilement après un séjour de 1 à 3 mois.

Malgré tous les soins apportés à la résection de la dentine altérée, il est parfois impossible d'éviter d'ouvrir la cavité pulpaire, surtout quand elle occupe une situation anormale, comme cela se voit sur certaines incisives supérieures. En général, mais pas toujours, la douleur du sujet annonce ce qui est arrivé et la cavité de la dent se remplit de sang. Il faut alors arrêter l'hémorrhagie avec un peu d'acide phénique ou de tannin en solution et, après avoir complété la préparation de la cavité, on coiffe la perforation avec un petit disque de métal dont la concavité regarde la pulpe, et l'on termine l'obturation comme dans les cas ordinaires. Au lieu de métal (or, étain, plomb) on se sert encore de la partie cornée des plumes ou d'un fragment de carte; ou bien l'on peut se contenter de toucher la partie exposée de la pulpe avec de l'acide nitrique concentré pou aurifier ensuite, avec la précaution de commencer par appliquer un cylindre d'or volumineux et assez compacte pour que l'on puisse le condenser sans toucher la pulpe (1).

L'application d'une *coiffe* est également utile quand la carie a progressé assez loin pour que l'on soit en droit de supposer qu'il ne reste au-dessus de la pulpe qu'une mince couche d'ivoire; car le voisinage d'une obturation métallique ou les changements de température pourraient amener l'irritation, sinon la destruction de la pulpe, accident qui est surtout à redouter chez les sujets jeunes.

Mais la pulpe peut être mise à nu par suite du progrès de la maladie et, dans ce cas, sa surface présente presque toujours un état d'ulcération fort difficile à guérir, et sécrétant un liquide ténu, sanieux et d'odeur repoussante, qui ressemble assez aux liquides puriformes fournis par des parties gangrénées. On dit généralement alors que l'organe suppure, nous avons déjà fait observer (p. 344, année 1882) que cette expression est inexacte. Quoiqu'il en soit, tant que la pulpe excrète, on ne doit pas essayer de fermer hermétiquement la cavité.

---

a ((ɔéédp   pe ro C1partient, croyons-nous, au Dr Bogue, de New-York.

Il y a quelques années, on avait l'habitude de traiter par la destruction presque tous les cas de mise à nu de la pulpe par maladie, et bon nombre de ceux où la perforation résultait de l'action de l'excavateur. Ce procédé est commode pour l'opérateur parce qu'il laisse une dent qui peut ensuite être excavée sans souffrance, selon la forme la plus convenable pour l'obturation. Mais l'expérience ayant prouvé qu'une proportion considérable de ces cas aboutissent, au bout d'un certain temps, à une inflammation périostique avec toutes ses conséquences, on a adopté des méthodes plus conservatrices, et ce n'est qu'après leur échec que, en dernier ressort, on a recours à la destruction de la pulpe. L'emploi de l'acide phénique et des oxychlorures de zinc a permis de conserver ainsi un plus grand nombre de pulpes, au grand avantage des sujets. On commence par enlever tout l'ivoire ramolli, puis l'on panse la pulpe avec de l'acide phénique(1), et on la recouvre d'une coiffe de carton mince, également humecté d'acide phénique ; par dessus celui-ci on en place un plus grand, que l'on a préalablement enduit de vernis au mastic sur une de ses faces pour le faire adhérer au premier et pour empêcher l'oxy chlorure, avec lequel doit se compléter l'obturation, d'atteindre la pulpe. Si, après quelques mois, on retire le plombage, on peut trouver la pulpe à découvert, vivante et ne sécrétant plus ; ou bien exposée, mais fournissant une sécrétion qui s'est frayée une issue à travers l'oxychlorure poreux, et alors celui-ci est saturé de ce liquide ; ou bien a pulpe est mortifiée. Dans le premier cas, l'organe permet de faire une obturation définitive, après l'application d'une nouvelle coiffe ; dans le second, il faut recommencer le traitement ou se décider à détruire la pulpe ; dans le troisième, cet organe mortifié doit être enlevé pour procéder à l'obturation des racines, aussi bien que de la cavité pulpaire, suivant le mode que nous allons décrire tout à l'heure. Nous avons adopté, depuis quelques années, un procédé qui nous a donné d'excellents résultats, et qui permet de conserver la vitalité de la pulpe, et par conséquent celle de la dent, tout en obturant celle-ci d'une manière permanente ; il convient surtout aux cas où l'on trouve la pulpe mise à nu (dans une molaire par ex :),

----

(1) L'acide pur cristallisé, que l'on dissout dans quelques gouttes de chloroforme, convient très bien pour ce pansement.

Fig. 144. — Instrument barbelé pour extraire les pulpes dentaires.

d'une couleur lie de vin et bourgeonnant quelquefois jusque dans la cavité de la carie, au delà de la cavité pulpaire ; c'est la première phase de ce qu'on appelle le polype de la pulpe et, dans ces conditions, il est rare que l'on réussisse dans les tentatives de conservation par l'acide phénique, tandis que la destruction à l'aide de l'acide arsénieux est souvent longue et incertaine. Après avoir excisé l'ivoire ramolli et achevé la préparation de la cavité, on atténue la sensibilité de la pulpe exposée avec de l'acide phénique et l'on applique sur elle un petit disque de carton, dépassant le diamètre de la partie mise à nu et bien humecté d'acide nitrique concentré, puis on le maintient en place environ une demi-minute ; le sujet souffre quelquefois un peu, mais la douleur ne tarde guère à se dissiper. On remplace alors ce disque par une coiffe de papier épais, humecté d'acide phénique, et si l'on doit aurifier la

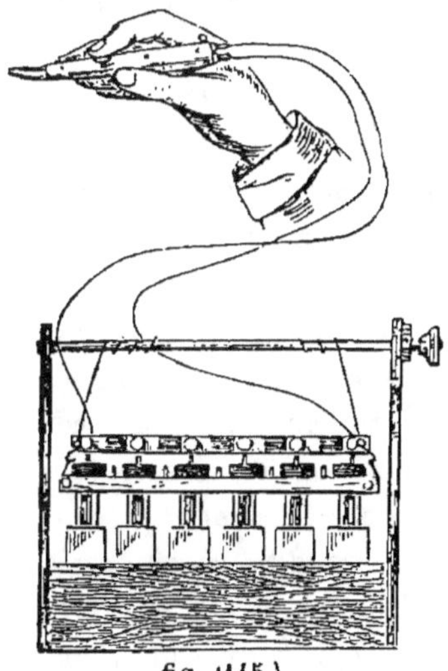

fig. (145.)

LÉGENDE. — Cautère galvanique. Le manche est en ivoire et sert à isoler les fils conducteurs qui se terminent en une anse de fil de platine ; cette anse rougit à blanc quand la pile est en activité.

dent, on place par-dessus une seconde coiffe de métal, dont la concavité est tournée du côté de la pulpe, pour protéger celle-ci contre tout-

11

pression. Il ne reste plus qu'à terminer l'obturation comme si la pulpe n'était pas à découvert. Les obturations avec l'amalgame peuvent se faire de la même manière, mais alors il est bon de recouvrir la coiffe de papier d'une couche d'oxychlorure pour remplacer la coiffe métallique ; pour cela, le mieux et d'avoir des disques de cette substance préparés d'avance afin d'éviter le danger de voir l'oxychlorure humide fuser jusqu'à la pulpe. Ce composé étant moins bon conducteur que le métal, on évitera ainsi le risque d'irritation due aux changements de température. Dans presque tous les cas où nous avons eu l'occasion de constater le résultat de ce traitement, nous avons trouvé la pulpe vivante et d'aspect normal mais jamais calcifiée.

Au lieu d'acide nitrique, on peut employer le cautère actuel (fig. 145), dont la forme la meilleure est un fil de platine recourbé, que l'on maintient à la chaleur blanche par l'action d'un courant électrique. Après la destruction d'une partie de la surface de la pulpe, on poursuit le même traitement qu'après l'application de l'acide nitrique.

Nous avons parlé de l'hypertrophie de la pulpe à la suite de sa mise à nu par le progrès de la carie. Dans certains cas, surtout quand la maladie envahit une grande étendue des surfaces broyantes, la pulpe acquiert ainsi des dimensions plusieurs fois supérieures à son volume, s'étendant jusqu'au niveau des couronnes des dents voisines. Elle a une couleur rose pâle et est sensible à la pression, mais pas à beaucoup près autant qu'une pulpe exposée dans les conditions ordinaires ; elle saigne abondamment quand on la touche, et excrète un liquide d'odeur fétide qui souvent empoisonne l'haleine du sujet.

Sur une coupe, on voit que la surface est couverte de papilles très régulièrement disposées, mais nous ne sommes parvenus à y découvrir aucune glande sécrétante spéciale.

Le plus souvent, les dents ainsi affectées sont beaucoup trop détruites pour que l'on puisse songer à essayer de les conserver, mais dans les cas où il est permis d'en tenter la conservation, voici un procédé qui nous a généralement réussi : On commence par amortir la sensibilité de l'exéroissance avec l'acide phénique, puis, à l'aide d'une lancette recourbée (fig. 146), on en résèque le plus possible. Une fois l'écoulement de sang arrêté, il ne reste plus qu'à continuer le traitement par l'acide nitrique décrit ci-dessus.

Quand on juge à propos de détruire la pulpe, on peut effectuer cette opération immédiatement ou médiatement. Le procédé immédiat ne convient qu'aux cas où la pulpe est d'accès facile, notamment à ceux de fracture de dents à racine unique ; on enfonce jusque dans le canal radiculaire un instrument barbelé en acier mou (fig. 146), et après lui avoir imprimé un mouvement de torsion, on le retire chargé des débris de la pulpe. L'opération produit généralement une douleur intense quand on n'emploie pas d'anesthésique. La cautérisation, soit au fer chauffé à blanc, soit avec l'acide nitrique concentré, est beaucoup moins douloureuse. Le plus souvent, l'on a recours à la méthode médiate, qui consiste dans l'application d'un escharotique, comme le chlorure de zinc, le nitrate d'argent, la potasse caustique ou l'arsenic, à la surface de la pulpe. C'est l'arsenic dont on se sert le plus, et voici son meilleur mode d'emploi : on commence par enlever le tissu désorganisé, de manière à mettre la pulpe parfaitement à découvert ; car si l'action de l'acide arsénieux est pénible, elle le serait infiniment plus si l'organe irrité et tuméfié se trouvait étranglé dans une cavité à parois rigides. D'ailleurs on réussit généralement à calmer la souffrance par des applications répétées d'acide phénique qui ont, en outre, l'avantage d'arrêter l'écoulement du sang. Une fois la pulpe bien exposée, on pose doucement sur elle un petit disque de carte, imbibé d'acide phénique et chargé à sa face pulpaire de 3 à 4 milligrammes d'acide arsénieux pur. On obture ensuite avec soin la cavité avec un peu de cire ramollie à la chaleur. Le sujet revient le lendemain pour le complément de l'opération ; la cire et la carte retirées, on trouve généralement la pulpe à peu près insensible. Il faut alors introduire l'extracteur barbelé pour enlever tous les débris de l'organe qui saigne d'ordinaire abondamment. Quand on ne voit le sujet qu'au bout de quelques jours, la pulpe est ramollie, dévitalisée et non vasculaire. Certains auteurs considèrent comme très important d'enlever le pansement arsénical le lendemain, pour éviter l'absorption du poison ; mais il n'y a pas le moindre danger de ce genre à redouter, car la pulpe est dépourvue de vaisseaux absorbants, et la dose ne dépasse pas celle que l'on peut administrer dans une journée à l'intérieur, et elle est infiniment au-dessous des quantités que l'on applique localement pour la destruction des tumeurs malignes.

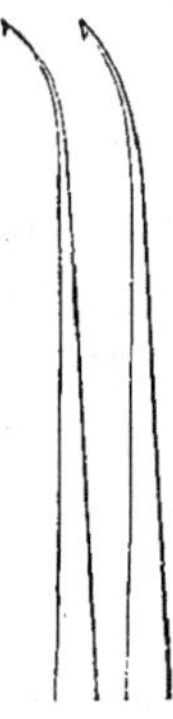

Fig. 147.

Instrument pour l'extraction du contenu désorganisé de la cavité pulpaire.

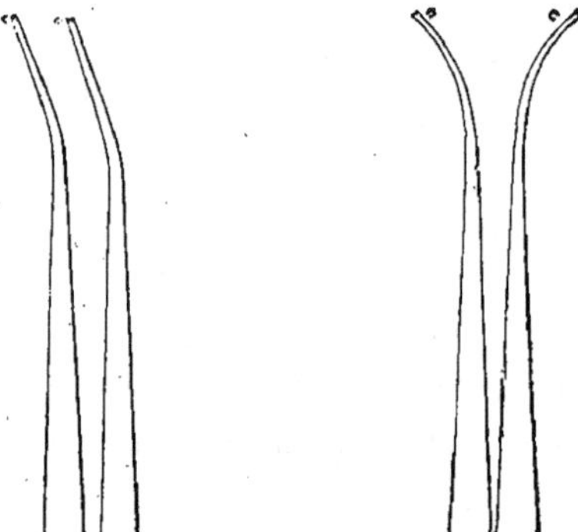

Fig. 148.

Fouloirs assez fins pour permettre d'aurifier les cavités radiculaires.

Toutefois, on doit prendre toutes les précautions pour éviter le contact direct de l'arsenic avec la muqueuse buccale. Si le client ne pouvait revenir que quelques semaines après ce traitement, le mieux serait de placer sur le pansement une coiffe métallique concave, et de faire une obturation à la gutta-percha; on a vu des cas ainsi traités se maintenir en bon état pendant des années. L'acide arsénieux a probablement deux espèces d'action sur les tissus vivants : l'une escharotique, par laquelle il détruit leur vitalité en se combi-

nant avec leurs constituants albumineux ; l'autre irritante et capable
de déterminer une inflammation violente ; l'on croit généralement
que c'est surtout cette dernière qui, en aboutissant au sphacèle,
détruit la vitalité de la pulpe dentaire. L'arsenic exerce aussi,
comme chacun le sait, une action antiseptique assez énergique
pour s'opposer pendant longtemps à la décomposition des substances
animales, aussi est-il rare de trouver la pulpe putride, quoique
mortifiée, après l'application de l'acide arsénieux, et nous verrons
comment l'on peut utiliser cette propriété dans certains cas ennuyeux.
En résumé, il faut bien nettoyer les cavités radiculaires (chose qui
n'est pas facile pour les molaires inférieures) et les remplir, soit
avec de l'or, soit, ce qui est plus commode, avec de l'oxychlorure
de zinc mêlé en pâte assez ténue, et incorporé avec de la ouate fine ;
ce composé s'introduit par des mouvements de va et vient, qui
permettent d'expulser l'air des cavités. L'oxychlorure étant un
antiseptique puissant, il n'y a guère d'inconvénient à laisser dans
les canaux de petites particules de tissu mou. Si on les obture avec
de l'or, il est bon de commencer par y seringuer de l'acide phénique
dilué, ou de la créosote.

Dans quelques cas rares, et surtout dans les dents à racine
unique, on trouve souvent la pulpe atteinte d'une sorte de gangrène sèche, et dépourvue d'odeur désagréable ; la dent n'a pas
changé de couleur, et la membrane alvéolo-dentaire est parfaitement saine, ce qui prouve que l'organe, quoique privé de vitalité,
sauf probablement dans le cément, n'a pas déterminé d'irritation
dans les tissus environnants. D'autrefois, la totalité de la pulpe a
disparu, laissant la dentine ramollie, mais non putride ; car ces
deux catégories de cas doivent être traités exactement comme ceux
où l'on extrait la pulpe. Mais, il peut arriver que les canaux radiculaires soient remplis de liquides puriformes, l'ivoire étant lui-
même ramolli et d'une odeur repoussante ; il est rare qu'alors il
n'existe pas une irritation périostique, provoquée par la présence
de substance septique.

On avait l'habitude de traiter les cas de ce genre par des applications répétées de puissants antiseptiques, tels que l'acide phénique
et la créosote, seuls ou mélangés de teinture d'iode ; mais, depuis
quelques années, nous avons employé l'acide arsénieux qui, avec
un seul pansement, nous a donné des résultats plus certains qu'on

en obtenait avec dix ou vingt applications des agents ci-dessus ;
après avoir préparé la cavité, nous la détergeons au moyen de l'acide
phénique et nous appliquons l'arsenic, exactement comme s'il
s'agissait de détruire la pulpe, sur l'orifice ou les orifices des canaux
radiculaires, puis nous obturons avec l'oxychlorure de zinc. Si l'on
enlève cette obturation au bout de deux ou trois mois, on trouve
généralement les cavités pulpaires et radiculaires sèches et en parfait état ; nous croyons qu'il n'est pas nécessaire, dans les cas de ce
genre, d'obturer les canaux des racines, parce que l'arsenic s'oppose
efficacement à la décomposition ultérieure de leur contenu, mais
nous ne voulons nous prononcer qu'avec réserve sur ce point.

Nous avons traité de la sorte plusieurs cas d'une manière définitive, à la première séance, et les résultats que nous avons pu
constater ont été excellents. Une partie seulement de la cavité
était obturée avec l'oxychlorure, le reste l'était avec de l'or ou de

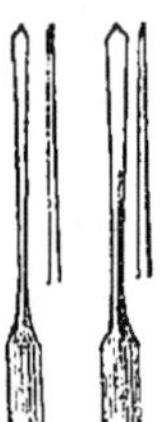

Fig. 149.

Forets se manœuvrant avec le moteur dentaire et propres à la trépanation
des dents.

l'amalgame. Le plus souvent, la légère irritation périostique qui
existait avant l'opération, disparaissait après quelque temps,
et les dents recouvraient leur état physiologique. A propos des
pulpes qui suppurent, on ne saurait trop insister auprès des élèves
sur l'importance de s'assurer si cette condition existe avant l'obturation d'une dent ; une cavité superficielle et en apparence éloignée
de la pulpe peut cependant communiquer avec cet organe par un
pertuis très fin. Il faut, durant le cours de l'excavation, introduire
à différentes reprises du coton dans la cavité et, si lorsqu'on le
retire il exhale une odeur désagréable, on est à peu près sûr que
la pulpe est en état de suppuration. Toutefois, cette odeur pourrait
être produite, dans des cavités voisines de la gencive, par l'intro-

duction et la décomposition du sang dans la cavité. En cas de doute, on peut désinfecter la cavité avec du permanganate de potasse, puis, au bout de quelque temps, on applique de nouveau coton, et si on le retire sans odeur, c'est qu'il n'y a pas d'écoulement. Un moyen facile, mais moins parfait, de traiter les cas de suppuration des cavités radiculaires, consiste à appliquer une coiffe et à obturer immédiatement la dent, puis à forer un petit trou au collet de l'organe pour communiquer avec la cavité de la pulpe; le progrès de la carie, sans être complétement arrêté, se trouve ainsi fort retardé, en même temps que l'on donne une libre issue aux produits sécrétés, et la guérison arrive généralement au bout de quelques années.

Le même procédé peut encore être adopté quand il survient de la douleur après l'obturation d'une dent, surtout quand on a des raisons de croire que la pulpe s'est mortifiée, et qu'il faut donner issue aux gaz et aux liquides résultant de sa décomposition (1). Hullihen a recommandé cette trépanation dans les cas où l'on peut croire que la pulpe est encore vivante. Nous n'avons essayé ce traitement que dans un petit nombre de cas, mais toujours avec succès, probablement parce que l'opération diminue la tension de l'organe.

Le plus souvent, cependant, quand l'obturation est suivie de douleur surtout constante et exacerbante, le mieux est de retirer la substance obturatrice afin de chercher à découvrir la cause de la souffrance. Il se peut que la pulpe soit mise à nu en un certain point qui a échappé à l'opérateur, car cette complication existe quelquefois sans déterminer d'excrétion d'odeur désagréable; nous en avons rencontré quelques cas. Ou bien, surtout quand on s'est servi d'amalgames, qui sont bons conducteurs de la chaleur, les changements de température ont pu irriter la pulpe séparée de l'obturation par une faible épaisseur de tissus; enfin, ces composés qui se dilatent légèrement en se solidifiant, ont peut-être comprimé la dentine adjacente. Dans ces deux derniers cas le mieux est de rem-

---

(1) La trépanation des dents remonte à plus d'un siècle; elle s'exécute aujourd'hui très facilement avec la machine à fraiser.

placer provisoirement l'obturation métallique par un plombage de gutta-percha.

On voit parfois survenir, par intervalles, une douleur modérée dans une dent où l'on est en droit de penser qu'aucune des causes indiquées ci-dessus n'exerce son influence. Pour provoquer cette souffrance, il suffit que le sujet entre dans une pièce chaude, qu'il remue brusquement la tête, comme dans l'action de se baisser ou de descendre un escalier ; il suffit encore qu'il soit fatigué ou épuisé par le jeûne, etc. En pareil cas, on est autorisé à admettre que l'on a affaire à une pulpe irritable, se congestionnant facilement, et rien ne vaut alors l'emploi de contre-irritants, avec lesquels on frictionne la gencive environnante ; celui qui nous a rendu le plus de service est le chlorure d'ammonium en solution aqueuse saturée. L'expérience a montré que l'action révulsive d'un vésicatoire se fait sentir à une distance considérable de son point d'application, et non pas seulement sur les tissus qui reçoivent leur sang de la même source, c'est ainsi que l'on explique la diminution de la congestion que déterminent les contre-irritants.

En dehors des complications que nous venons d'indiquer, il en est beaucoup d'autres qui viendront parfois désespérer les efforts de l'opérateur le plus habile et le plus persévérant. Certains sujets souffrent considérablement d'une crampe du muscle des mâchoires, déterminée par la distension exagérée de la bouche ; on réussit quelquefois à soulager en faisant mordre sur un bâillon approprié, qui donne également de l'aisance à ceux dont la bouche est maintenue longtemps ouverte. L'étroitesse de l'orifice buccal est encore une grande gêne pour l'opérateur. Mais un inconvénient encore plus considérable que ceux dont nous venons de parler, c'est la tendance à s'évanouir qu'éprouvent quelques sujets dès qu'il s'agit de tenter sur eux une opération ; ce qui nous a réussi le mieux en pareil cas, c'est de faire l'opération au commencement de la journée, c'est-à-dire aussitôt après le déjeuner et le repos de la nuit.

Chez les enfants, en dépit de tous les soins apportés à l'obturation, les dents ont une grande tendance à se détruire autour de la masse obturatrice. Nous avons vu échouer ainsi d'excellents plombages faits par les opérateurs les plus habiles. A notre avis, il est bon, dans les cas de ce genre, de commencer par une obturation avec le chlorure ou le phosphate de zinc, qui, probablement parce qu'elle est parfaitement étanche, a de la tendance à durcir les tissus dentaires au voisinage du composé introduit dans la cavité. Pour les dents fortes, bien qu'il soit très utile d'avoir une obturation parfaitement étanche, cela n'est pas d'une nécessité absolue. Si l'on choisit parmi des dents extraites après avoir été obturées depuis plusieurs années avec de l'or ou de l'amalgame, celles où l'obturation paraît encore tout-à-fait parfaite, et qu'on les plonge pendant quelque temps dans un liquide coloré, qui soit une combinaison chimique, c'est-à-dire non pas simplement un corps colorant tenu en suspension (l'encre de Draper convenant très bien au but), on remarquera, en les fendant longitudinalement, que ce liquide coloré pénètre presque toujours entre le plombage et les parois de la cavité. Il semblerait donc que, pour les dents fortes au moins, la présence de substances plus solides soit essentielle au développement de la carie, ce qui confirme l'opinion que nous avons exprimée dans un chapitre précédent.

Chez les personnes dont les dents ont, en somme, bien résisté, des altérations de la constitution peuvent exercer une influence pernicieuse, et celle de la grossesse est certainement la plus commune. Des femmes qui avaient eu des dents excellentes jusqu'à la période d'une première grossesse, les perdent souvent les unes après les autres et d'ordinaire avec de grandes souffrances, surtout si les enfants se succèdent rapidement. Parmi les diverses explications qu'on a données de ce phénomène, il n'en est aucune qui nous satisfasse aussi bien que l'altération des sécrétions buccales et la diminution du pouvoir de résistance des dents. D'autre part, nous avons vu chez de jeunes sujets des dents, que nous avions jugé excellentes, changer complètement de caractère après une attaque de fièvre exanthématique, surtout de la scarlatine. Les fatigues intellectuelles sont aussi une cause de caries brusques et rapides, comme on a l'occasion de l'observer chez les personnes qui ont travaillé pendant quelque temps en vue de concours difficiles. Les voyages à l'étranger, malgré leur action bienfaisante sur la santé générale, exercent souvent une influence désastreuse sur les dents et la résidence en Suisse est tellement fatale à cet égard, au bout de peu de temps, que nous ne pouvons nous empêcher d'en attribuer l'action à certaines conditions locales, probablement à celle de l'eau. Par contre, le séjour dans d'autres contrées a un effet opposé; ainsi, personne, croyons-nous, ne se refusera à admettre qu'un voyage dans l'Inde et la Chine, surtout dans la première de ces deux contrées, est salutaire pour les dents. Les obturations avec les composés métalliques ordinaires sont celles qui conviennent le mieux aux dents altérées par les causes que nous venons d'indiquer. Nous conseillons de se servir provisoirement du phosphate de zinc ou de la gutta-percha, que l'on remplacera quand les conditions anormales auront en grande partie disparu. Il faut, en outre, insister auprès des sujets sur la nécessité de l'emploi de la brosse à dents après chaque repas, en ajoutant à l'eau quelques gouttes de teinture ammoniacale aromatique.

Nous avons parlé incidemment, dans ce chapitre, de la plupart des états pathologiques de la pulpe dentaire. Certains auteurs ont jugé à propos de les classer et de consacrer à chacun d'eux une section distincte. Pour nous, cette manière de faire est plutôt capable de troubler l'esprit des élèves que de les aider, au moins dans leur travail pratique; en face d'une dent à traiter, il est probable qu'ils ne songeront jamais à se demander : la pulpe est-elle seulement congestionnée, ou en état d'inflammation chronique? C'est, en effet, une question fort difficile à résoudre pour un organe enfermé dans son étui osseux, à moins qu'il ne soit plus ou moins à découvert et alors le traitement se réglera, neuf fois sur dix, d'après les apparences que présente la pulpe, soit pour sa conservation, soit pour sa destruction. L'étude méthodique de la question importe cependant à l'étudiant qui a des examens à passer; à ce point de vue, il lui suffit de se rappeler que la pulpe dentaire est très exposée à toutes les conditions inflammatoires qui se rencontrent dans les tissus délicats abondamment pourvus de nerfs et de vaisseaux sanguins et dont l'étude va faire l'objet du chapitre suivant.

CHAPITRE IX

PÉRIODONTITE OU PÉRIOSTITE ALVÉOLO-DENTAIRE

L'inflammation de la membrane qui tapisse l'intérieur des alvéoles est, comme nous l'avons déjà dit, une complication très fréquente de la carie, aussi est-il convenable d'en décrire les symptômes, la pathologie et le traitement, après les chapitres consacrés à cette dernière maladie. La périostite se présente sous les formes aiguë et chronique, débutant quelquefois par la première pour se terminer par la dernière et *vice versâ*. Bien qu'elle résulte le plus souvent de la carie dentaire, elle peut aussi apparaître avec des dents parfaitement saines ; on la voit, comme complication de la stomatite idiopathique, rhumatismale, syphilitique, mercurielle ou autre. La périostite, consécutive à la carie, est dûe probablement à la présence de matières septiques produites par la décomposition de la pulpe et qui se mettent en contact direct avec la membrane elle-même ou peuvent agir sur elle par l'intermédiaire de la dentine et du cément ; leur influence peut encore s'exercer, comme le prétendent certains auteurs, par les vaisseaux qui alimentent à la fois la pulpe et le périoste alvéolo-dentaire. En l'absence de dents malades et de toute autre cause capable d'en expliquer l'apparition, cette maladie peut résulter d'une embolie des vaisseaux nutritifs de la pulpe. Dans le rhumatisme et la syphilis, la périostite est probablement la conséquence des dépôts que déterminent ces affections et qui se produisent de préférence sur les tissus fibreux. Enfin, cette inflammation peut résulter du froid ou d'une violence extérieure.

Symptômes de la périodontite aiguë. — La maladie s'annonce d'abord par un léger sentiment de malaise et de tension, plutôt que par une douleur positive. Puis bientôt la dent atteinte paraît légèrement allongée et ébranlée ; elle est en effet un peu sortie de son alvéole, car, en fermant la bouche, on sent qu'elle se renfonce, et il semble, quand on ouvre la bouche, qu'elle se sépare de son antagoniste comme si elle se décollait. A cette période, une pression modérée et soutenue de la racine dans la mâchoire procure du soulagement, mais le malaise revient avec la disparition de la pression. C'est là la première phase de la maladie que l'on réussit quelquefois à entraver, mais qui, plus souvent, passe à une autre période où la pression devient alors douloureuse, au point que la moindre tentative pour fermer la bouche, et même le simple contact de la langue, est intolérable. Indépendamment de la souffrance déterminée par la pression, il s'en produit une constante, pulsative, qui dure jusqu'au moment où une tuméfaction se montre au voisinage de la dent ou dans quelque partie adjacente ; l'apparition de ce symptôme a généralement lieu au bout de quelques jours, et amène, le plus souvent, un apaisement considérable de la douleur. Un abcès est en voie de formation ; le pus se rassemble en foyer, puis il s'échappe au dehors et la souffrance diminue encore. D'ordinaire, le gonflement persiste un certain temps, ainsi que la sécrétion purulente. Quelquefois, pendant des années, il reste une petite ouverture fistuleuse par laquelle le produit sécrété, dont la quantité augmente sous l'action du froid, de désordres gastriques, etc., trouve issue à la surface.

De toutes les dents, ce sont les incisives latérales de la mâchoire supérieure qui semblent provoquer le plus souvent la périodontite aiguë. Le fait a été signalé sans qu'on ait pu l'expliquer. Dans cette localisation de la périostite alvéolo-dentaire, la lèvre supérieure se tuméfie considérablement, ainsi que la région de la fossette myrtiforme et celle qui se trouve du côté externe de l'apophyse nasale du maxillaire supérieur ; le gonflement s'étend même souvent jusqu'à la paupière inférieure, qui est en même temps le siège d'une ecchymose considérable, et à l'intérieur de la bouche, jusqu'à la voûte palatine ; quant aux parties antérieures de la mâchoire, elles peuvent ne participer que peu ou point à la tuméfaction. Chacune des six dents antérieures peut déterminer cet état de choses ; mais ce sont surtout, à notre avis, les incisives latérales qui amènent la formation des abcès palatins. Le pus se fraye une issue tantôt à l'intérieur, au niveau de leurs racines, tantôt à la voûte palatine ou dans les narines, plus rarement à la surface tégumentaire de la face. Dans le cas des bicuspides et des molaires, c'est généralement au niveau de leurs racines, point où l'os est le plus mince, que la suppuration se fait jour en perforant la paroi alvéolaire externe ; quelquefois, l'abcès s'ouvre à la face interne de la joue, non loin du canal de Stenon, et il est probable qu'alors le pus s'était formé au-dessus de l'aponévrose interne du muscle buccinateur. Dans quelques-uns de ces cas, on voit encore l'abcès se faire jour au palais, surtout quand l'inflammation a été provoquée par les racines palatines des dents molaires.

A la mâchoire inférieure, les abcès déterminés par les incisives et les canines, s'ouvrent généralement au niveau des sommets de leurs racines, sur la surface alvéolaire externe, en face de la lèvre correspondante, quelquefois au-dessous du menton, et plus rarement à la surface interne de la paroi alvéolaire, vers la racine de la langue. Les abcès qui dérivent des dents bicuspides et molaires, s'ouvrent le plus souvent à la surface alvéolaire externe, au voisinage des sommets de leurs racines, mais très fréquemment aussi sur la surface tégumentaire, non loin de l'angle de la mâchoire.

Dans ce dernier cas, si la maladie est abandonnée à elle-même, elle amène la formation d'une cicatrice irrégulière, rappelant celles de la scrofule. Les abcès résultant de l'influence des dents de sagesse sont les plus graves et les plus formidables par leur caractère et leurs conséquences. Nous en avons vu un cas où tout le côté du cou, depuis l'angle de la mâchoire jusqu'à la clavicule, était couvert d'une masse charnue d'où le pus s'échappait par plusieurs orifices et où l'on retrouvait tous les caractères de l'érysipèle phlegmoneux. Dans d'autres cas, heureusement rares, le pus s'échappe dans le pharynx et l'œsophage ; enfin, M. Pollock a cité un exemple d'évacuation dans la trachée qui entraîna la mort.

Pathogénie. — Sous l'influence des causes déjà signalées, c'est-à-dire du froid, d'une violence mécanique, de l'extension d'une inflammation des parties voisines, de dépôts d'origine rhumatismale ou syphilitique, mais surtout de la pénétration de substances septiques, la membrane alvéolo-dentaire se trouve irritée en certains points. Cette irritation amène des changements que l'on a étudiés avec beaucoup de soins sur la membrane interdigitaire de la grenouille, l'aile de la chauve-souris, etc. Les vaisseaux de la partie irritée, qu'ils soient primitivement contractés ou non, se dilatent et la circulation du sang s'y ralentit ; le sang s'arrête même complètement en certains points ; au delà des limites de la surface d'irritation, les vaisseaux sont dilatés avec une circulation plus active qu'à l'état normal. C'est là probablement ce qui constitue la période de congestion du périoste alvéolo-dentaire ; il en résulte une augmentation de volume de la membrane, augmentation qui exige nécessairement la sortie partielle de la dent de son alvéole et, par suite, son relâchement Si alors on exerce une pression sur la dent, on chasse le sang des vaisseaux dilatés et l'on amène ainsi un certain soulagement. A la phase suivante, la stase du sang détermine une distension des vaisseaux avec adhérence des globules à leurs parois ; les corpuscules blancs apparaissent plus nombreux et émettent des prolongements qui s'insinuent à travers les interstices des parois vasculaires et finissent par entraîner l'élément tout entier au-dehors. Les cellules, une fois libres, se portent vers les points irrités à l'aide de leur contractibilité amœboïde, et grâce au ramollissement et à la fusion des fibres du tissu conjonctif ambiant qui facilitent leur passage. En même temps que les leucocythes, une quantité plus ou

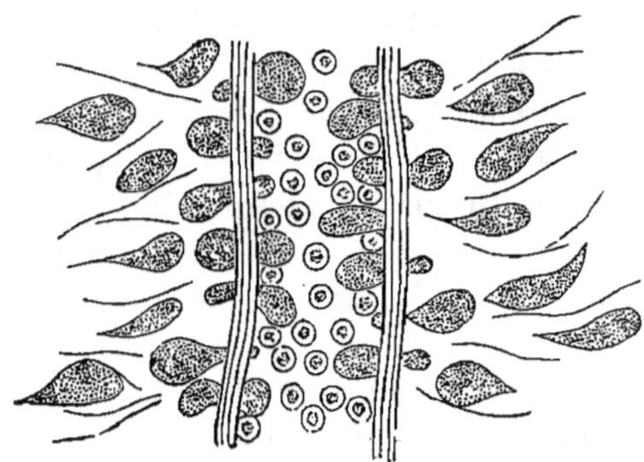

Fig. 150.

Passage des corpuscules blancs à travers les parois d'un vaisseau capillaire et leur migration entre les fibres du tube connectif environnant. Pour bien mettre en vue ce phénomène, cette figure ne représente pas les corpuscules rouges et blancs dans leurs proportions réelles.

moins grande de sérum passe aussi des vaisseaux dans le tissu environnant, et c'est probablement là ce qui donne naissance à la souffrance éprouvée à cette période ; la pression exercée sur la dent ne suffit plus à dégager les vaisseaux et retentit douloureusement sur les nerfs hyperesthésiés.

La troisième phase se caractérise par une rapide prolifération cellulaire au foyer de l'irritation, accompagnée sans doute aussi d'une multiplication semblable des cellules du tissu conjonctif adjacent, et comme ces formations se produisent à l'intérieur des parois osseuses, résistantes, elles expliquent la douleur continue et pulsative dont nous avons parlé. Le travail de suppuration ne tarde pas à s'emparer de l'os lui-même. Nous repoussons l'idée d'une membrane pyrogénique ayant, d'une part, la propriété de sécréter le pus, et, de l'autre, celle de résorber les tissus circonvoisins. Une fois l'os détruit, la pression de la masse cellulaire avec les produits de la dégénération graisseuse — le pus — distend facilement les tissus plus mous de la membrane muqueuse, de là une tuméfaction et une diminution de pression qui amènent un apaisement généra de la souffrance. La fonte purulente s'étend d'abord du côté de la surface (probablement parce que les tissus les plus éloignés de leur source sanguine ont le moins de force de résistance) jusqu'à ce qu'il ne reste plus que le revêtement épithélial, qui cède bientôt pour donner issue au pus. La quantité du contenu des abcès alvéolaires varie considérablement ; la première ouverture en laisse quelquefois échapper environ une demi-cuillerée et beaucoup plus les jours suivants. La guérison peut être rapide ou lente, suivant la nature de la cause première. Ainsi, lorsque l'abcès résulte de la présence de matière septique, d'une dent nécrosée, tant que celle-ci restera en place, le pus continuera d'être sécrété plus ou moins abondamment. Quand l'ouverture est à l'extérieur, comme il arrive surtout dans le cas des molaires du bas, on a l'occasion de constater le temps pendant lequel le pus continue d'être excrété, goutte à goutte, par l'orifice fistuleux qui se trouve au milieu d'une masse de granulations mamelonnées, tandis que les tissus environnants sont fixés à l'os par des adhérences rétractées, état de choses qui défigure complètement le sujet (1).

Les symptômes généraux sont ceux qui sont compris sous le terme pyrexie : élévation de la température ; pouls rapide, plein et résistant ; langue sèche et chargée ; soif ; céphalalgie ; absence d'appétit ; urine rare et colorée, et d'ordinaire constipation.

Traitement. — Il doit être local et général. Au début de la maladie, quand la compression exercée sur la dent amène du soulagement, une décoction de pavot et de camomille, conservée, le plus

---

(1) On voit quelquefois une fistule salivaire résulter de la lésion ci-dessus. Nous avons observé un cas de ce genre chez un adulte, à l'époque où nous étions attaché à *The Metropolitan Free Hospital.* Une fistule dentaire avait été provoquée par la racine d'une molaire inférieure. Au bout de quelque temps, cette racine fut enlevée ; l'orifice de l'abcès ne se ferma point et donna passage à un écoulement continu de salive. Un stylet, introduit par la fistule, traversait la joue et arrivait facilement dans l'alvéole de la dent. Après avoir détaché les tissus qui adhéraient à l'os et avoir avivé les bords de la plaie, on fit une suture avec des fils d'argent et la cicatrisation eut lieu sans difficulté.

chaud possible dans la bouche, calme la souffrance et suffit quelquefois à arrêter les progrès du mal. Le froid pourrait sans doute produire le même résultat et probablement avec plus de rapidité, mais il est presque impossible de l'appliquer à la bouche d'une manière continue, et de fréquents changements de température seraient plus nuisibles qu'utiles. Il n'y a guère à douter que le froid, en déterminant la contraction des vaisseaux de la partie congestionnée, aussi bien qu'en modérant l'action vitale, soit capable d'entraver le travail pathologique ; la chaleur a une tendance opposée, c'est-à-dire qu'elle favorise le processus inflammatoire, surtout la prolifération cellulaire ; mais, en activant la circulation, elle fait dégorger les vaisseaux et atténue ainsi la congestion et la tendance à l'exsudation et à la migration cellulaire. Pour être efficace, le froid doit être appliqué dès le début et maintenu continuellement jusqu'à la guérison. Dans les petites brûlures, comme en fait une goutte de cire à cacheter tombant sur le doigt, si l'on plonge immédiatement la partie atteinte dans l'eau froide, on obtient un soulagement considérable, et si le doigt reste longtemps dans le liquide, on réussit à éviter l'apparition d'une ampoule et les autres suites habituelles de semblables accidents.

A la seconde période, quand on a lieu de supposer que l'exsudation est en voie de production, l'application d'une ou deux sangsues sur la gencive, au niveau du sommet de la racine dentaire, apaise souvent beaucoup la souffrance et détermine le retrait de la dent. C'est un moyen auquel on peut recourir, même à la première période, si les symptômes sont assez intenses. Il faut favoriser l'écoulement du sang après la chute des sangsues, et quand on juge la perte suffisante, il est bon de revenir aux formentations continues de camomille ou de pavot. Jamais de cataplasmes ni d'applications chaudes à la surface externe, malgré le calme incontestable qu'ils procurent, car on doit éviter l'ouverture de l'abcès sur les téguments. Une précaution à prendre dès le principe, c'est de maintenir le ventre libre, la cause de l'affection étant aussi générale que locale. Sur les dents qu'on enlève, on ne découvre souvent rien autre chose que l'inflammation qu'auraient provoquée les plus simples irritants, et cependant l'odeur repoussante qu'exhalent, non-seulement la cavité pulpaire et la dentine, mais encore le périoste alvéolo-dentaire, prouvent qu'on a affaire à un trouble général de

l'économie ou à une altération des vaisseaux du voisinage. Des
deux hypothèses, la première est probablement la plus exacte. En
effet, les attaques de périostite s'associent généralement à un état de
débilité capable, comme le fait remarquer Simon, d'amener l'accu-
mulation dans le sang des matériaux usés que d'importants organes
émonctoires sont chargés d'éliminer de l'économie. Un frisson
brusque est très souvent le symptôme avant-coureur de ces attaques,
et aucun phénomène n'est plus propre à affecter les organes excré-
teurs ; les travaux excessifs du corps et de l'esprit ont aussi leur
part d'influence et agissent probablement d'une manière indirecte
sur les mêmes organes. Les apéritifs et les diurétiques sont donc
certainement indiqués dès les premières phases de la périodontite
aiguë. Une fois qu'on en a obtenu les effets désirés, l'on peut, avec
beaucoup d'avantage, prescrire les toniques, dont le meilleur,
d'après notre expérience, est le quinquina associé à l'acide sulfurique (1). Il n'est aucune médication qui paraisse plus apte à nettoyer la langue ; et si l'on a raison de reprocher au quinquina de
favoriser la suppuration, cet agent a incontestablement la propriété
de fortifier l'économie et de la mettre en état de résister à cette
cause d'affaiblissement et de tirer parti des produits de la formation
cellulaire sans leur permettre de dégénérer en pus. On voit ce phénomène se manifester dans certains cas rares, où la maladie est
enrayée à la seconde péricde, les produits de l'inflammation s'or-
ganisant et persistant sous forme d'une tuméfaction qui disparaît
complètement au bout d'un certain temps. Plus tard, quand la
suppuration est inévitable, il faut bien soutenir les forces du sujet
avec un régime nutritif doux et, au besoin, par une large quantité
de stimulants. Au moment des plus vives souffrances, alors qu'il
est plus que probable que l'abcès est formé, la question est de savoir
si l'on n'apaiserait pas beaucoup la douleur en trépanant la paroi
alvéolaire ; l'opération pourrait se faire sous l'influence de l'anesthésie. On ne devrait pas hésiter si l'on était toujours sûr de tomber

---

(1) R   Acide sulfurique dilué,   8 grammes.
             Décoction de quinquina, 250 grammes.
         M.
En boire la huitième partie deux ou trois fois dans la journée.

exactement sur le foyer morbide ; mais comme ces abcès s'établissent souvent à une distance assez considérable de la dent, on risquerait d'augmenter inutilement la souffrance ; on serait probablement moins exposé à l'erreur sur la mâchoire inférieure que sur la supérieure.

Bell, en parlant des abcès alvéolaires, distingue ceux qui se forment dans le voisinage immédiat de la dent des collections plus éloignées ; mais comme la cause de ces deux variétés est, selon nous, absolument la même, nous ne voyons aucune utilité dans cette distinction.

Chez les sujets rhumatisants, lorsqu'on ne découvre aucune autre cause déterminante ou prédisposante, on est autorisé à voir dans la périostite une manifestation de la diathèse, et les alcalins sont indiqués. Chez les syphilitiques, l'iodure de potassium est évidemment le meilleur médicament ; et si la maladie dépendait de l'administration du mercure, rien ne vaudrait le chlorate de potasse à l'intérieur et en collutoires.

Dans ce qui précède, il est sous-entendu que la dent ou les dents situées dans le voisinage de l'abcès sont saines, ou tout au moins en état de rendre service ; s'il en était autrement et que la maladie ne fut pas le résultat d'une inflammation étendue ou ne relevât pas des causes ci-dessus indiquées, le mieux serait d'extraire la dent cariée. Un préjugé ancien défendait d'enlever les dents qui avaient provoqué une violente inflammation des parties circonvoisines ; l'extraction est seulement un peu plus douloureuse, mais ce n'est pas une raison suffisante pour renoncer à une opération aussi indispensable que celle qui consiste à retirer une épine dont la présence a développé une grave inflammation. Dans les deux cas, la cause du mal est un corps étranger qu'il faut enlever quand c'est possible. Cependant, il y a quelques réserves à faire, par exemple, pour les cas où les parties enflammées ont de la tendance à s'ulcérer à la surface, et où une plaie ouverte entraînerait de sérieux inconvénients.

Maintenant, en ce qui concerne l'abcès, faut-il intervenir avec le bistouri ou le laisser s'ouvrir spontanément ? Si le pus paraît devoir se faire jour dans une position convenable et bien dégagée, on peut abandonner les choses à elles-mêmes, mais avec une incision hardie on réussit souvent à prévenir l'ouverture de l'abcès sur les téguments. Il est encore utile de pratiquer une large incision quand il existe des anfractuosités et des fistules multiples.

Périodontite chronique. — Cette forme peut résulter d'une attaque aiguë et prendre elle-même brusquement un état d'acuité. Elle est généralement déterminée par des dents qui ont perdu leur vitalité à la suite d'une violence ou de l'emploi des antiseptiques en vue de leur obturation, surtout quand on a négligé de nettoyer et d'obturer convenablement les cavités radiculaires. Elle peut encore dépendre de la suppuration de la pulpe ; quand celle-ci est complètement détruite et que sa cavité ne renferme aucun débris en putréfaction, il est beaucoup plus rare, selon nous, de voir survenir de la périostite chronique. Une longue durée de cette maladie altère généralement beaucoup la couleur de la dent, qui semble alors avoir été plombée avec de l'amalgame ; elle est aussi d'ordinaire plus ou moins recouverte de tartre, en même temps que ses voisines et les dents de la mâchoire opposée. En la pressant latéralement, on la fait mouvoir légèrement dans son alvéole, et quand on la percute, elle est plus ou moins douloureuse et rend un son plus sourd et plus mat que ne le fait une dent saine. La membrane muqueuse qui revêt la portion correspondante du bord alvéolaire au niveau du sommet de la racine ou des racines, surtout du côté externe, apparaît congestionnée et de couleur lie de vin et peut être le siège d'une petite pustule qui augmente quelquefois de volume et se vide de son contenu ; dans ce dernier cas, la dent est généralement moins sensible à la pression et peut souvent supporter l'effort de la mastication. D'après certains auteurs, le produit excrété serait fourni par la pulpe, spécialement dans le cas de dents obturées, et viendrait faire issue à la surface ; mais c'est une erreur manifeste, car c'est généralement un pus sans odeur et ne ressemblant en rien au liquide d'origine pulpaire.

Quand on enlève une dent soumise depuis longtemps à l'influence de la périostite chronique, on constate d'ordinaire qu'elle résiste moins qu'une dent saine ; elle amène le plus souvent avec elle une portion considérable de sa membrane alvéolo-dentaire, qui apparaît très hypertrophiée, d'une couleur rouge foncé, et exhale une odeur repoussante. Les racines sont, dans la plupart des cas, dépourvues de périoste au sommet, et quelquefois dans toute leur longueur ; elles sortent alors luisantes et humectées d'un liquide purulent ; ces derniers cas sont les plus graves. L'examen du périoste hypertrophié montre qu'il se détache beaucoup plus facilement de la racine, surtout près de la pointe, que lorsque cette membrane est saine ; à mesure qu'on approche du collet de la dent, on le trouve moins affecté et en même temps plus adhérent. La séparation du périoste au sommet de la racine dépend, à notre avis, du volume plus considérable du cément en cette région, où alors il est évidemment nécrosé. La membrane alvéolo-dentaire est fortement congestionnée et infiltrée de lymphe et de sérum ; on voit souvent une petite quantité de pus, à la portion de cette membrane, qui adhère au sommet de la racine, et, comme cette partie, repliée sur elle-même, ressemble quelque peu à un sac, on l'a souvent considérée comme la poche d'un abcès. De petites collections purulentes, situées dans le périoste épaissi, aussi bien que de petits kystes, viennent quelquefois intégralement avec la dent extraite. Sous le microscope, le tissu fibreux de la membrane apparaît moins compact et moins distinct qu'à l'état sain ; on découvre entre ses mailles une abondance de cellules et de noyaux ; bon nombre des cellules sont nucléées et fusiformes, s'allongeant à leurs extrémités pour former des fibres ; quelques-unes se montrent en état actif de prolifération, tandis que d'autres semblent être en voie de dégénération graisseuse.

TRAITÉMENT.

Le traitement de la périodontite chronique varie suivant l'état de la dent affectée ; si la cause est mécanique et que la dent soit saine, on peut appliquer une sangsue, suivie de fomentations ; quand l'inflammation est très légère et revient à certains intervalles, il suffit de faire placer, le soir, un fragment de figue cuite, ou un petit cataplasme de pain et de lait, dans le sillon formé par la gencive et la joue.

On peut traiter de la même manière une dent qui, après avoir été obturée, provoque de temps en temps de l'irritation périostique ; cependant, dans ces cas, les contre-irritants paraissent plus efficaces, et nous recommanderions volontiers une solution saturée de chlorure d'ammonium (1), médicament qui nous a rendu les plus grands services, et qui convient spécialement aux cas où l'odontalgie survient après l'entrée dans une pièce chaude, ou quand le sujet est très fatigué. Quand on est en droit de soupçonner une maladie, ou la mortification de la pulpe, en totalité ou en partie, si la dent n'est pas cariée, il faut forer une ouverture

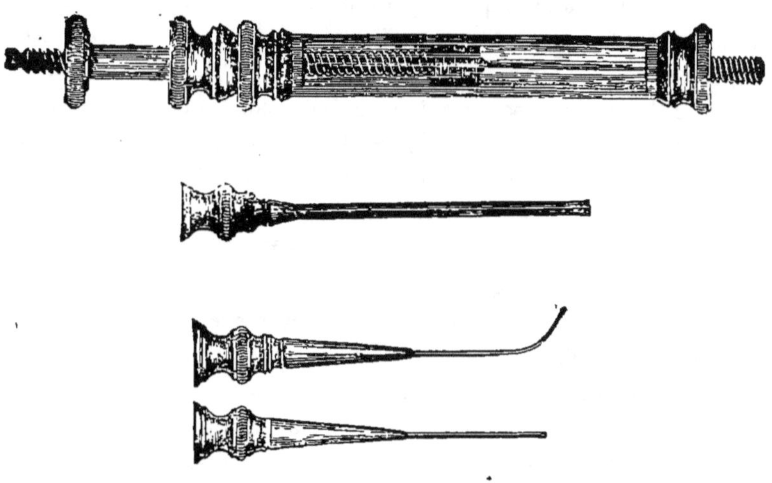

Fig. 151.

Seringue de Farrar pour injecter dans les canaux radiculaires des liquides stimulants et antiseptiques, dans les cas d'abcès alvéolaires et de périodontite chronique.

dans la couronne pour arriver à la cavité pulpaire; si la dent a été obturée, il faut en extraire le plombage et enlever soigneusement tout le tissu morbide. Cela fait, on panse la cavité de la pulpe avec des substances antiseptiques, jusqu'à ce que l'on juge que la dentine soit bien débarrassée des matières décomposées, avant d'obturer

---

(1) Chlorhydrate d'ammoniaque, 12 grammes.
    Eau,   30 grammes.
        F. s. a. une solution.
Pour appliquer avec le doigt sur la gencive quand la douleur arrive.

les racines et le reste de la cavité. Si, au contraire, on a affaire à une dent cariée, mais qui n'a pas été obturée, surtout si elle appartient à la partie antérieure de la mâchoire, et que la maladie soit de date ancienne, il est quelquefois utile, après avoir bien enlevé toute la substance décomposée, d'agrandir le canal de la racine jusqu'à son extrémité, et de forer un orifice à travers la paroi alvéolaire externe, pour établir une communication avec l'intérieur de la dent. On s'assure que l'opération a réussi, en injectant un liquide dans la cavité dentaire; il doit ressortir par l'ouverture gingivale, dont le diamètre sera modéré, et qu'il faut maintenir ouverte à l'aide d'une petite mèche de charpie. Le traitement consiste alors à seringuer, au moins une fois par jour, un antiseptique énergique, tel, par exemple, qu'une solution d'iode et de créosote, que nous regardons comme le meilleur agent; la mèche, dont nous venons de parler, doit être imbibée du même liquide. Quand il existe un abcès de la gencive, il suffit d'entretenir l'ouverture libre. La raison de ce traitement, c'est d'empêcher la putréfaction du tissu nécrosé, de l'ivoire et du cément, au voisinage du sommet de la racine dentaire. Dans les cas où il n'a pas existé d'abcès gingival, nous avons obtenu des résultats très satisfaisants du traitement qui consiste simplement à enlever le contenu de la cavité pulpaire et à appliquer sur le contenu radiculaire environ 3 à 4 milligrammes d'acide arsénieux, puis à obturer avec de l'oxychlorure de zinc; c'est un procédé expéditif et qui évite beaucoup d'ennuis au sujet. Il est d'ailleurs basé sur le même principe que le traitement précédent, puisque l'arsenic est un antiseptique puissant. En dernier ressort, on peut recourir à l'extraction suivie de la réimplantation de l'organe, comme nous le décrirons plus tard. Si la dent ne vaut pas la peine d'être conservée, le meilleur moyen de guérison est de la sacrifier. Les règles et les principes de l'extraction feront l'objet d'un chapitre ultérieur.

CHAPITRE X.

NÉCROSE. — RÉSORPTION DES DENTS PERMANENTES. — EXOSTOSE.

Nécrose. — Nous avons déjà parlé de la nécrose des dents à diverses reprises, notamment dans le chapitre consacré aux lésions mécaniques. Bien que le plus souvent les dents saines perdent leur vitalité à la suite d'un accident, on en voit cependant se nécroser sans cause apparente ; ce sont surtout les dents antérieures, et, à la machoire supérieure, les incisives latérales plus spécialement. Dans un cas spontané, on peut invoquer l'existence d'une embolie dans l'artère qui alimente la pulpe ; le sang contenu dans cet organe se décompose, et la matière colorante, pénétrant dans l'ivoire, lui communique une teinte indélébile qui se prononce davantage avec le temps. La vitalité de la dentine est perdue, mais celle du cément peut persister, en laissant un organe encore capable de rendre service, quoique d'un aspect désagréable.

Cependant il est rare que le cément et, par suite, la membrane alvéolo-dentaire, ne soient pas altérés à un certain degré. D'autre part, la pulpe peut, comme nous l'avons déjà indiqué, être vivante avec une nécrose plus ou moins considérable du cément, fait qui se présente surtout dans les cas de résorption alvéolaire. Nous avons rencontré un cas où l'irritation causée par un point nécrosé du cément sur la face antérieure d'une troisième molaire du bas, avait provoqué une douleur telle qu'il avait fallu extraire la dent ; la section de celle-ci montra une pulpe parfaitement saine.

Traitement. — Dans la première catégorie de cas, on peut essayer de forer un trou (à la face postérieure de la couronne s'il s'agit d'une dent antérieure), pour vider la cavité pulpaire ; on aura ainsi la chance de préserver le cément et, en opérant assez tôt, de diminuer l'altération de couleur de l'organe. On parvient encore à blanchir la dent, à l'aide de certains agents parmi lesquels l'acide oxalique est le plus efficace ; une fois l'effet obtenu, on obstrue la cavité et la perforation coronaire. Quant aux cas où le cément seul est affecté, il y a bien peu de chose à faire. S'il était possible de s'assurer positivement du point atteint, l'indication serait de le mettre à découvert pour le réséquer ou le soumettre pendant quelque temps à l'action de la créosote et de l'iode.

RÉSORPTION DES DENTS PERMANENTES. — Cette condition, que nous considérons comme normale et nécessaire en ce qui concerne les dents de lait, devient pathologique quand elle se présente sur les dents permanentes, bien que parfois les deux processus ne soient pas très dissemblables; ainsi il n'est pas très rare de trouver la racine d'une incisive latérale plus ou moins résorbée par la ren-

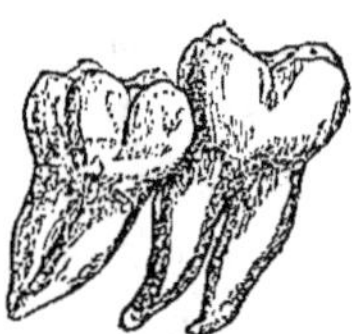

Fig. 152.

Dent de sagesse en voie d'éruption qui a déterminé par sa pression la résorption de la face correspondante de la deuxième molaire.

contre d'une canine dont l'éruption est irrégulière et tardive ; on voit encore la dent de sagesse du bas déterminer la résorption de la seconde molaire qui gêne sa sortie (fig. 152). Les dents qui ont éprouvé une violence, subissent souvent une résorption plus ou moins considérable de leurs racines ; par exemple, nous avons signalé la perte presque totale de la racine d'une dent, qui avait été soumise à la torsion immédiate. Les dents sèches transplantées subissent presque invariablement ce travail pathologique. Mais la cause la plus fréquente de la résorption des dents permanentes est la congestion ou l'inflammation prolongée du périoste à un degré plus ou moins intense.

Les auteurs qui ont essayé d'expliquer les divers phénomènes de ce processus par l'intervention d'organes spéciaux n'ont fait, à notre avis, qu'augmenter les difficultés du problème. L'altération des tissus qui environnent les dents, a évidemment la plus grande influence pour en déterminer l'hypertrophie ou l'atrophie: un afflux exagéré de sang peut stimuler la couche ostéoblastique de la partie du périoste alvéolo-dentaire qui recouvre le cément et produire ainsi l'hypertrophie de ce dernier tissu. D'un autre côté, la stimulation de la couche ostéoblastique de la partie alvéolaire de la même membrane peut amener la croissance de l'alvéole à l'intérieur. Il en résultera une compression de la couche ostéoblastique du périoste qui recouvre le cément, et les ostéoblates pourront alors exercer une action résorbante, devenir en réalité des ostéoclastes, et provoquer la destruction plus ou moins considérable des racines dentaires. C'est à peu près de cette manière que la pression d'un anévrysme amène la résorption des os voisins.

Le travail de résorption s'exerce tantôt sur des dents isolées, tantôt sur plusieurs à la fois ; nous avons observé un cas où les six dents antérieures se perdirent ainsi les unes après les autres.

Traitement. — Nos ressources thérapeutiques sont malheureuement bien limitées. Il faut naturellement empêcher, autant que possible, le sang d'affluer aux gencives ; mais, une fois que les

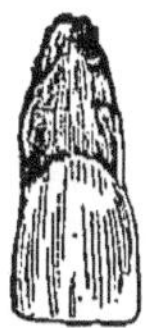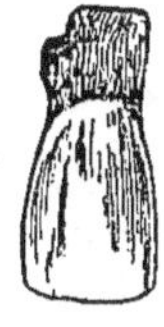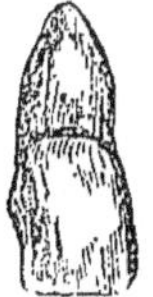

Fig. 153.

Résorption de la racine de trois incisives permanentes, d'après des pièces de notre collection.

dents sont ébranlées au point de devenir gênantes, il n'y a plus qu'à les enlever et à les remplacer par des organes artificiels. Quand la cause réside dans la pression d'une dent qui cherche à sortir, il y a généralement de violentes douleurs, et l'extraction est encore le seul traitement à suivre.

Exostose. — Cette affection est le contraire de la précédente ; elle consiste en une augmentation de la couche cémentaire qui revêt les racines. Quand l'hypertrophie porte à peu près sur tout l'ensemble de la racine ou des racines, on peut la désigner avec avantage sous le nom d'hyperostose, et réserver le premier terme aux cas où le dépôt est circonscrit et nodulaire. On la rencontre le plus souvent sur les dents usées à la surface coronaire, par les efforts de la mastication ; l'irritation qui en est la conséquence appelle probablement un afflux exagéré du sang, du côté de la racine, d'où l'hypertrophie quelquefois très considérable de la couche cémen-

taire. Quand on examine le nouveau tissu, on voit qu'il se rapproche, par ses caractères, du tissu osseux ; ainsi, nous avons vu
souvent des canaux de Havers et des systèmes Haversiens irréguliè-
rement formés, qu'il est rare, sinon impossible, de découvrir dans
le cément ordinaire.

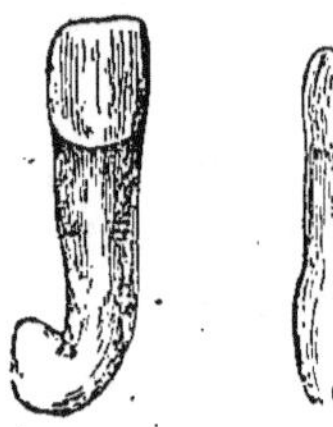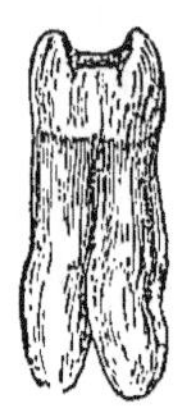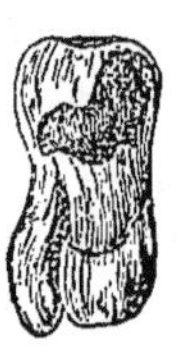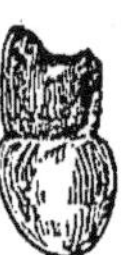

Fig. 154.

Spécimens d'hyperostose et d'exostose de racines dentaires, d'après des
pièces de notre collection.

Les conditions de l'hyperostose dentaire ont été étudiées et
décrites d'une façon remarquable par Hubert Shelley ; mais, selon
nous, ce qu'il en dit s'applique surtout aux cas où le processus
s'accompagne d'une phlegmasie plus considérable qu'il n'y en a
dans les cas plus graduels et plus caractéristiques. Généralement,
mais il y a des exceptions, même dans les cas prononcés, l'affection
provoque plus ou moins de douleurs qn'il faut sans doute attribuer
au défaut de correspondance entre l'augmentation du cément
et une dilatation complémentaire de l'alvéole, entraînant la compression des nerfs du tissu interposé. Si cette explication est exacte,
il n'est pas difficile de comprendre comment le processus est quelquefois indolore, ou s'accompagne tantôt d'une souffrance modérée, mais égale et persistante, tantôt d'une douleur atroce. On voit
encore des exemples où la douleur est rapportée à d'autres régions
que la partie affectée, comme la tête et la face, l'oreille ou tout
autre point de terminaison des branches de la cinquième paire.
Bon nombre de soi-disant cas de névralgie reconnaissent cette
étiologie, qui reste souvent très obscure jusqu'après l'extraction.
Les dents hypertrophiées ne sont pas sensibles à la percussion ni à
la pression de leurs antagonistes. Autour des dents atteintes
d'hyperostose, le bord gingival présente quelquefois une ligne de
congestion que certains auteurs ont considérée comme un signe

pathognomonique. Le miroir électrique de Hart peut rendre service pour le diagnostic, parce qu'il permet de voir distinctement les racines des dents, quand on le place dans la bouche.

L'extraction de pareilles dents entraîne souvent, comme il est facile de le comprendre, de grandes difficultés, surtout lorsque l'hypertrophie prédomine vers l'extrémité radiculaire, Quand, après avoir séparé une dent de ses connexions membraneuses, on ne peut l'enlever malgré son relâchement, on est en droit de soupçonner une exostose ou une courbure anormale de la racine. Il faut alors continuer patiemment et avec prudence les mouvements d'ébranlement, jusqu'à ce que la partie supérieure de l'alvéole soit assez dilatée pour permettre la sortie de la racine tuméfiée ou tordue.

Cette cause rend l'extraction des bicuspides inférieures ou de leurs racines assez souvent laborieuses, même quand l'hypertrophie n'est pas très considérable. On voit dans nos musées des exemples où l'exostose a atteint un grand volume et réunit même les racines de dents contiguës, mais ces faits sont rares, tandis que les cas d'hypertrophie modérée sont extrêmement communs.

Traitement. — Ici encore, nous n'avons guère à proposer que le remède radical de l'extraction ; cependant, avant de recourir à cette extrémité, on peut essayer l'administration de l'iodure de potassium, à doses assez élevées.

Il n'est pas très rare de rencontrer simultanément les deux états dont nous venons de parler, c'est-à-dire qu'on voit des racines dentaires hypertrophiées en un point et plus ou moins résorbées en d'autres.

CHAPITRE XI.

EXTRACTION DES DENTS.

On peut comparer l'opération de l'extraction à celle de l'amputation, en ce sens qu'elles consistent l'une et l'autre dans l'enlèvement d'une partie inutile ou nuisible dans l'intérêt du reste. Mais, de même qu'un chirurgien consciencieux ne songerait jamais à sacrifier un membre avant d'avoir épuisé toutes les chances de guérison, de même aucun dentiste intelligent ne pensera à enlever une dent, tant qu'il aura l'espoir légitime de la ramener à un état d'utilité. D'un autre côté, le chirurgien sait qu'un membre artificiel, en dépit de son infériorité, vaut encore infiniment mieux qu'un membre douloureux et inutile ; pareillement le dentiste sait qu'une dent artificielle est infiniment préférable à un organe inutile et douloureux. En se plaçant à un autre point de vue, on trouve cependant une grande différence entre les deux opérations : l'une ne comporte guère de danger et dure à peine un instant, l'autre est grave par elle-même et par ses conséquences. Il faut néanmoins mûrement réfléchir avant de se décider à sacrifier une dent, surtout quand il s'agit d'une dent saine.

Les dents dont l'extraction comporte le moins d'hésitation sont celles qui sont devenues tellement branlantes, par suite de la résorption de leurs alvéoles, qu'elles ne peuvent plus rendre aucun service et peuvent même gêner l'action de la mastication ; celles qui sont depuis longtemps affectées de périodontite chronique, et dont les couronnes, encroûtées de tartre, comme celles de leurs voisines, témoignent de leur longue inaction ; celles qui, sorties dans des positions anormales, ne peuvent être régularisées, et entravent les mouvements de la langue ou des lèvres ; enfin les racines dentaires qui déterminent l'altération des gencives ou la sécrétion de liquides d'odeur repoussante.

Quand on a reconnu la nécessité de l'extraction, il faut s'attacher à remplir les trois conditions suivantes : 1° enlever en totalité l'organe nuisible ; 2° blesser le moins possible les tissus environnants ; 3° éviter au patient toute douleur inutile. La méthode qui permettra d'extraire une dent le plus sûrement, le plus vite et en lésant le moins possible les parties voisines, sera aussi la moins douloureuse.

Le terme technique de l'articulation des dents avec les mâchoires est gomphose, mais il donne une idée erronée de leur mode de rétention ; en effet, les clous implantés dans du bois n'ont pas comme les dents des tissus élastiques autour d'eux. Sur un crâne sec, celles-ci sont lâches dans leurs alvéoles, quelques-unes mêmes peuvent tomber par leur propre poids, tandis que les autres sont retenues par un emboîtement en queue d'aronde. C'est un périoste très solide, la membrane alvéolo-dentaire, qui est le véritable moyen d'union des dents et des alvéoles, et c'est la déchirure de cette membrane qui, dans les cas normaux, nécessite l'emploi de la force extractive

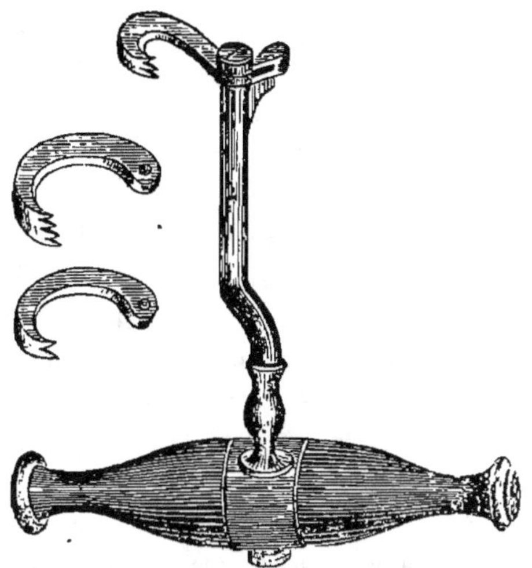

Fig. 155.

Clé de Garengeot. La partie supérieure représente, à droite, le point d'appui ou panneton, et, du côté gauche, un crochet qui tourne sur une vis que l'on voit à l'extrémité de la tige. Celle-ci, qui se termine par la poignée, est recourbée pour pouvoir passer au-dessus des dents antérieures. La figure montre des crochets de rechange pour les dents de volumes différents.

et qui doit occuper la principale attention de l'opérateur, la mince paroi alvéolaire à l'état mou cédant plus facilement.

Avant de décrire l'opération de l'extraction, il est bon de parler d'abord des instruments employés ; parmi ceux-ci, il en est un dont nous ne dirons qu'un mot, car, s'il a rendu des services dans le passé, il ne possède plus aujourd'hui qu'un intérêt purement historique. La clé de Garengeot (fig. 155), dont l'usage était si répandu autrefois, a maintenant cédé, ou doit avoir complètement cédé la place à d'autres instruments plus efficaces.

La clé agissait comme un levier du premier genre extrêmement puissant et devenait surtout, entre des mains peu expérimentées, un instrument dangereux ; en outre, une fois appliquée à une dent, la force ne pouvait s'exercer que dans une direction déterminée, qui était peut-être celle de la plus grande résistance ; enfin, comme l'instrument prenait son point d'appui sur un tissu mou, la gencive, celle-ci, malgré l'interposition d'un coussinet avait à supporter la force nécessaire à l'extraction et se trouvait déchirée quelquefois ou tout au moins contusionnée. Les grands perfectionnements apportés à la construction du davier ont fait disparaître la clé de l'arsenal du dentiste; mais il a fallu pour cela avoir des instruments dont les mors s'adaptassent exactement au collet de chaque type de dents, de façon à pouvoir embrasser la plus grande surface possible; de la sorte on évitait l'inconvénient qu'avaient les daviers primitifs, de glisser sur l'organe ou de le fracturer, c'est ainsi que les pinces des plombiers ont leurs extrémités en forme de segments de cercles pour s'adapter à toute la périphérie des tuyaux, sur lesquels des pinces ordinaires glisseraient ou qui seraient écrasés par elles. Les modifications, pour les instruments, sont, comme pour les idées, le plus souvent graduelles; beaucoup de praticiens, connaissant les désavantages de la clé, avaient essayé de remédier au mal en adaptant le davier primitif autant que possible à certaines dents, mais le coup de grâce fut donné à la clé le jour où Tomes apprit à ses confrères à fabriquer des daviers de formes correspondantes aux différentes dents; c'est un mérite dont le public et les opérateurs ne sauraient lui être trop reconnaissants.

Le davier (fig. 156) est une sorte de pince dont les mors présentent une conformation spéciale et dont les manches s'entrecroisent à la charnière; chaque moitié de l'instrument devient un levier du premier genre, ayant son point d'appui commun à la charnière, et c'est un fait qu'il faut toujours se rappeler quand on saisit une dent, qui représente un tube, souvent très fragile.

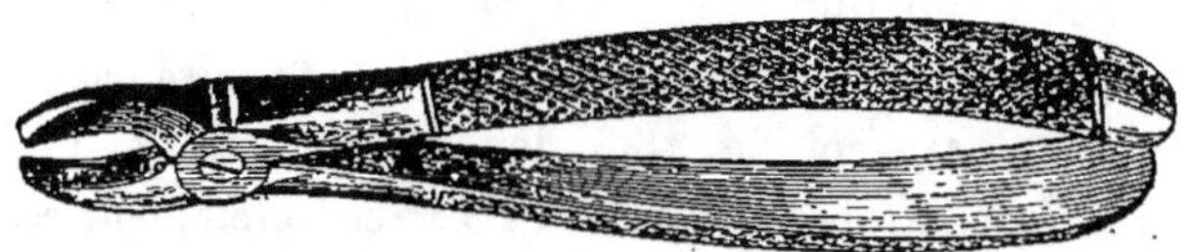

Fig. 156. Davier pour l'extraction des incisives et des canines supérieures.

L'instrument, il est à peine besoin de le dire, doit être d'excellent acier et les mors doivent être trempés de façon à se courber légèrement plutôt que de se rompre en présence de toute résistance insolite. Ceux-ci n'ont pas seulement besoin de s'adapter exactement

aux collets des dents, il faut encore qu'ils soient assez fins et assez
tranchants à leur extrémité pour détacher la gencive et s'insinuer
au-dessous d'elle, et même, au besoin, entre la racine dentaire et son
alvéole. Une fois la dent saisie, les mors doivent rester parallèles au
collet de l'organe dans une petite longueur (et non le toucher simplement par leurs extrémités), puis ils doivent diverger ensuite pour
laisser libre la couronne, condition qui est quelquefois négligée aujourd'hui ; il importe encore de ne donner à cette partie divergente
des mors que l'étendue absolument nécessaire, car l'instrument perdrait ainsi de sa puissance, les lames trop longues pliant sur une
dent résistante au lieu de l'ébranler. La construction de la charnière
demande également de l'attention ; il faut, non seulement qu'elle
soit forte, mais disposée de façon à ne pas saisir des portions des
lèvres, de la langue ou de la joue. La forme arrondie, introduite par
le docteur George, et qui est généralement usitée aujourd'hui, a réalisé
la dernière condition de la perfection, mais nous lui reprochons de
ne pas permettre un léger mouvement de latéralité. Les fabricants
ont l'habitude de dégrossir d'abord les daviers à la lime, puis de les
finir en les appliquant au collet d'une dent type, enduite d'une matière colorante ; avec de la patience, ils arrivent ainsi à obtenir une
adaptation à peu près parfaite. Mais toutes les dents de même espèce
ne se ressemblent pas, voilà pourquoi il est bon de laisser aux
mors un peu de jeu pour leur permettre de s'appliquer aux dents
irrégulières. Enfin les manches doivent être forts, larges, quadrillés
et assez longs pour offrir une prise solide, sans dépasser les dimensions compatibles avec l'extrême délicatesse de manipulation que
l'on peut atteindre.

Pour l'emploi du davier, l'étudiant ne saurait mieux faire que
de suivre les excellentes indications données par J. Tomes (1), qui
divise l'opération en trois temps, en insistant très judicieusement
sur la nécessité de bien exécuter chacun d'eux avant de passer au
suivant. Le premier temps consiste à saisir la dent ; le deuxième à
détruire ses liens membraneux avec l'alvéole ; le troisième à enlever
l'organe de son alvéole.

Dans le premier temps, l'instrument sera maintenu légèrement

---

(1) *Lectures,* etc., p. 326.

dans la paume de la main, les mors dirigés en haut ou en bas, suivant la mâchoire où siège la dent, le pouce servant d'arrêt ou de régulateur, pour gouverner le degré de séparation des manches, et par suite des mors. Pour l'application du davier, il est bon d'insinuer d'abord les mors du côté le moins accessible à la vue, puis de fermer l'autre sur le côté opposé, mais avec assez de douceur pour arriver seulement à toucher la dent au point de sa connexion avec la gencive. Cela fait, on retire le pouce graduellement et l'on pousse l'instrument avec vigueur et fermeté dans la direction de la racine. La force déployée doit se régler sur le degré de résistance, en commençant doucement et augmentant suivant les exigences du cas; souvent il est avantageux d'imprimer en même temps au davier un très léger mouvement rotatoire. La pratique vaut mieux ici que la théorie, et nous craignons que le précepte du vieil opérateur cité par J. Tomes : *Poussez les mors dans les alvéoles, comme si vous vouliez les faire sortir au sommet de la tête ou sous le menton,* n'ait été quelquefois trop pris à la lettre, parce que nous l'avons vu appliquer sur des dents qui réclament moins de rudesse, le patient éprouvant alors une souffrance inutile. C'est à l'opérateur de juger, à mesure qu'il progresse, du degré de force nécessaire pour arriver au but, c'est-à-dire pour saisir solidement l'organe, soit à son collet, soit au-dessus, suivant l'état ou la condition pathologique de a dent. Ce premier temps est peut-être celui qui réclame le plus de jugement, car il faut reconnaître que, s'il est maladroit de dépenser trop de force, il serait encore plus malheureux de pécher en sens contraire et de casser une dent qui n'aurait pas été saisie assez profondément. Une fois le davier enfoncé au degré convenable, il faut le maintenir avec la force nécessaire pour l'empêcher de glisser, mais sans s'exposer à écraser un organe en somme assez fragile.

Le deuxième temps, qui consiste à séparer plus ou moins la dent de ses connexions membraneuses s'exécute, par un léger mouvement de rotation imprimé au davier, suivant l'axe longitudinal de l'organe, si celui-ci a une racine conique, ou en inclinant latéralement, en dedans et en dehors, s'il s'agit de dents à racines multiples ou non coniques. Nous insisterons sur le sens de ces mouvements en parlant de l'extraction des différentes espèces de dents ; mais il faut d'ailleurs les varier suivant leur degré d'efficacité ; car l'opérateur éprouve une sensation qui lui permet de percevoir facilement la rupture de la membrane alvéolo-dentaire; quand celle-ci a cédé, l'on peut combiner aux mouvements de séparation ceux d'extraction proprement dits.

C'est le troisième temps de l'opération; il réclame aussi l'exercice du jugement; car si l'on hâte trop le mouvement d'extraction, on

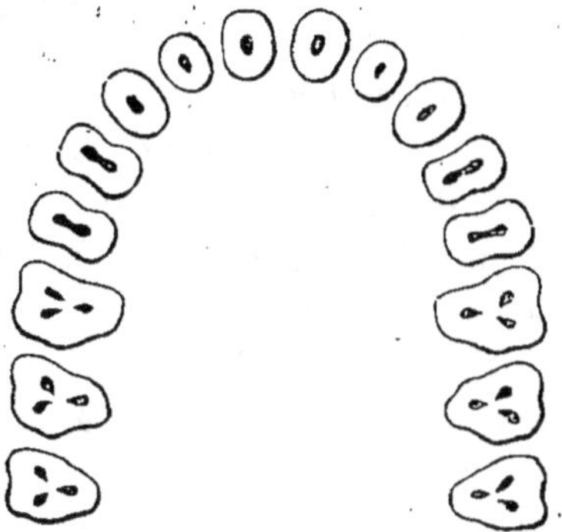

Fig. 157. Sections transversales des dents de la mâchoire supérieure au niveau des collets.

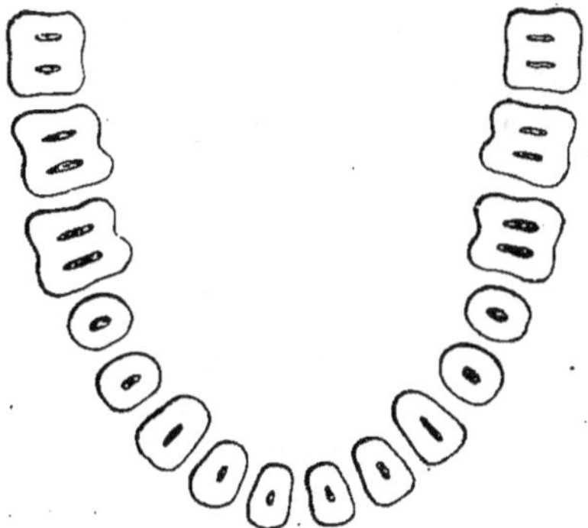

Fig. 158. Sections transversales des dents de la mâchoire inférieure au niveau des collets.

(Nous aurons souvent l'occasion, dans le présent chapitre, de renvoyer à ces figures.)

peut produire des fractures ou éprouver une trop grande résistance; si on le retarde, on infligera au patient beaucoup de souffrance inutile; dans le premier cas, l'opérateur maladroit aura l'ennui de retirer, avec la dent, des parties alvéolaires brisées.

La force extractive doit, en règle générale, s'exercer surtout dans la direction de l'axe longitudinal de la dent , mais il y a de nombreuses exceptions. L'opérateur habile jugera dans quel sens l'organe relâché cédera le plus facilement, et c'est dans la direction de la moindre résistance qu'il faut faire la traction. La supériorité du davier sur la clé ou d'autres instruments se manifeste surtout dans ce troisième temps, en ce sens qu'il permet à l'opérateur de varier la direction de la force qu'il emploie.

Après ces généralités sur le mode d'application du davier, voyons maintenant comment il faut s'en servir pour l'extraction des différentes dents. Nous admettrons d'abord que le lecteur est familiarisé avec l'anatomie dentaire, et qu'il connaît parfaitement les formes de chacune des dents humaines ; il faut qu'il sache que la section transversale des incisives et des canines supérieures (fig. 157), faite au niveau ou un peu au-dessous du collet, offre un contour presque circulaire, le segment de cercle étant plus grand à la face antérieure qu'à la face postérieure. Les mors du davier destiné à l'extraction de ces dents doivent être construits de façon à répondre à cette forme et à embrasser, une fois en place, plus d'un tiers de la surface de la dent saisie. Pour que l'instrument soit parfait, il faut encore que le mors interne fasse, avec le manche correspondant, un angle moins

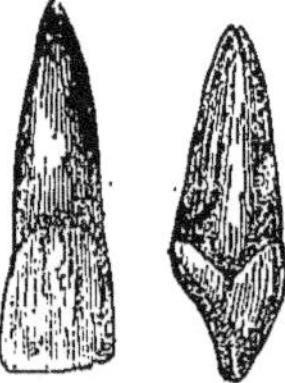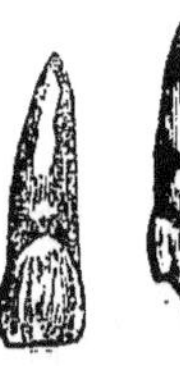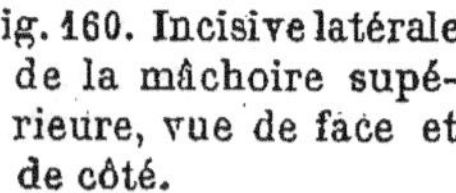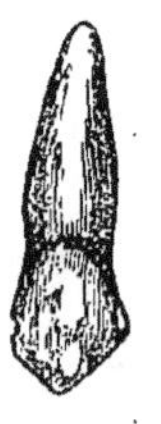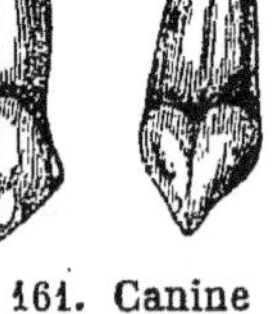

Fig. 159. Incisive centrale de la mâchoire supérieure, vue de face et de côté.

Fig. 160. Incisive latérale de la mâchoire supérieure, vue de face et de côté.

Fig. 161. Canine de la mâchoire supérieure, vue de face et de côté.

obtus que celui du mors externe avec l'autre manche, pour répondre à la forme présentée par les racines de ces dents (fig. 159, 160, 161). Le même davier peut servir à l'avulsion de toutes ces dents, cependant il est bon d'en avoir un à mors plus petits (fig. 162), quand on a affaire à des incisives latérales très petites. Pour exécuter l'opération, on commence par faire asseoir le patient en face d'une bonne lumière, et si l'on n'a pas un fauteuil mécanique, en peut le remplacer par un ordinaire, sur lequel on pose un coussin destiné à élever le corps afin de pouvoir renverser et appuyer la tête sur le haut du siège. Enfin, comme il faut tout prévoir, si l'opérateur n'avait que des chaises à sa disposition, il en mettrait une derrière celle du sujet, pour y appuyer solidement son pied gauche, et son genou, recouvert d'une serviette, offrirait un bon appui pour la tête du patient. On procédera de la même façon pour toutes les dents de la mâchoire supérieure. Voici maintenant la manière d'appliquer le davier pour les incisives et les canines du haut : l'opérateur, se tenant en avant et à droite du sujet, soulève la lèvre avec le pouce de la main gauche, tandis que les autres doigts appuient sur le front; ou bien encore, il place l'index et le pouce de la main gauche de chaque côté du procès alvéolaire avoisinant la dent à enlever; ce qui lui permettra d'apprécier, dans une certaine mesure, la résistance de l'organe. Cela fait, il applique l'instrument sur le collet, en

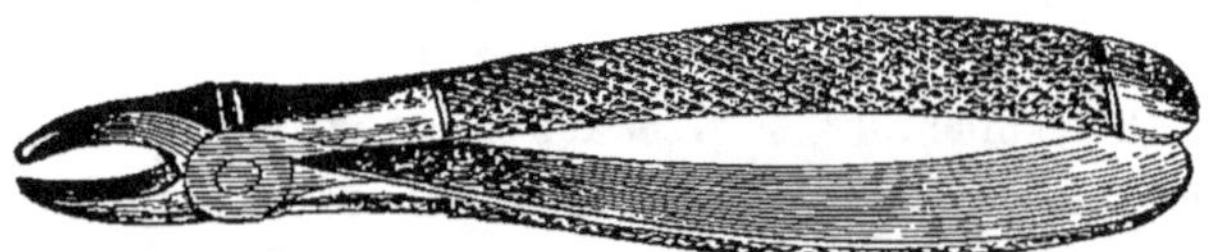

Fig. 162. Davier pour l'extraction des incisives supérieures.

commençant par la face postérieure, et il ferme doucement les mors en retirant le pouce; puis, il enfonce le davier suivant l'axe longitudinal de la dent, jusqu'à ce qu'il atteigne le bord de l'alvéole ou un point plus élevé si la dent est fortement cariée. La dent, une fois solidement saisie, il essaye une légère rotation dans une direction ; mais s'il éprouve une grande résistance, il renverse le mouvement rotatoire; l'organe résiste-t-il encore, il le force en dedans et en dehors, c'est-à-dire du côté du palais, et dans le sens opposé, en faisant simultanément un nouveau mouvement de rotation. Dès que le périoste commence à céder, il faut tirer graduellement en bas, selon l'axe longitudinal de la dent, mais d'une manière ferme et mesurée, en suivant la direction dans laquelle l'organe semble le plus disposé à céder. Il arrive quelquefois que la dent s'échappe brusquement de son alvéole en glissant sur le double plan incliné que forment les mors du davier ; l'opérateur doit faire tout son possible pour éviter ce petit inconvénient, qui pourrait avoir des suites graves si la dent gagnait la gorge et surtout le larynx. L'extraction des canines réclame plus de force que celle des incisives centrales, qui sont elles-mêmes plus résistantes que les incisives latérales.

Les bicuspides supérieures présentent, au niveau du collet, une

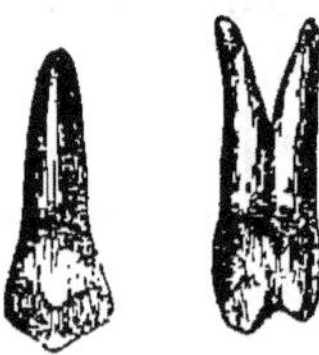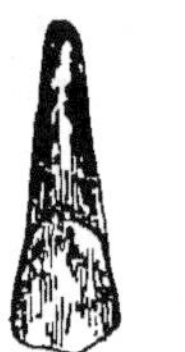

Fig. 163. Première bicuspide supérieure, vue de face et de côté.

Fig. 164. Seconde bicuspide supérieure,
vue de face et de côté.

section moins régulièrement circulaire (fig. 157) que les dents dont nous venons de parler, et leur racine, au lieu d'être conique, est un peu aplatie (fig. 163) ; parfois même, il existe deux ou très rarement trois racines (fig. 163, 164), cette anomalie s'observant plutôt à la première bicuspide qu'à la seconde, bien que certains anatomistes prétendent le contraire. Il faut avoir pour ces dents un instrument (fig. 165) dont les mors s'adaptent exactement à la forme du collet, chacun d'eux peut présenter le même segment de cercle et alors un seul davier suffira pour les deux côtés de la bouche ; autrement il en faudrait un droit et un gauche, parce que la poignée fait un angle

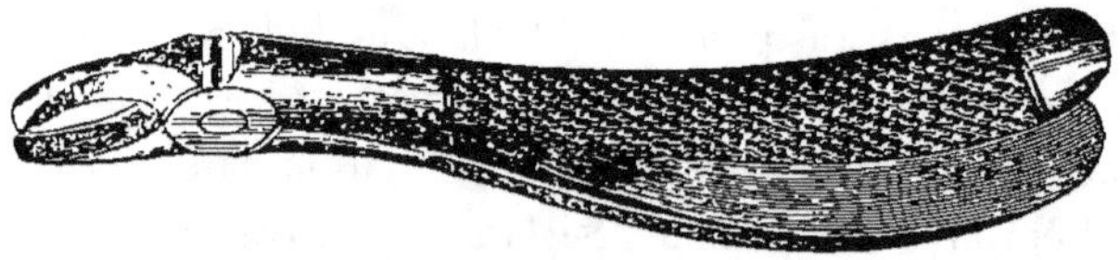

Fig. 165. Davier pour l'extraction des dents bicuspides supérieures.

avec les mors pour éviter la compression de la lèvre inférieure pendant l'opération. La largeur du mors doit être à peu près la même que celle du davier pour les incisives centrales et les canines. L'opérateur se place, comme nous l'avons dit plus haut, cette position étant d'ailleurs la mieux appropriée à l'extraction de toutes les dents du haut, puis il applique et enfonce l'instrument de la manière ci-dessus décrite. Pour ébranler l'organe et rompre ses connexions avec l'alvéole, il faut exécuter des mouvements latéraux, en commençant d'abord en dedans, vers le palais, puis en sens opposé avec une force plus considérable; la rotation n'est pas applicable aux bicuspides qui ont une racine comprimée latéralement et quelquefois deux racines. Dès que la dent cède, on peut exercer la force extractive suivant l'axe longitudinal ou en variant la direction d'après la résistance; quelquefois, il est bon d'y joindre un mouvement obtenu par de légères secousses du poignet. Quand on enlève une bicuspide pour obtenir de l'espace, il faut opérer avec l'action la plus lente et la plus douce possible; car, s'il n'y a pas grand inconvénient à laisser dans l'alvéole une petit fragment de racine saine, sa présence pourrait, dans les cas dont nous parlons, empêcher ou au moins beaucoup retarder le mouvement des dents voisines.

Les molaires de la mâchoire supérieure (fig. 166, 167) présen-

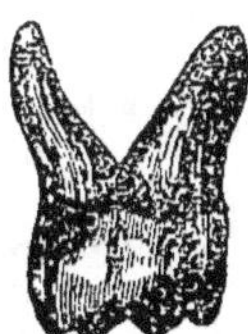

Fig. 166. Première molaire de la mâchoire supérieure.

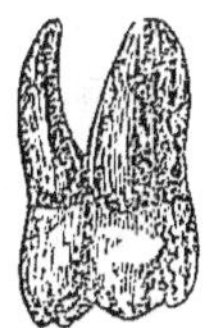

Fig. 167. Deuxième molaire de la mâchoire supérieure.

tent, au niveau du collet (fig. 157), une section de forme plus compliquée que les précédentes; ainsi, à la surface externe on voit deux segments de cercle réunis par une extrémité et dont l'antérieur est un peu plus grand, tandis que la surface interne offre un segment de cercle de diamètre beaucoup plus considérable que les deux autres. Ici, deux daviers sont indispensables, un pour le côté droit de la mâchoire, l'autre pour le côté gauche. Ils seront plus forts que ceux décrits jusqu'ici; les mors doivent être aussi plus larges; celui destiné à s'appliquer sur la surface labiale de la dent aura deux sillons, un antérieur plus grand, un postérieur plus petit et sur un plan interne relativement au plan du sillon antérieur. Le mors lingual sera creusé d'une seule gouttière s'adaptant à la base de la racine interne. L'angle du mors avec la poignée doit être aussi plus considérable que celui du davier pour les biscupides. Quelques auteurs préfèrent, en outre, que la poignée ait une courbure générale en opposition avec celle des mors, comme le montre la figure 168.

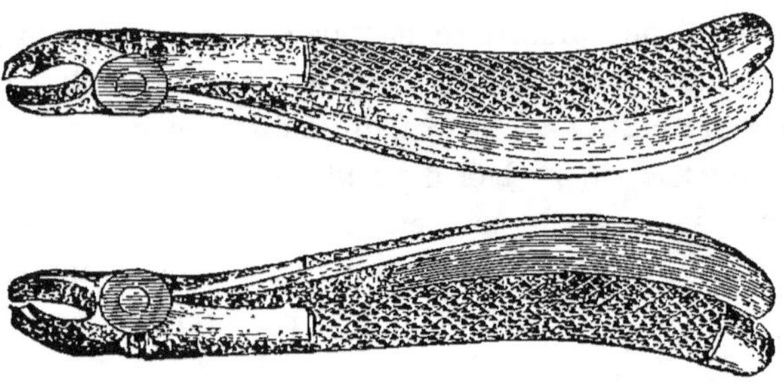

Fig. 168. Daviers pour l'extraction de la première et la deuxième molaire de la mâchoire supérieure de chaque côté.

C'est un point de peu d'importance ; mais, pour nous, cette courbure est plutôt un défaut qu'un avantage, car, dans la pratique, les manches droits offrent une meilleure prise et ils sont tout aussi commodes que les recourbés.

Pour extraire une dent aussi volumineuse et aussi résistante que l'est uue molaire supérieure, il faut se préparer à exercer une action plus grande que pour les dents de moindres dimensions et surtout au premier temps ; souvent alors il sera avantageux de pousser l'instrument en ajoutant un très léger mouvement latéral. La direction

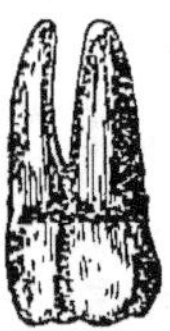

Fig. 169. Troisième molaire, ou dent de sagesse de la mâchoire supérieure.

des racines montre immédiatement que la rupture des connexions alvéolaires doit se faire en prenant la dent, d'abord en dedans (comme on le conseille généralement) pour dégager les racines externes, puis en dehors et en bas, suivant une ligne parallèle au trajet de la racine interne. En procédant ainsi on réussit souvent à faire sortir l'organe de son alvéole. Dans la plupart des cas, cependant, on a besoin de répéter plusieurs fois ces mouvements latéraux avant d'exercer la force extractive proprement dite. Il ne faut pas oublier qu'ici l'opérateur a à surmonter, non seulement la résistance de forts liens membraneux, mais encore celle de l'emboîtement en queue d'aronde des racines et de l'alvéole et que, par conséquent, ce dernier doit se dilater; heureusement qu'à l'état frais, les parois en sont molles et assez flexibles. La deuxième molaire s'enlève exactement de la même manière, et avec le même davier que la première; généralement elle vient plus facilement, parce qu'elle est moins volumineuse et que ses racines sont moins divergentes.

La troisième molaire du haut a les deux cercles externes du collet si peu prononcés (fig. 157) qu'un instrument (fig. 170) dont les deux mors présentent une gouttière unique, convient mieux à son extraction que le davier décrit précédemment; aussi n'est-il pas nécessaire,

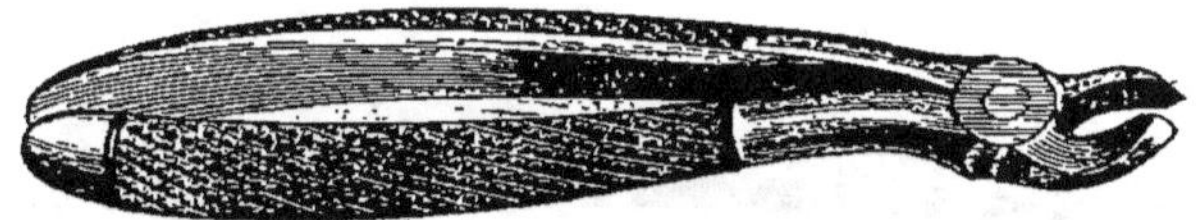

Fig. 170. Davier pour l'avulsion des troisièmes molaires de la mâchoire supérieure. Sur la figure, l'angle formé par les mors et la poignée n'est pas assez aigu.

comme pour la première et la deuxième molaire, d'avoir un davier pour chaque côté de la mâchoire. La poignée doit former un angle considérable avec les mors, autrement il serait impossible de les adapter exactement, et dans la direction de l'axe vertical de la dent. En général, la seule difficulté qu'on éprouve ici tient à la situation reculée de la troisième molaire; ses racines sont souvent réunies en une seule masse, ou bien elles ne divergent que médiocrement et l'os dans lequel elles sont implantées est mou et spongieux. La direction de leurs axes longitudinaux permet de combiner, depuis le commencement jusqu'à la fin, les mouvements de rupture des connexions alvéolaires et ceux d'extraction en un mouvement unique en dehors et en bas, qui a souvent besoin d'être considérable. Il faut diriger la force suivant un arc de cercle partant de la couronne et allant en bas, en dehors et en haut, du côté de l'apophyse zygomatique; courbure exagérée correspondant à celle que fait souvent la racine dans son alvéole.

Pour l'extraction des dents de la mâchoire inférieure, on peut se contenter d'un fauteuil ordinaire dans lequel le sujet a la tête en ligne avec le corps, c'est-à-dire dans la position assise ordinaire ou, à peu près. La section horizontale des incisives du bas, au niveau du collet, représente un ovale aplati latéralement (v. fig. 158); les surfaces antérieures et postérieures étant des segments du cercle beaucoup plus petits que ceux des incisives supérieures, il faut donc que le davier destiné à leur avulsion ait des mors plus étroits que l'instrument destiné à l'extraction des incisives du haut, et en outre qu'il soit recourbé pour éviter la rencontre du maxillaire supérieur. La figure 171 représente un davier, dit à bec de faucon, dans lequel les mors sont recourbés sur la poignée.

L'opérateur, se tenant à la droite et un peu en avant du patient, soutient la mâchoire inférieure avec les doigts de la main gauche,

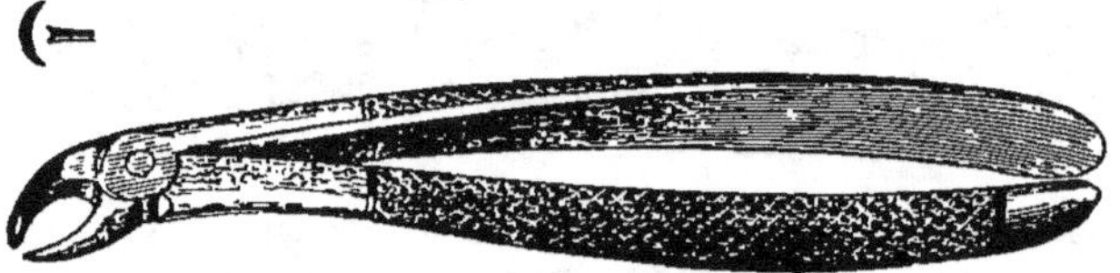

Fig. 171. Davier pour l'extraction des incisives et des canines inférieures.

tandis que le pouce abaisse la lèvre inférieure pour mettre les dents bien en vue. Une fois la dent saisie, il faut lui imprimer des mou-

Fig. 172. Incisive centrale de la mâchoire inférieure, vue de face et de côté.

vements en dedans et en dehors, mais en agissant avec beaucoup de précaution, parce que les racines de ces dents sont très grêles (fig. 172, 173) et par conséquent faciles à fracturer.

En forçant l'organe en dehors, on le sentira bientôt céder et on pourra alors l'extraire en le tirant dans cette direction et en haut.

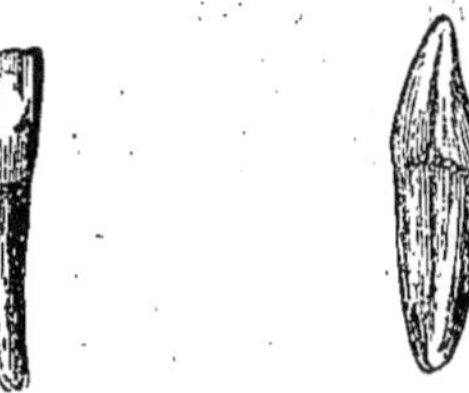

Fig. 173. Incisive latérale de la mâchoire inférieure, vue de face et de côté.

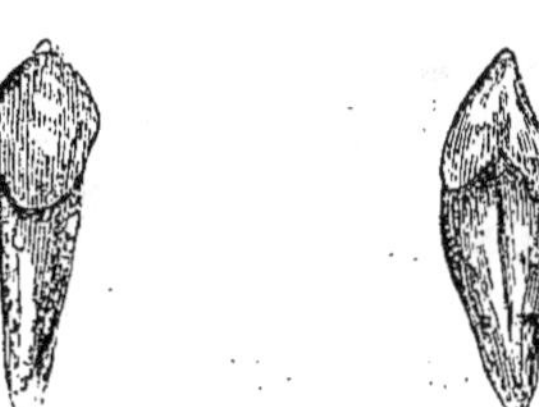

Fig. 174. Canine de la mâchoire inférieure, vue de face et de côté.

Pour les canines, les mors de l'instrument doivent être non-seulement un peu plus larges, mais encore représenter des segments de

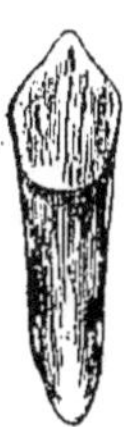 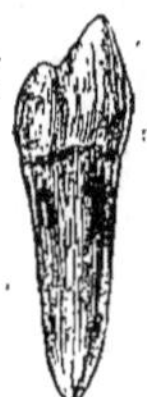

Fig. 175. Première bicuspide de la mâchoire inférieure, vue de face
et de côté.

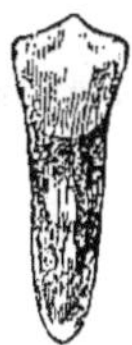 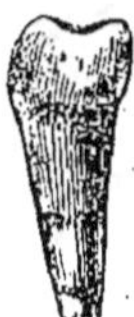

Fig. 176. Deuxième bicuspide de la mâchoire inférieure, vue de face
de côté.

cercle plus étendus ; cependant, en pratique, on trouve que le davier qui convient aux incisives suffit parfaitement pour les canines.

Pour rompre les connexions membraneuses, les seuls mouvements possibles doivent encore ici se faire en dedans et en dehors, comme on peut le déduire de la vue latérale de la racine (fig. 174); mais ces dents exigeront généralement plus de force que les incisives pour leur extraction. Quand on opère sur le côté gauche du maxillaire, il faut se placer presque en face du patient ; le dentiste peut encore tourner vers lui la tête du sujet.

Pour les bicuspides de la mâchoire inférieure (fig. 175, 176), le

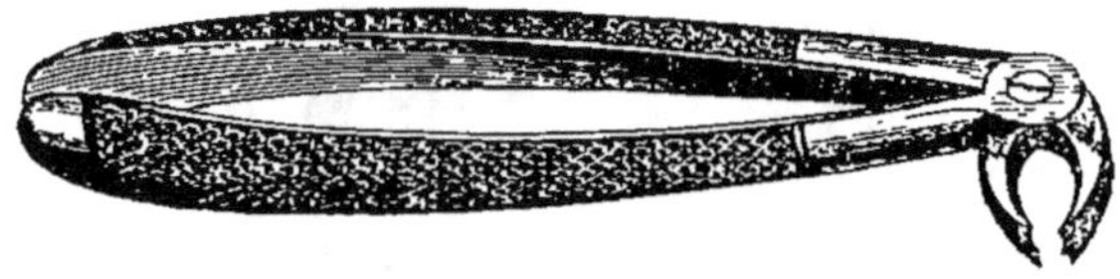

Fig. 177. Davier pour l'extraction des bicuspides inférieures, s'appliquant aux côtés de la bouche.

davier ne différera guère du précédent ; il faut seulement que l'angle entre les mors et la poignée soit plus aigu, ou même droit (fig. 177, 178) ; mais il faut se rappeler que plus l'angle est aigu, plus il est difficile d'appliquer la force nécessaire et d'en régler la direction. On peut encore se servir d'un davier dont les mors sont à angle droit avec la poignée et parallèles à celle-ci (fig. 179) ; son introduction devant se faire par la partie moyenne de la bouche, il

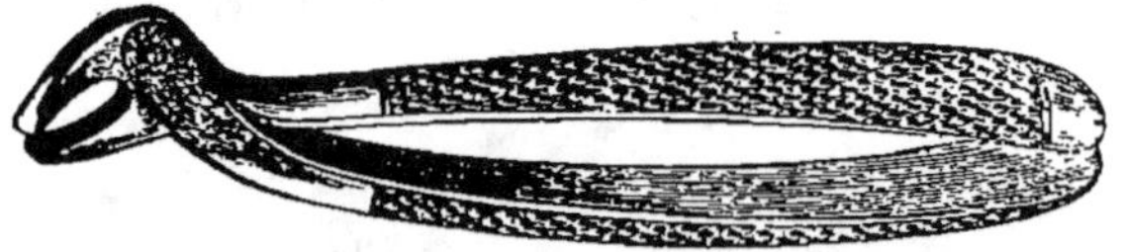

Fig. 178. Davier pour extraire les bicuspides inférieures. Ce modèle, dont la charnière est placée dans une situation remarquable, est très utile quand la bouche s'ouvre difficilement, mais l'écart trop grand des manches ne permet pas de les presser commodément.

en résulte que la vue du champ opératoire se trouve masquée, aussi a-t-on généralement abandonné cette forme d'instrument en faveur du précédent qui s'introduit par la partie latérale de la bouche.

Avec cette dernière forme, l'opérateur peut se tenir à droite ou à gauche du patient, du même côté que la dent à enlever. Il n'est pas très commode d'extraire une dent du côté gauche en se tenant

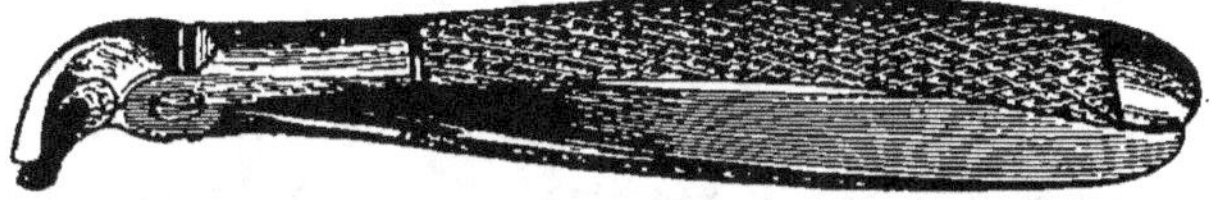

Fig. 179. Davier pour extraire les bicuspides inférieures, s'introduisant par la partie moyenne de la bouche.

à la droite du sujet, parce qu'on est obligé de croiser celui-ci avec le bras, cependant il est bon de s'y habituer pour éviter de se déplacer quand on a à extraire des dents des deux côtés de la mâchoire. En opérant sur le côté droit de la bouche avec un davier ayant ses mors en ligne droite avec la poignée, la meilleure position est de se tenir presque en avant du patient, tandis que pour les dents du côté gauche, nous recommanderions de se mettre en arrière du sujet en se penchant vers sa tête ; mais il faut, dans les deux cas, employer le pouce et l'index de la main gauche pour séparer les lèvres et la langue des gencives, afin de bien voir la situation des mors de l'instrument et d'éviter de pincer un pli de la muqueuse lâche qui forme le plancher de la bouche. La section des bicuspides inférieures au niveau du collet est presque circulaire (v. fig. 158) et ces dents ont généralement une racine conique. Il s'ensuit que ces organes peuvent être détachés par un mouvement de rotation, puis soulevés hors de l'alvéole. « Quand je dis rotation, je n'entends pas que la dent doive subir un mouvement de torsion d'un demi-tour, ni même d'un quart, mais qu'on la tordra jusqu'à ce que l'on sente ses attaches se rompre. Si pour y arriver, il fallait déployer plus de force que de raison, on pourrait alors changer la direction du mouvement rotatoire ou l'abandonner » (Tomes). Les racines de ces dents sont normalement de forme conique et se prêtent éminemment au mouvement de torsion (1), cependant il leur arrive très

---

(1) Il importe de rappeler que les bicuspides sont les seules dents de la mâchoire inférieure dont l'extraction comporte le mouvement de rotation.

souvent d'être recourbées ou tordues, ou de présenter un élargissement à leur extrémité, ce qui gène leur extraction ; très souvent encore elles s'emboîtent en queues d'aronde dans leurs alvéoles et entre les mains d'un opérateur peu exercé, elles peuvent alors sortir brusquement en laissant le davier aller frapper contre les dents du haut au risque de les endommager. Cet accident est d'ailleurs plus fréquent dans l'extraction des molaires inférieures. De ce qui précède, il résulte que l'on doit s'attendre à beaucoup d'imprévu avec les bicuspides ; tantôt elles se détachent très facilement, tantôt elles offrent une grande résistance. Il faut donc appliquer la force rotatoire avec discrétion, la changeant pour des mouvements

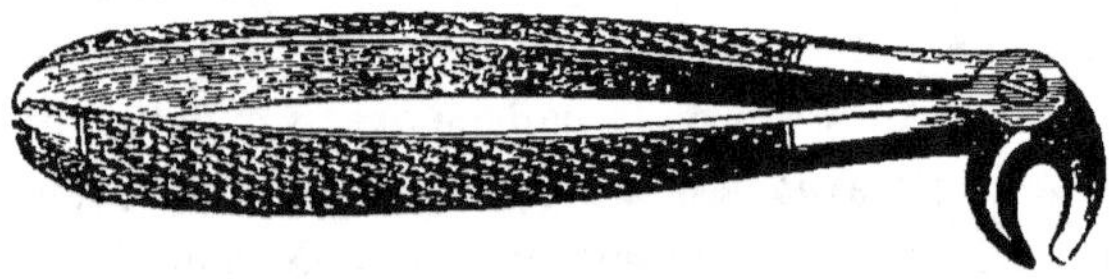

Fig. 180· Davier pour extraire les molaires inférieures de chaque côté, s'introduisant par les parties latérales de la bouche.

en dedans et en dehors, ou même combinant les deux, plutôt que de s'exposer, par une force trop énergique, à briser l'organe. Une fois qu'il a cédé, on le retire par un mouvement en haut et un peu en dehors.

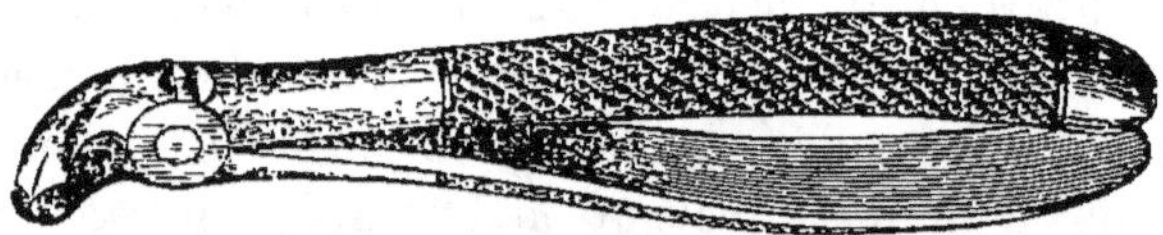

Fig. 181. Davier pour extraire les molaires inférieures de chaque côté, s'introduisant par la partie moyenne de la bouche.

Pour l'extraction des molaires, de même que pour celle des bicuspides, on emploie deux formes d'instruments, savoir : ceux qui s'introduisent par les coins de la bouche (fig. 180) et ceux qui s'introduisent par la partie médiane (fig. 181). Nous recommandons les premiers pour la première et la deuxième molaire, et pour les rendre plus accessibles à la seconde et applicables à la troisième, il

est nécessaire que les mors soient recourbés sur eux-mêmes (fig. 182).
La position de l'opérateur, par rapport au patient, sera à peu près
la même que dans le cas des bicuspides.

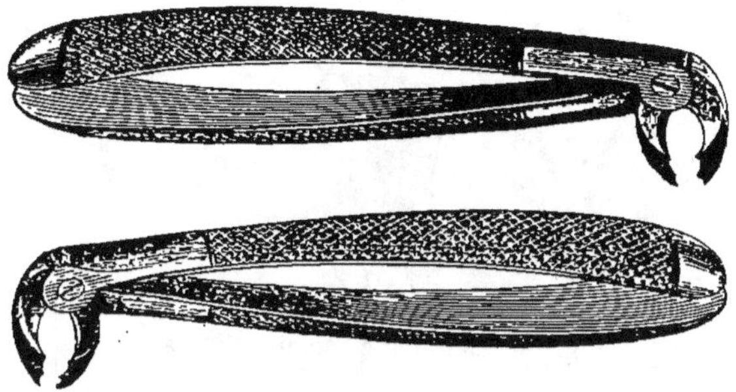

Fig. 182. Davier pour extraire la deuxième et la troisième molaire, — un
pour chaque côté, — s'introduisant par les parties latérales de la bouche.
Dans cet instrument, les mors offrent une courbure qui permet d'agir
au fond de la bouche sans nécessiter un grand écartement des mâchoires

La coupe horizontale des molaires inférieures au niveau du collet
(fig. 158) montre que les deux surfaces externe et interne ont à peu
près la même forme que la surface externe de la première molaire
du haut ; elles se composent, en effet, de deux segments de cercle
se touchant par une extrémité et dont l'antérieur est le plus grand.
Les mors du davier doivent s'adapter à ces surfaces et, pour assurer
la plus grande exactitude, il est bon d'avoir un instrument pour
chaque côté de la bouche. Cependant la différence entre les côtés

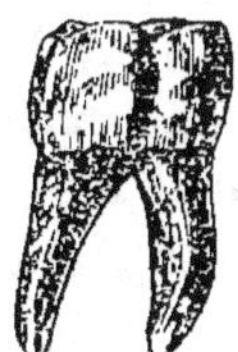

Fig. 183. Première molaire du bas.

de la dent est si petite, qu'un seul davier est peut être suffisant, à la
condition de laisser un peu de jeu à la charnière (si l'on se sert de
la forme représentée figure 182, il faut, bien entendu, avoir un davier pour chaque côté de la bouche). Il est encore essentiel que les

mors fassent avec la poignée un angle approchant de 90 degrés. Pour l'emploi de ces daviers, l'opérateur se placera dans les mêmes positions que celles recommandées dans le cas des bicuspides, et en utilisant la main gauche de la même manière. Si l'on se sert des

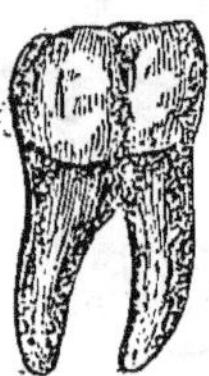

Fig. 184. Deuxième molaire du bas.

instruments qui s'introduisent par la partie moyenne de la bouche, il y aura avantage, après avoir séparé les lèvres et la langue de la gencive, et appliqué le davier, à soutenir le menton avec la main gauche et à employer le pouce pour bien enfoncer le davier. Cela fait, on commence par essayer un léger mouvement en dedans, puis on tire la dent en dehors et en haut. La lame alvéolaire externe étant moins épaisse, c'est généralement dans cette direction que l'organe vient le plus facilement. Souvent les deux racines volumineuses et compactes des molaires inférieures, surtout de la première, occupent plus d'espace que la partie coronaire de la dent, où elle est en contact avec ses voisines. Il serait donc impossible de la tirer verticalement sans léser ces dernières. Quand les racines divergent, il faut, après avoir luxé l'organe, continuer pendant quelques temps les mouvements latéraux pour dilater l'alvéole, puis exercer la force extractive dans une direction très en dehors, en ayant bien soin de ne pas léser les dents du haut par un mouvement brusque du davier. Il est bon, en pareil cas, de maintenir le pouce à la partie supérieure de l'instrument, sauf à l'endommager un peu ; l'opérateur souffrira moins de cette blessure que s'il fracturait une dent saine.

La forme d'instrument représentée figure 181, donne incontestablement plus de facilité pour l'exécution des mouvements latéraux dont nous venons de parler, mais elle est moins favorable pour déployer la force extractive et est plus exposée à frapper les dents du haut (au moment de la sortie de l'organe) que les daviers qui s'in-

— 207 —

troduisent par les coins de la bouche ; avec ces derniers, on a plus
de force et, ce qui est plus important, on voit mieux ce qu'on fait.

En comparant la section horizontale d'une troisième molaire in-

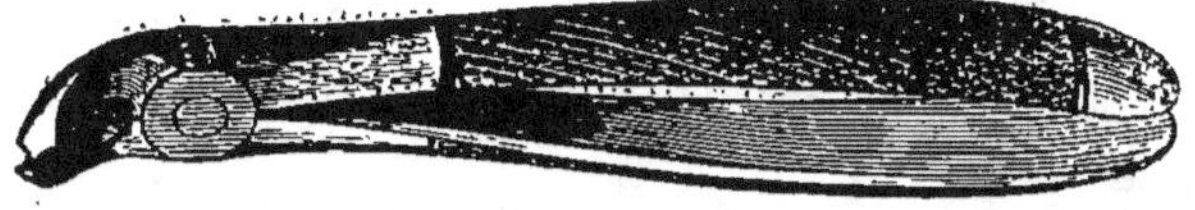

Fig. 185. Davier pour l'extraction des troisièmes molaires inférieure (dents de
sagesse), de chaque côté, s'introduisant par la partie moyenne de la bouche.

férieure, prise au niveau du collet, avec celle des deux molaires
précédentes (v. fig 158), on verra que les dépressions qui, de chaque
côté, marquent l'union des deux racines, sont beaucoup moins distinctes :

Les mors de l'instrument seront conformés en conséquence. On

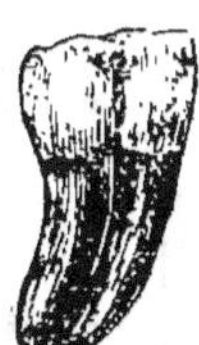

Fig. 186. Troisième molaire du côté droit de la mâchoire inférieure. On
remarquera combien les racines s'inclinent dans la direction de l'apophyse
coronoïde.

se sert généralement de la forme de davier qui s'introduit par la
partie moyenne de la bouche (fig. 185), l'angle formé par les
mors avec la poignée étant plus ouvert que dans les instruments
précédents. Généralement on éprouve une grande résistance quand
on essaie d'ébranler la dent de sagesse par les mouvements latéraux ;
pour s'en rendre compte, il suffit d'examiner l'organe en place sur
un maxillaire préparé. On voit alors que les racines s'inclinent en
arrière (fig. 186) c'est-à-dire, vers l'angle de la mâchoire ; or, plus
cette courbure est considérable, plus grande sera évidemment la
résistance.

La forme de la courbe indique aussi la direction dans laquelle
l'organe cédera le plus facilement, c'est en haut et en arrière, vers

l'apophyse coronoïde. Un semblable mouvement est presque impossible à effectuer avec le davier, mais c'est précisément celui que l'élévatoire, instrument qui représente virtuellement la moitié d'un davier, peut facilement exécuter. Aussi est-ce l'élévatoire (que nous allons bientôt décrire) que nous recommandons pour l'extraction des dents de sagesse, spécialement quand les secondes molaires sont conservées.

Essayons maintenant de résumer, dans un tableau, les indications contenues dans ce chapitre :

DENTS DE LA MACHOIRE INFÉRIEURE.

Le patient doit être placé à la hauteur ordinaire, la tête placée verticalement.

DENTS	RACINES	DAVIERS	MOUVEMENTS pour détacher l'organe	POSITION DE L'OPÉRATEUR
Incisiv. et can.	1 aplatie latéralement	Fig 171	En dedans et en dehors	Presque en face du patient.
Bicuspides	1 conique	Fig. 179	Légère rotation	Id. pour le côté droit, et en arrière du sujet pour le côté gauche.
id.	id.	Fig. 177 et 178	id.	Du côté du patient correspondant à la dent, ou seulement à droite du sujet
1res et 2es mol.	2, 1 ant. et 1 postérieure	Fig. 181	En dedans et en dehors	Pour le côté droit, en avant du patient; en arrière pour le côté gauche.
id.	id.	Fig. 180 et 182	id.	Du côté du patient correspondant à la dent, ou seulement à sa droite.
3es molaires	Id., souvent fusionnées	Fig. 185	Id.	Pour le côté droit, en face du patien ; en arrière pour le côté gauche.

DENTS DE LA MACHOIRE SUPÉRIEURE.

Le patient doit être assis sur un siége élevé, la tête inclinée en arrière.

DENTS	RACINES	DAVIERS	MOUVEMENTS pour détacher l'organe.	POSITION DE L'OPÉRATEUR.
Incisiv. et can.	1 conique	Fig. 156 et 162	Légère rotation	Du côté droit et un peu en avant du patient.
Bicuspides	1 ou 2 aplat. latéralement	Fig. 165	En dedans et en dehors	id.
1res et 2es mol.	3, 2 externes et 1 interne	Fig. 168	id.	id.
3es molaires.	Id., souvent fusionnées,	Fig. 170	id	id.

Jusqu'ici nous avons supposé que les dents à extraire étaient assez solides, saines ou altérées seulement à peu de distance au-dessous de la gencive. Quand on a affaire à des organes que l'on ne peut saisir facilement au collet, il faut employer des instruments spéciaux et modifier quelque peu les règles de l'extraction. Les pinces doivent avoir des mors plus légers, plus pointus et plus tranchants à leurs extrémités, afin de s'insinuer plus aisément entre les racines et la paroi des alvéoles, où ils ont besoin de pénétrer souvent à une distance considérable. Quant aux autres parties des instruments, poignée, charnière, etc., leur construction ne diffère guère de celles des daviers destinés à l'avulsion des dents ordinaires ; les conseils que nous avons donnés relativement à la position du sujet, de l'opérateur, etc., sont aussi à peu de chose près les mêmes; cependant les mouvements pour rompre les liens membraneux et ceux d'extraction doivent s'exécuter avec plus de douceur et de précautions ; il vaut mieux mettre un peu plus de temps à l'opération que de s'exposer à des fractures.

Pour les racines des incisives et des canines du haut, on emploie des instruments semblables à ceux décrits pour ces dents, mais

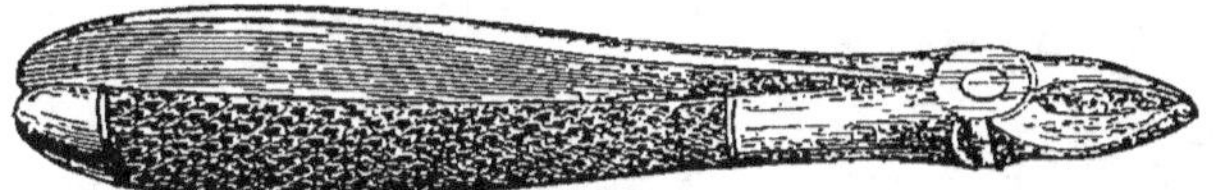

Fig. 187. Pince pour l'extraction des racines des incisives et des canines supérieures.

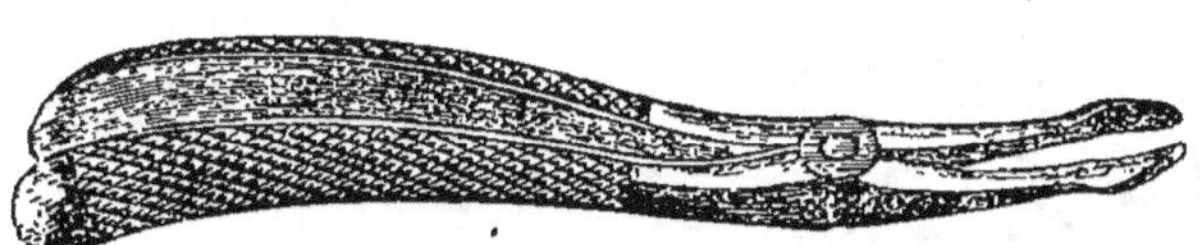

Fig. 188. Pince pour extraire les racines des incisives supérieures, quand leur carie s'étend loin au-dessous de la surface gingivale.

ayant des mors plus minces, plus tranchants et plus effilés (fig. 187, 188). En enfonçant la pince, il importe de veiller à ce que les mors ne soient ni trop ouverts, ni trop rapprochés ; c'est dans ce dernier sens que pèchent la plupart des commençants, surtout quand il ne reste aucune partie de la dent visible au-dessus de la gencive, ou quand il n'y a qu'un fragment latéral pour servir de guide. Une fois qu'on s'est assuré de la direction convenable à donner à l'instrument (et si les connaissances anatomiques sont indispensables pour faire un bon opérateur, elles le sont à plus forte raison quand il faut agir sur des racines cachées), il faut le pousser dans la direction de l'axe longitudinal de la racine, en lui imprimant, au besoin, quelques mouvements de rotation ; la pression nécessaire sera indiquée par le sentiment de la résistance à vaincre et l'étendue des dégâts subis par la dent. Quelquefois, les racines dont nous nous occupons sont tellement excavées qu'il ne reste guère que la couche de cément, et, comme des tubes aussi fragiles s'écraseraient sous la moindre pression, il est bon de les remplir préalablement de gutta-percha, ou d'oxychlorure, qui leur donnera plus de solidité. On peut encore se servir du davier à vis (fig. 189), qui se compose d'une vis conique placée entre les mors de l'instrument. On

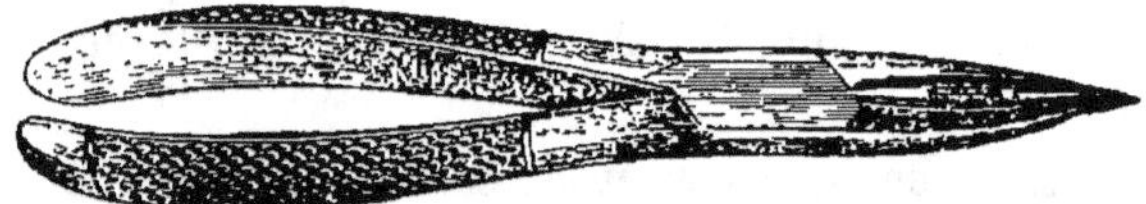

Fig. 189. Pince à vis pour extraire les racines profondement excavées des incisives et canines supérieures.

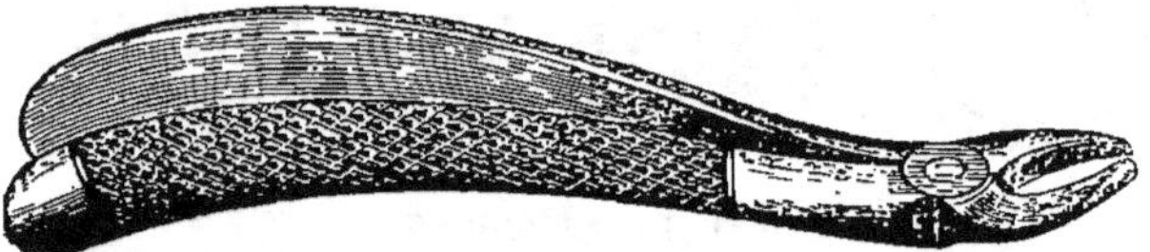

Fig. 190. Pince pour extraire les racines des bicuspides supérieures.

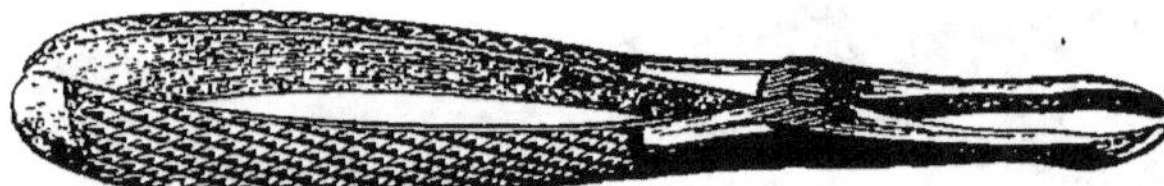

Fig. 191. Pince pour extraire les racines des bicuspides supérieures, quand elles sont séparées.

commence par enfoncer la vis dans le canal de la racine, qui une fois consolidée de la sorte, pourra résister à la pression des mors. Quand l'organe est bien saisi, en un point choisi avec soin, il ne reste plus qu'à combiner quelques mouvements rotatoires ou autres, capables de détacher les connexions membraneuses, avec les mouvements d'extraction.

Les racines des bicuspides supérieures exigent des mors possédant les mêmes caractères que ceux dont nous venons de parler (fig. 190) et les divers temps de l'opération se feront avec les mêmes précautions. Il faut se souvenir que ces dents ont souvent deux racines grêles, surtout les premières et que leur divergence permet de les saisir moins fortement que les organes pourvus d'une seule racine plus conique ; il arrive, en outre, que l'organe une fois saisi, les deux racines se séparent et, en se mouvant l'une sur l'autre, échappent à l'instrument. On parvient alors à les retirer isolément avec une pince à mors fins et déliés (fig. 191).

L'extraction la plus difficile est peut-être celle des racines des molaires supérieures, quand les dents sont brisées au collet, et que les racines adhèrent encore solidement aux débris de la couronne. Ces racines représentent dans leur ensemble un tronc de cône renversé, et les pinces à racines que nous avons décrites jusqu'ici représentent, quand elles embrassent l'organe, un autre cône tronqué, mais non renversé. Impossible de jamais les adapter l'un à l'autre, ils se toucheront seulement en certains points, et l'instrument sera impuissant à ébranler la dent. A l'exception d'instruments construits de manière à couper franchement la paroi alvéolaire externe (fig. 192) en permettant de saisir l'organe au-des-

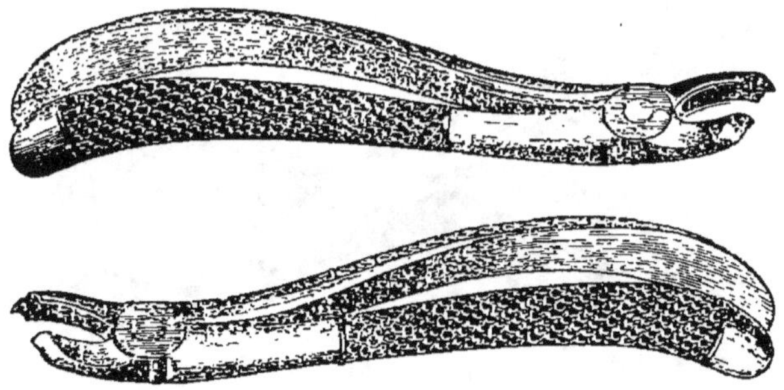

Fig. 192. Pince pour l'extraction des racines des premières et secondes molaires supérieures, non séparées de la couronne. Le mors externe est tranchant et sert à couper la paroi alvéolaire externe.

sus de son collet, ceux représentés (fig. 190) étaient les seuls daviers employés pour l'avulsion des racines en question vers l'époque où nous nous engageâmes dans la profession ; pour répondre au be-soin qui se faisait sentir, nous essayâmes de construire quelques instruments réalisant les conditions nécessaires. Le mors externe (fig. 193,194) ressemble à celui du davier destiné à l'extraction des dents molaires ordinaires, mais est plus étroit, un peu plus long et la pointe du cercle interne est plus prononcée et plus vive ; le

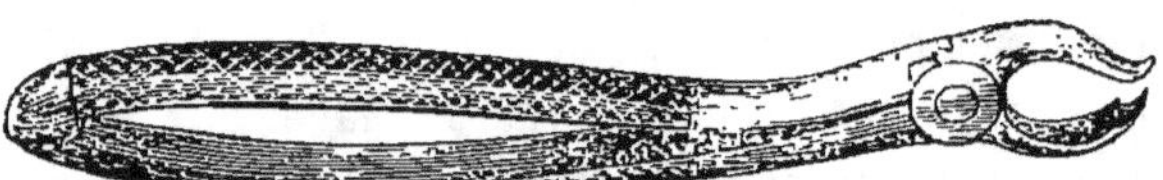

Fig. 193. Pince imaginée par nous pour l'avulsion des racines des premières et deuxièmes molaires supérieures non séparées de la couronne.

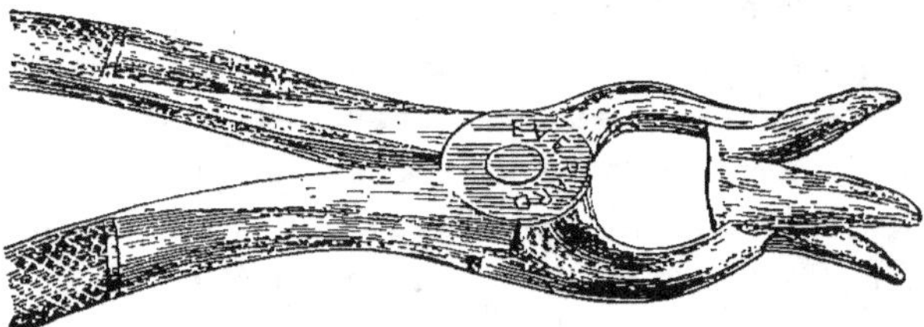

Fig. 194. La même pince embrassant l'organe à extraire.

mors interne est aussi plus étroit, plus mince, plus long, plus tranchant et, près de son extrémité, il se recourbe en dehors pour suivre la direction de la racine palatine.

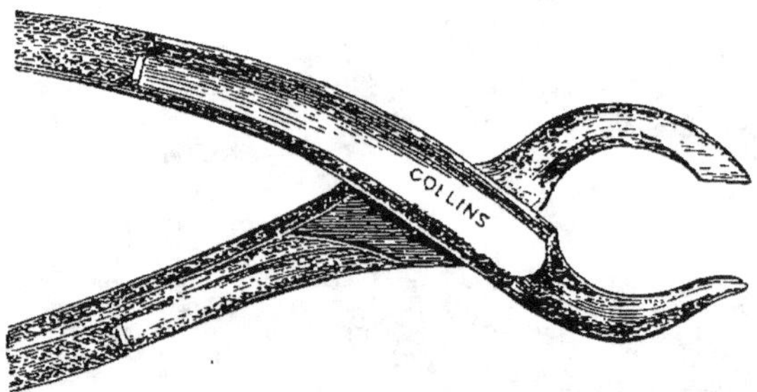

Fig. 195. Instrument pour séparer les racines des dents molaires supérieures. Le mors à lame tranchante s'applique entre les deux racines externes, le mors opposé s'applique sur la racine palatine.

Un semblable instrument peut s'introduire avec les mors parallèles aux côtés du chicot et, une fois en place, il saisira solidement l'organe au niveau des deux racines externes ou entre elles, aussi bien que sur la racine palatine. Dans le mouvement d'extraction, il faut peut-être incliner la force, surtout en dedans, parce que la dent a de la tendance à s'échapper de l'instrument quand on l'ébranle dans la direction opposée. Si les racines adhèrent peu solidement aux débris de la couronne, la pince les désunira en en retirant généralement une ou deux, faisant ainsi l'office des pinces coupantes construites dans le but spécial de séparer de semblables racines. Ces dernières ont leur mors interne ou palatin de forme analogue à celui de l'instrument que nous venons de décrire, mais le mors externe ou buccal se termine par une lame tranchante verticale (fig. 195) et vient presque au contact de l'autre quand l'instrument est fermé. Pour l'appliquer, on commence à introduire le mors palatin, puis on ferme sur lui le mors interne, ce qui amène généralement, mais non toujours, la division d'une partie de la membrane muqueuse et du bord externe du procès alvéolaire. En augmentant la pression, la lame tranchante sépare les deux racines, externes et pénètre dans la racine palatine qui est ramenée le plus souvent avec la pince ; il ne reste plus qu'à enlever les racines externes désunies à l'aide d'une fine pince à racines.

La difficulté de l'opération est démontrée par la variété d'instruments imaginés pour l'avulsion de semblables racines (fig. 196, 197). Cependant, quand les dégâts de la carie ont été assez loin

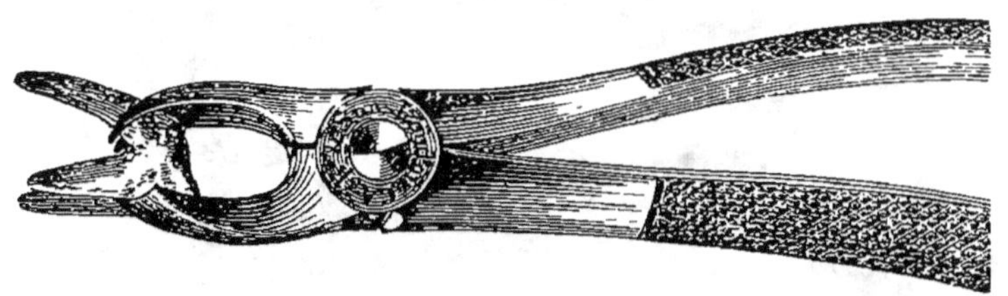

Fig. 196. Davier de Stevens pour extraire les racines des molaires supérieures. Le mors palatin se divise en deux pointes pouvant pénétrer de chaque côté de la racine palatine et la saisir assez solidement pour l'empêcher de glisser.

pour détruire la totalité de la couronne et laisser les racines désunies, l'opération est généralement simple et s'exécute facilement à l'aide de pinces à becs allongés (fig. 198) en imprimant à l'instrument un mouvement rotatoire, parce que chaque racine isolément a une forme conique. Les racines des dents de sagesse du haut ne sont pas en général aussi divergentes que celles des premières et secondes molaires, et leur extraction ne présente guère d'autre difficulté que celle qui résulte de leur position au fond de la bouche. Un davier spécial que nous avons fait construire pour enlever ces racines nous

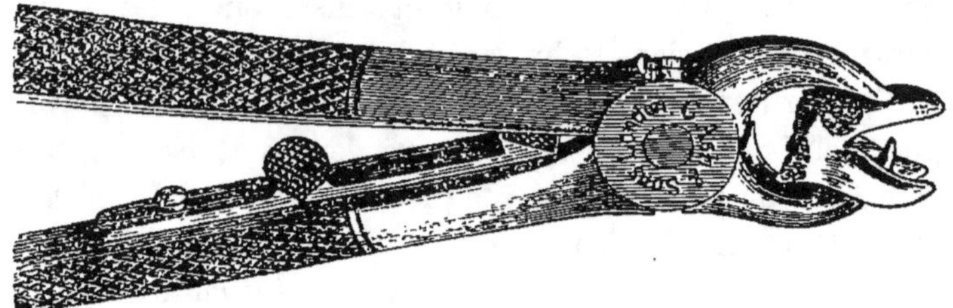

Fig. 197. Davier de Baly, construit dans le même but que le précédent, mais de telle façon que le mors externe pénètre entre les deux racines. Le coin ou arrêt entre les branches empêche qu'elles ne se ferment au point de briser les racines.

est fort utile depuis un grand nombre d'années ; les lames, quand elles sont ouvertes, sont presque parallèles, plus larges que pour les bicuspides et sont coudées à un angle beaucoup plus considérable

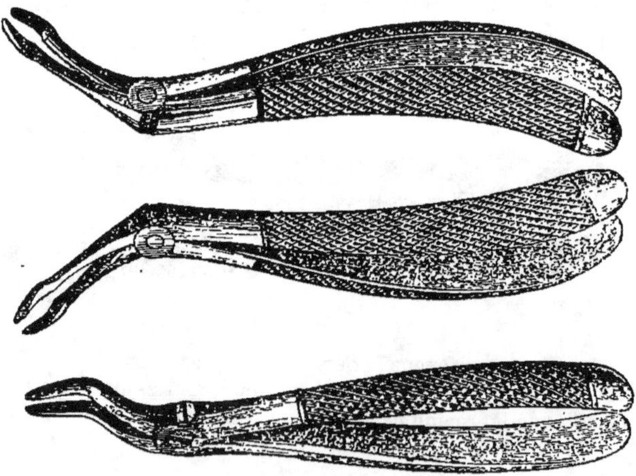

Fig. 198. Pinces destinées à l'extraction des racines des molaires supérieures désunies.

sur la poignée, qui s'incline elle-même en arrière à la distance de deux centimètres et demi de la charnière (fig. 199).

Le même instrument peut souvent s'employer avec avantage pour

d'autre molaires, quand la dent est ramollie à la bifurcation de ces
racines ; car, quand on a soin de l'enfoncer vigoureusement dans l'al-

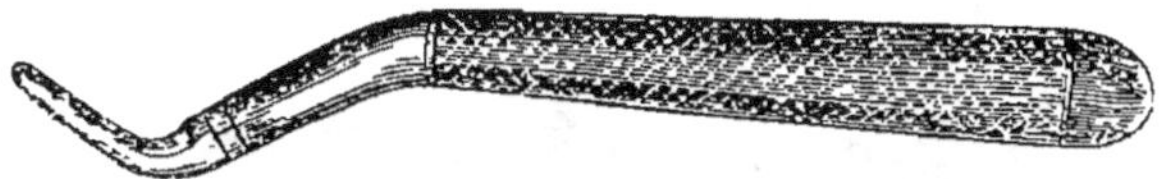

Fig. 199. Pince de notre invention pour extraire les racines des troisièmes
molaires supérieures.

véole, il est rare qu'il n'amène pas une, deux ou quelquefois les
trois racines à la fois.

Les racines des canines du bas s'extraient facilement avec des
daviers ayant la forme de ceux que nous avons décrits pour l'avulsion des bicuspides par les coins de la bouche (fig. 177), mais pourvus
de mors plus légers et plus tranchants (fig. 200). Pour les incisives,
ils ne doivent pas être trop larges, sans quoi ils atteindraient les dents
voisines. Le même instrument peut servir pour les bicuspides. Les
racines exigent les mêmes mouvements que les dents elles-mêmes,
avec les précautions que réclament les racines en général. Tous les
organes ci-dessus peuvent encore s'extraire avec l'instrument repré-

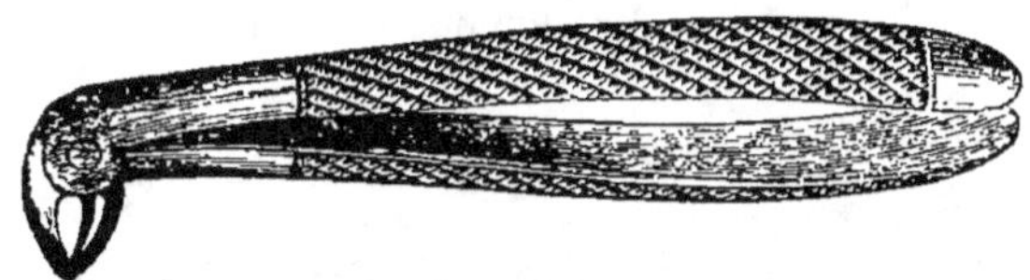

Fig. 200. Davier pour l'extraction des racines des incisives, des canines
et des bicuspides inférieures.

senté (fig. 201). Les racines des molaires du bas, comme celles
des molaires supérieures se trouvent tantôt isolées, tantôt unies à

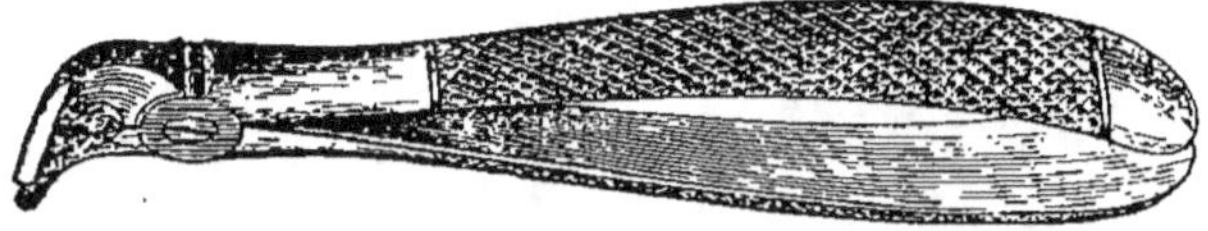

Fig. 201. Davier pour extraire les racines du bas en général.

la couronne, et l'on a construit des instruments pour les séparer,
et pour les retirer quand elles sont désunies (fig, 202, 203). L'expé-

rience nous a démontré l'inutilité de ces derniers, parce que ceux que nous venons de décrire remplissent mieux le but. S'il s'agit de racines encore réunies, nous préférons la pince à racines représentée (fig. 200), l'appliquant dans la direction de l'une des deux racines

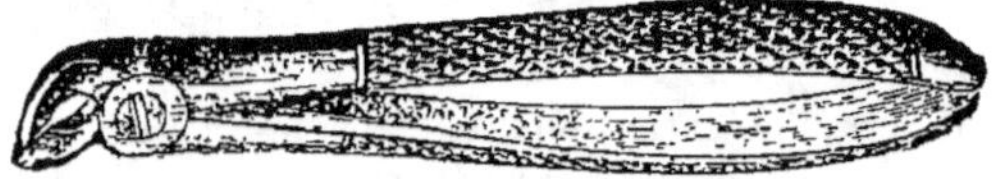

Fig. 202. Davier pour séparer les racines des molaires du bas quand elles sont réunies aux débris de la couronne.

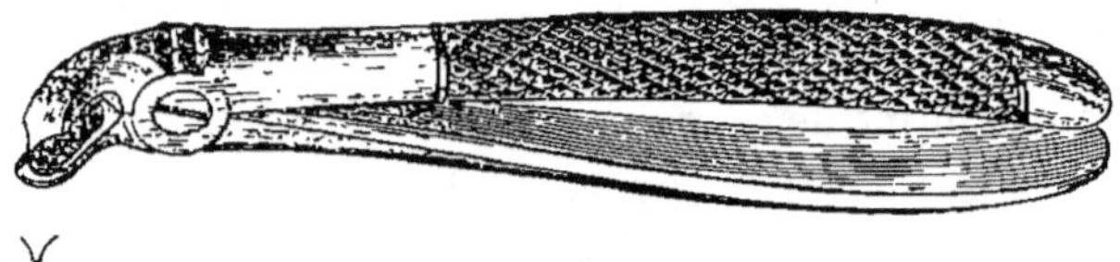

Fig. 203. Davier pour extraire les racines isolées des dents molaires inférieures.

naturellement la plus visible. Les mouvements ordinaires pour ces dents amènent généralement les deux racines ; s'il n'en vient qu'une l'autre s'enlèvera de la même manière. Cependant, il faut avoir soin d'appliquer l'instrument directement sur la racine et non dans

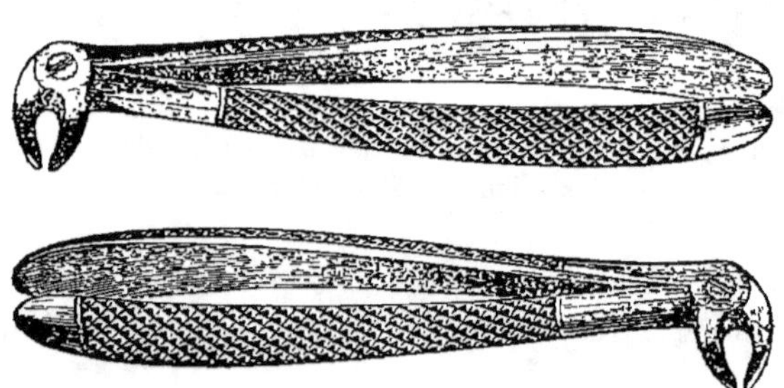

Fig. 204. Daviers pour extraire les racines des deuxièmes et troisièmes molaires inférieures La courbure en arrière des mors nécessite un instrument pour chaque côté.

l'intervalle des deux. Quand elles sont séparées, l'opération est d'ordinaire assez simple.

Pour les racines des dents de sagesse du bas, nous n'avons guère confiance qu'en l'élévatoire ; cependant quand la voisine manque, ou que l'organe est très carié à sa face antérieure, l'on peut se servir des daviers représentés (fig. 204) ou de l'instrument à mors parallèles avec la poignée et qui s'introduit par la partie médiane de la bouche (fig. 201). Mais l'élévatoire, dont nous allons décrire les variétés et le mode d'emploi, est l'instrument le plus utile pour 'extraction de ces organes.

Nous avons déjà comparé l'élévatoire à la moitié d'un davier, mais il serait peut-être plus exact d'appeler celui-ci la moitié d'un élévatoire double, comme le forceps obstétrical est un double levier ; et beaucoup de praticiens ont, sans doute, employé l'une des branches du davier à la manière d'un élévatoire, quelques-uns même se sont servis de la branche détachée, avant l'introduction de l'instrument décrit et figuré par Bell dans son ouvrage, instrument dont il faut lui reconnaître la paternité.

L'élévatoire se compose essentiellement de deux parties (fig. 205), la lame et le manche, qui sont cependant réunies, dans toutes les variétés, par une partie intermédiaire, droite ou courbe. La lame est la partie qui, comme dans le cas du davier, s'applique à la dent, et elle a quelquefois une forme qui lui permet de s'adapter au dia-mètre longitudinal de la racine (fig. 206) ; mais, comme l'éléva-toire s'applique rarement dans une semblable direction, cette forme de la lame est plutôt nuisible qu'utile. Cette partie doit être mince, d'une largeur de 5 millimètres environ (quoique des dimensions plus petites rendent de très grands services), plate, ou légèrement concave à la face antérieure, et convexe postérieurement et, se ter-

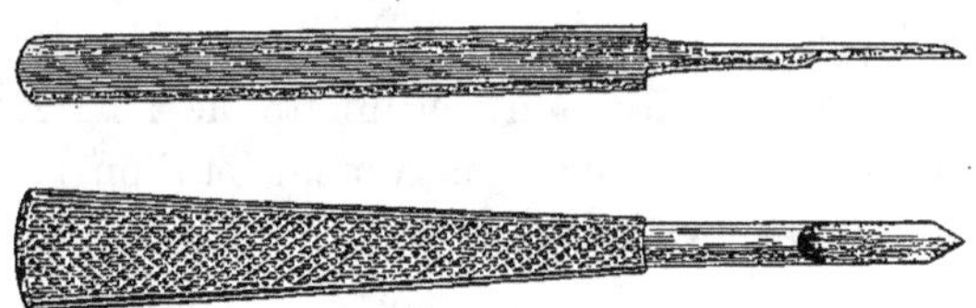

Fig. 205. — Élévatoire vu de face et de côté (de George), que nous considé-rons comme l'un des meilleurs, sinon le meilleur, pour les usages géné-raux.

minant par une pointe triangulaire ; il est bon que la face anté-rieure soit creusée de légers sillons longitudinaux, la postérieure doit être tout à fait lisse et l'extrémité parfaitement aiguë.

Le manche doit être plein et fort, chargé de rugosités et d'une longeur de 10 centimètres. Il peut être en métal, en bois ou en ivoire ; les deux dernières substances sont préférables parce qu'elles sont plus légères.

Maintenant, pour faire mieux comprendre l'action de cet instru-

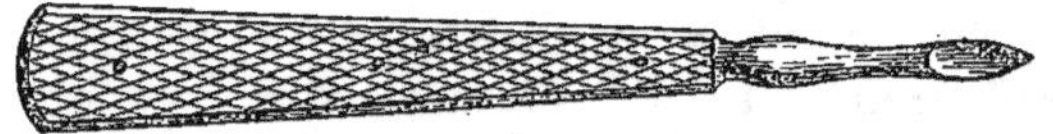

Fig. 206. — Élévatoire de Tomes ; la forme en cuiller de la lame nous paraît plutôt nuisible qu'utile.

ment, nous ne craindrons pas de la comparer à celle de la bêche ; on soulève les dents de leurs alvéoles avec l'élévatoire exactement comme en retire les plantes du sol avec la bêche.

Son emploi n'est pas aussi facile que celui du davier, et il réclame certainement beaucoup plus de soin et de précaution ; il peut glisser aisément et dilacérer les joues et la langue, comme on l'a signalé quelquefois. Cependant ces accidents sont bien rares entre les mains des opérateurs habiles et exercés. Certains membres de la profession se sont faits une grande réputation par leur dextérité à manier l'élévatoire, et l'on citait entre autres le nom des Cartwright. Nous avons eu le bonheur d'être associé pendant nombre d'années avec l'un d'eux et nous ne saurions trop nous féliciter d'avoir vu si souvent employer ce précieux instrument avec une habileté consommée.

Pour extraire une dent avec l'élévatoire, il faut le tenir solidement par le manche, à peu près comme un couteau à découper, l'index appuyant sur la lame à environ un centimètre de l'extrémité. On est ainsi complètement maître de l'instrument et l'on peut éviter les accidents dont nous parlions plus haut, dans le cas où il viendrait à glisser. En principe, il faut appuyer l'index sur le dos de l'instrument quand on opère sur les dents du haut et du côté droit de la mâchoire inférieure, mais en avant de la lame quand on agit sur le côté gauche de la mâchoire du bas ; ceci suppose que l'élévatoire s'applique toujours sur la face antérieure de la dent. Comme exemple, admettons qu'on ait à enlever une troisième molaire du côté droit du maxillaire inférieur, fortement cariée à la face buccale : l'élévatoire étant tenu comme nous venons de le dire, l'opérateur se placera un peu en arrière en se penchant sur la tête du sujet; puis, après avoir écarté la langue et la joue avec les deux premiers doigts de la main gauche, il enfoncera la pointe de l'instrument au bord de la gencive et dans l'intervalle qui sépare les collets de la deuxième et de la troisième molaire, de manière qu'elle incline plutôt vers la racine de la dernière que de la première; le manche se dirigeant en haut, en avant et un peu en dehors pour répondre à la direction de l'alvéole.

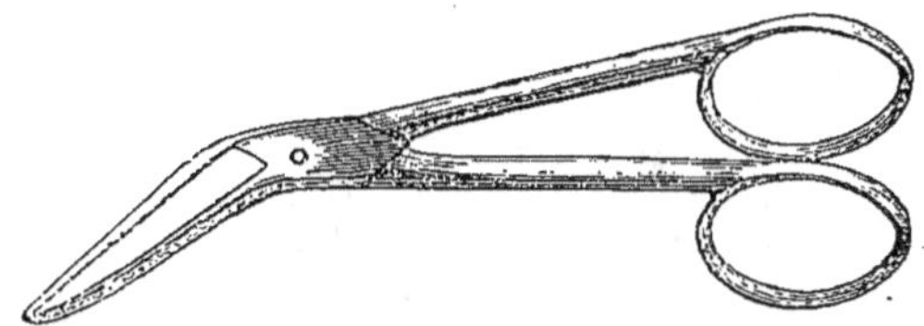

Fig. 207. — Ciseaux courbes pour détacher la membrane muqueuse adhérente au collet des troisièmes molaires après leur extraction.

Quand la gencive a été traversée, l'introduction de l'instrument dans l'alvéole est facilitée par un très léger mouvement de rotation, qu'il suffit d'augmenter pour réussir à ébranler l'organe dans une certaine mesure. L'extraction s'achève, en combinant avec le mouvement rotatoire, un mouvement en haut, qui s'effectue par l'abaissement du manche. Au dernier moment de l'opération, la force doit s'exercer presque directement en haut et ici il faut bien prendre garde que l'instrument ne s'enfonce en arrière, quand la résistance est vaincue. Quand on a affaire aux dents de sagesse inférieures, il n'est pas rare qu'après avoir été soulevées de leurs alvéoles, elles restent attachées à la membrane muqueuse qui adhère solidement à la face postérieure du collet: on doit alors les séparer avec une lancette à lame recourbée ou avec des ciseaux courbes (fig. 207).

L'élévatoire s'emploie à peu près de la même manière pour les autres dents, excepté qu'à la mâchoire supérieure, et surtout pour les dents à racine unique, il faut l'introduire plus verticalement.

Pour l'avulsion des racines séparées, aux deux mâchoires, on se sert souvent, avec beaucoup d'avantage, d'élévatoires dont la lame fait un angle avec le manche (fig. 208, 209). La forme imaginée par Thompson (fig. 210) a un angle très convenable, mais la lame a l'inconvient d'être évidée en cuiller. Cette dernière, réduite à environ la moitié de son épaisseur, comme nous l'avons conseillé, constitue

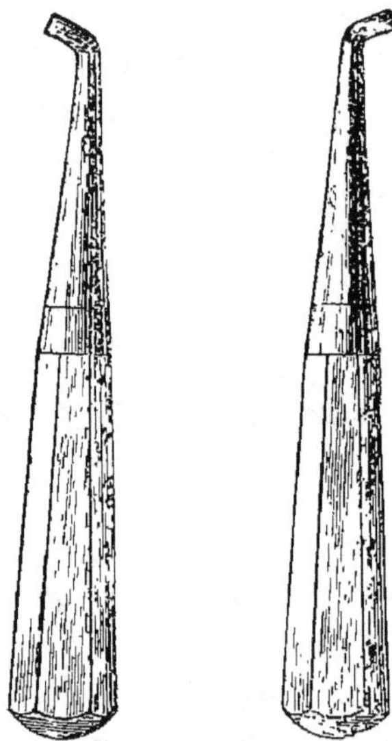

Fig. 208. — Élévatoire, droit et gauche, dont la lame fait un angle avec le manche.

un instrument des plus utiles ; il faut pourtant se rappeler que la courbure diminue la puissance.

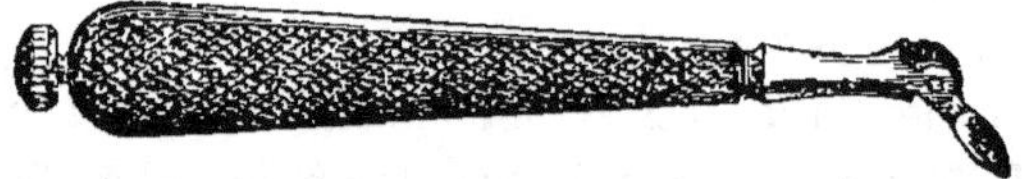

Fig. 209. — Élévatoire dont la lame peut se fixer à l'angle que l'on veut.

L'emploi de l'élévatoire pour les troisièmes molaires du haut ou leurs racines peut entraîner des conséquences si désastreuses, qu'il est bon, en principe, de s'en abstenir. La force s'exerçant dans la direction de la tubérosité maxillaire, cette portion de l'os peut facilement se détacher en entraînant avec elle, ce qui est plus important, l'apophyse hamulaire de l'aile ptéryzoïde interne, d'où résulterait la surdité du côté correspondant, démonstration fâcheuse de la fonction récemment attribuée aux muscles palatins-ciconflexes ; nous avons cependant vu la même complication se produire avec le davier et entre les mains d'un opérateur non moins heureux que prudent. C'est qu'en effet, dans certains cas, l'apophyse en question offre si peu de résistance qu'elle se détache avec la plus grande facilité. Un instrument, encore plus capable d'amener ce résultat que l'élévatoire est une sorte de pinces coupantes dont les lames

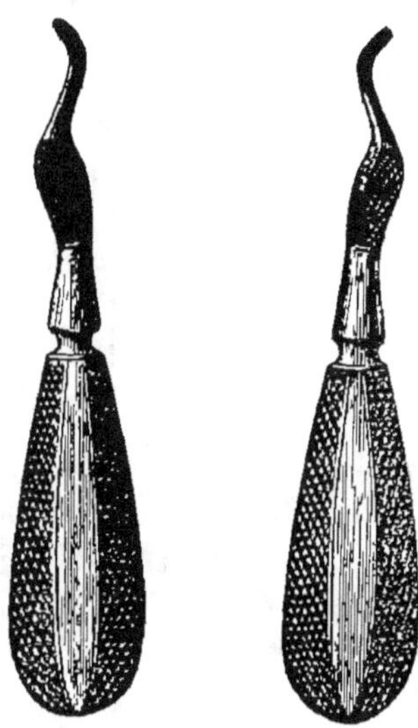

Fig. 210. Élévatoire de Thompson, droit et gauche.

forment un angle obtus avec les manches, et qui a été imaginée pour l'extraction des dents de sagesse ; quand l'instrument est fermé, les lames forment un plan incliné uni le long duquel glisse la dent. Supposons qu'on s'en serve pour une troisième molaire supérieure, on ferme énergiquement les lames entre cette dent et la deuxième molaire (à peu près comme on le ferait pour séparer la dent de sagesse de la tubérosité) dans le but de faire glisser l'organe le long du plan incliné représenté par les lames une fois fermées.

On peut encore se servir de l'élévatoire d'une manière différente de celle que nous avons décrite, spécialement quand on a affaire à des racines raláchées des dents de lait ; on appuie contre la racine la pointe de l'instrument et l'on dirige la force en haut, en bas, ou latéralement, suivant le cas.

Pour les racines très fragiles, surtout celles des dents à racine unique, on emploie quelquefois un instrument terminé par une vis conique (fig. 211). On commence par enlever l'ivoire ramolli et l'on enfonce la vis dans la racine. Nous sommes du petit nombre des

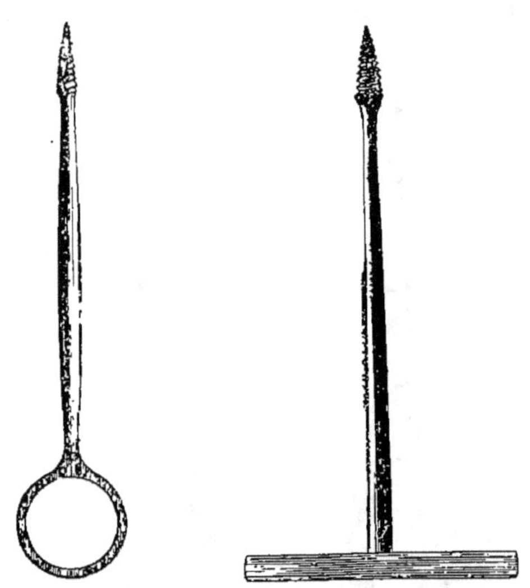

Fig. 211. — Deux formes d'instrument à vis pour extraire les racines dentaires.

personnes qui, dans ce pays au moins, ont pu juger par elles-mêmes de la valeur de cet instrument.

L'opération fut quelque peu ennuyeuse, mais nous n'eûmes

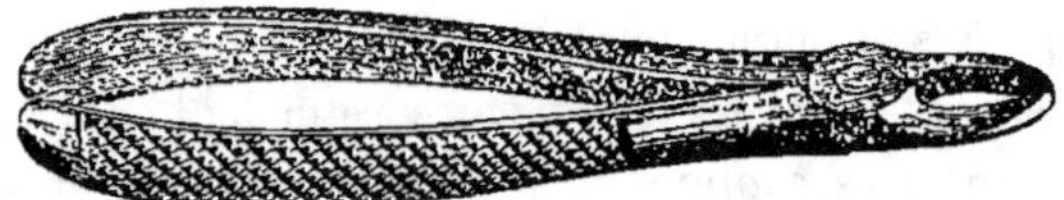

Fig. 212. — Davier pour extraire les incisives et canines temporaires du haut.

qu'à nous louer des résultats. On a encore imaginé et employé d'autres instruments pour l'extraction des racines dentaires, mais on s'en sert si peu que nous aimons mieux les passer sous silence, pour ne pas compliquer le sujet.

Les dents temporaires s'enlèvent exactement de la même façon que les permanentes, il faut seulement employer des instruments plus petits et moins nombreux : un petit davier droit pour les incisives et canines supérieures (fig. 212) et un recourbé (en bec de faucon) pour les mêmes dents de la mâchoire inférieure (fig. 213). Pour les molaires supérieures, un petit davier (fig. 214) avec des

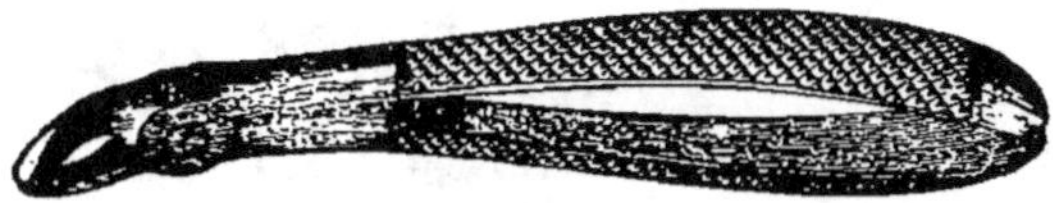

Fig. 213. — Davier pour extraire les incisives et canines temporaires du bas.

mors semblables, quoique sur une petite échelle, à ceux de l'instrument décrit pour les dents de sagesse du haut, servira aux deux côtés. De même pour les molaires inférieures, on emploiera un instrument semblable à celui qui sert pour les molaires permanentes, mais plus petit ; les mors seront parallèles, ou non, avec la poignée. Les dents de lait exigent moins de force dans les divers temps de l'opération que les organes permanents, mais tous les mouvement seront les mêmes.

Les racines des dents temporaires divergent proportionnellement plus sur leurs couronnes que celles des dents permanentes et sont par conséquent plus exposées à se fracturer pendant l'extraction ; mais on les retire, en général, très facilement avec un petit élévatoire. On a cité des cas où les racines d'une molaire temporaire inférieure embrassaient si bien la dent de remplacement que celle-ci venait avec elles dans l'extraction : mais ces faits sont rares et ne

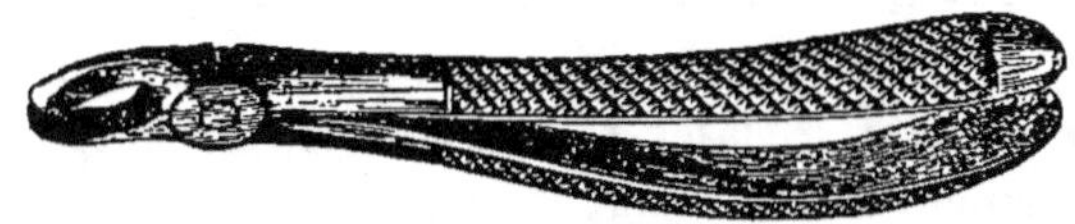

Fig. 214. — Davier pour extraire les molaires temporaires supérieures.

peuvent guère se produire que par maladresse. Les dents de lait sont parfois, à l'époque de leur résorption, positivement soudées en certains points à l'os environnant, et quand on les extrait elles font entendre un bruit sec, qui peut faire croire à une fracture ; une union membraneuse peut aussi, en cédant, donner lieu au même phénomène et le bruit est alors si caractéristique que l'un des assistants s'écrie souvent : « La dent est cassée. » Enfin, une personne non familiarisée avec les apparences qu'offre une dent en voie de résorption,

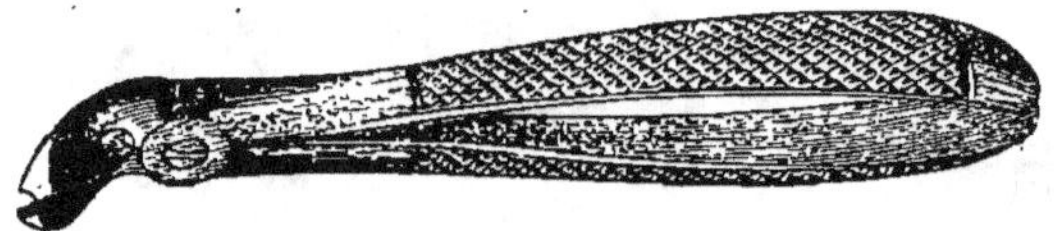

Fig. 215. — Davier pour extraire les molaires temporaires inférieures.

se persuade souvent qu'un fragment a été laissé dans la mâchoire ; et, comme la vue et le toucher révèlent souvent la présence de tissus dentaires, l'instrument réintroduit tombe sur une bicuspide en voie de formation.

L'étudiant qui a eu la patience de nous suivre jusqu'ici sera peut-être effrayé de tout l'arsenal d'instruments que nous avons décrits comme destinés à remplacer la clé, condamnée aujourd'hui, et il va s'écrier : « Voilà une manière méthodique de m'interdire à jamais les extractions ; car comment ferai-je pour acheter des instruments si coûteux ? » Nous lui répondrons que notre seul but a été d'essayer de décrire la meilleure manière d'exécuter ces opérations et que nous pouvons maintenant le rassurer en lui disant qu'il suffit d'une série de sept daviers et d'un élévatoire, avec un peu d'expérience et de savoir-faire, pour répondre aux nécessités de tous les cas, sauf ceux qui sont tout à fait extraordinaires.

Voici la liste des huit instruments en question : 1° Un davier pour les incisives, les canines et les bicuspides supérieures ; il servira également pour les molaires temporaires : nous recommandons l'instrument représenté (fig. 165), la légère courbure de la poignée n'ayant pas grand inconvénient quand il faut l'appliquer aux six dents antérieures ; 2° Un autre suffira pour les incisives, canines et bicuspides du bas, ainsi que pour les molaires temporaires ; nous recommandons le davier décrit pour les bicuspides inférieures (fig. 177) et qui s'introduit par les côtés de la bouche ; 3° et 4° Pour les molaires permanentes du haut, le davier représenté (fig. 168), un pour chaque côté, avec la poignée recourbée pour convenir à l'extraction des dents de sagesse ; 5° Pour les molaires inférieures, l'instrument représenté (fig. 181) et qui s'introduit par le milieu de la bouche; 6° et 7° Une pince pour les racines du bas et une pour celles du haut (fig. 190 et 201), qui serviront également à enlever les incisives et les canines temporaires des deux mâchoires; 8° Un élévatoire (fig. 205).

———

CHAPITRE XIII

DIFFICULTÉS ET COMPLICATIONS DE L'EXTRACTION DES DENTS.

Passons maintenant à l'examen des difficultés et complications qui peuvent se rencontrer dans l'opération de l'extraction. Une difficulté très commune est la résistance de l'organe, elle réclame de la part de l'opérateur du jugement et de l'habileté, pour décider jusqu'à quel point il peut légitimement pousser ses efforts. L'expérience prouve que les dents de teinte jaunâtre, et quelque peu usées sur leurs couronnes, surtout chez des sujets d'âge moyen et de constitution vigoureuse, sont plus difficiles à enlever que des organes volumineux, de couleur claire, chez des personnes plus jeunes. Les dimensions de la couronne n'indiquent rien, parce que les racines, ou leur solidité d'implantation, peuvent être complètement indépendantes de leur grosseur. Une dent isolée, spécialement la première ou la seconde molaire, offre souvent une difficulté insolite pour son avulsion. En présence de ces cas, l'opérateur se trouve soumis à une dure épreuve, mais on peut poser comme règle, qu'il ne doit jamais, surtout s'il est fort, déployer toute sa vigueur sur aucune dent, quelle qu'elle soit; l'énergie nécessaire à l'extraction peut être considérable, mais elle doit rester dans certaines limites ; heureusement qu'avec le davier, il est à peine possible de faire les dégâts, qu'on observait naguère avec la clé. C'est une chose fort désagréable de renvoyer un sujet avec une dent douloureuse *in situ,* mais le plus souvent l'on constate une cessation temporaire de la souffrance dans l'organe ébranlé par les tentatives d'extraction, et c'est une satisfaction de pouvoir à peu près assurer que l'opération serait plus facile si la douleur se repro-

15

duisait. Dans la pratique nospitalière, nous avons vu maintes fois des sujets venir pour se faire enlever des dents qui avaient résisté à des efforts pouvant être taxés de dangereux et injustifiables, mais qui cédaient alors à un degré de force modéré. Quelques jours s'étaient écoulés depuis les essais d'extraction, et l'inflammation qui en était résultée avait ramolli l'alvéole et la membrane alvéolo-dentaire. En pareil cas, les jeunes praticiens sont tentés d'attribuer le succès à leur habileté supérieure ; mais le temps et l'expérience

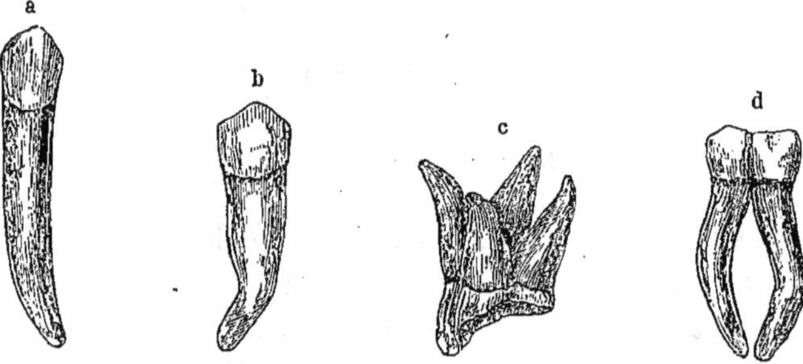

Fig. 216. — Dents qui, par la forme et la direction de leurs racines, présenteraient une résistance considérable dans leur extraction ; *a*, canine inférieure à racine excessivement longue ; *b*, bicuspide inférieure à racine recourbée ; *c*, molaire supérieure, ayant quatre racines divergentes ; *d*, molaire inférieure à racines longues et convergentes. Figures de grandeur naturelle, dessinées d'après des spécimens de notre collection.

redresseront leur présomption. On voit quelquefois une dent se fracturer sous l'action d'un effort modéré et habilement exercé, et nous sommes convaincu que certains organes ont une prédisposition à ce genre d'accident. Nous avons rencontré des personnes qui affirmaient n'avoir jamais eu de dents enlevées dans leur intégrité. Une dent dont les attaches sont plus résistantes que sa propre force cohésive, doit nécessairement céder dans cette dernière, comme le ferait une carotte pourrie qu'on arracherait du sol. Dans ce cas, si la portion restante est solidement implantée, l'opérateur doit exercer son jugement pour savoir combien de temps il lui est permis de persévérer dans ses efforts d'extraction, car la forme anormale des racines ou la présence d'exostose pourrait rendre l'opération impossible. Si une pulpe vivante demeure dans la portion restante, il faudra persévérer plus longtemps que dans le cas contraire ; des applications répétées d'acide phénique rendront alors beaucoup de service.

La forme et la direction des racines sont une source fréquente de difficultés; les dents à racine unique peuvent avoir cette racine tordue en spirale, ou recourbée sous un angle variable. Les molaires peuvent avoir des racines divergentes ou convergentes (fig. 216 c, d) à un degré tel que leur extraction en bloc serait presque une impossibilité; il faut donc les diviser avec l'un des daviers représentés figure 195 à 202. Quand on rencontre des racines uniques hypertrophiées ou recourbées, on peut, comme dernière ressource, trépaner l'alvéole pour les déloger (fig. 217), mais ce moyen ne doit être utilisé qu'en cas d'odontalgie violente.

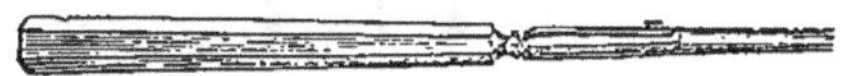

Fig. 217. — Tréphine pour perforer la paroi alvéolaire.

La forme anormale des couronnes (fig. 218) est une source de difficulté, les instruments ordinaires ne pouvant s'y adapter; la position des dents relativement à leurs voisines, peut encore s'opposer complètement à l'emploi des instruments ordinaires, au moins dans les directions habituelles. Cette condition, amenée par l'entassement des dents, n'est pas rare à observer sur les incisives inférieures; une incisive peut se trouver si directement en avant ou en arrière d'autres dents, qu'il n'y ait pas possibilité d'appliquer le mors postérieur ou antérieur du davier. Pour triompher de cette difficulté, on construit des daviers ayant le mors postérieur ou le mors antérieur très étroit (fig. 219); mais, comme ils ont l'incon-

a   b

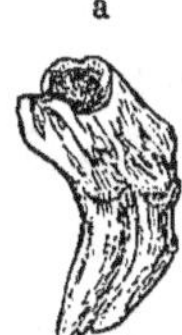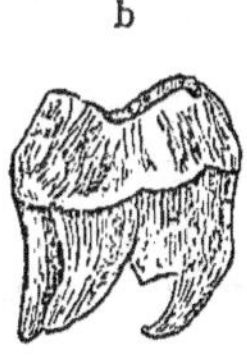

Fig. 218. — Dent de sagesse supérieure mal formée, à laquelle le davier de construction ordinaire (fig. 170) ne saurait s'adapter convenablement; a, face antérieure; b, face latérale.

vénient d'exposer à couper la couronne, nous préférons employer l'une des formes ordinaires des pinces à racines, avec lesquelles nous saisissons la dent latéralement, en pressant les mors vers l'alvéole à angle avec la couronne. Pour les dents de la mâchoire supérieure, on fabrique des daviers semblables à ceux que nous venons de mentionner (fig. 220), mais nous leur appliquons les mêmes remarques que dans le cas des dents du bas.

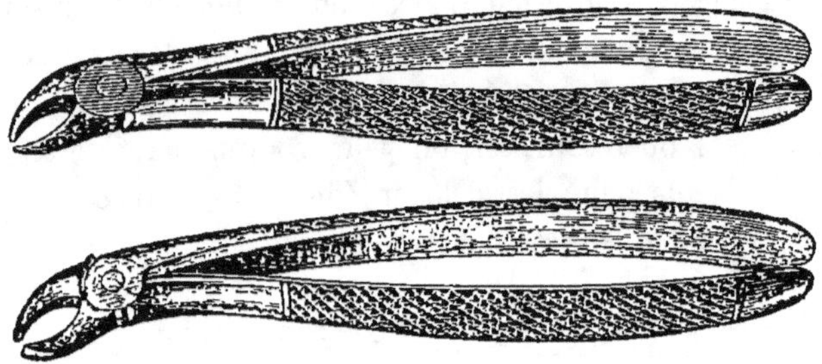

Fig. 219. — Daviers pour l'extraction des incisives et canines inférieures, quand les dents voisines avancent sur elles en dedans ou en dehors. L'un de ces instruments a son mors interne, l'autre son mors externe très étroit.

Le dentiste peut être appelé à enlever des dents partiellement sorties, ou même cachées sous la gencive. Des organes mal placés

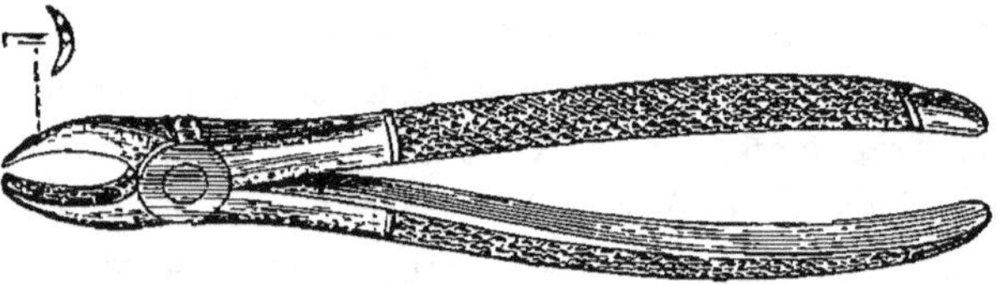

Fig. 220. — Davier pour extraire les incisives et canines supérieures quand les dents voisines avancent sur elles en dedans ou en dehors.

ou surnuméraires, apparaissant dans le palais, sont parfois impossibles à extraire sans la résection d'une partie de la paroi alvéolaire.

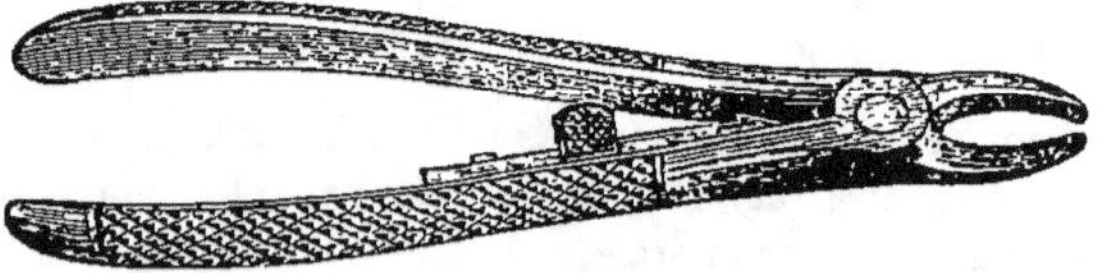

Fig. 221. — Pince alvéolaire de Cattlin ; les mors ont leur extrémité taillée en dents de scie pour couper le procès alvéolaire, et assurer une prise solide sur les dents, qu'on ne saurait obtenir autrement. L'arrêt sert à écarter les mors à une distance déterminée.

Le davier de Cattlin (fig. 221) remplit très bien ce but. Il vaut mieux, en pareil cas, attendre que l'éruption soit plus avancée. Les dents de sagesse inférieures donnent souvent lieu à de graves désordres pendant leur période d'éruption, par exemple, à un abcès volumineux, soit dans leur voisinage immédiat, soit à une certaine distance.

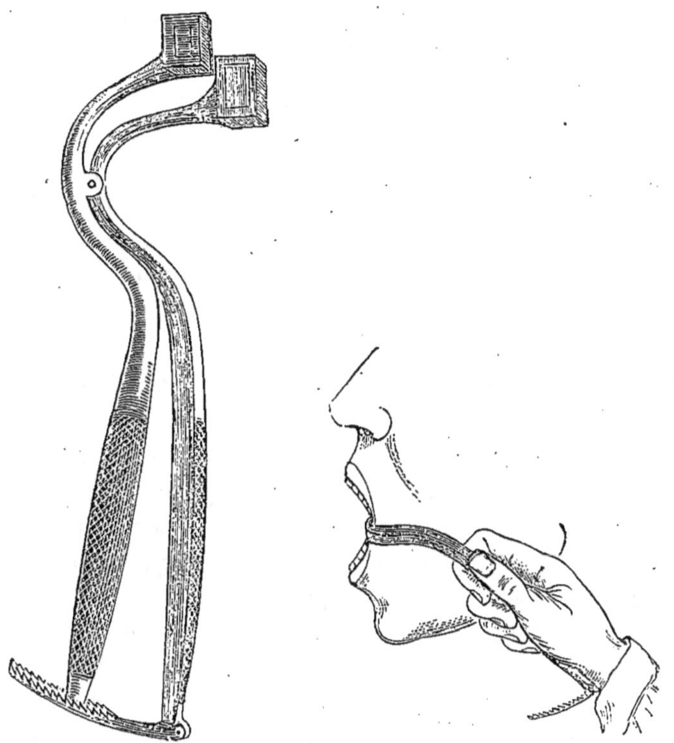

Fig. 222. — Ouvre-bouche ou gag, imaginé par nous en 1861, et décrit dans le texte. La figure du côté droit montre l'instrument en place.

Quand les dents sont très serrées, leur position les rend en outre presque impossibles à enlever, parce que leurs couronnes sont en partie recouvertes par la seconde molaire en avant, et l'apophyse coronoïde en arrière; aussi se voit-on parfois dans la nécessité de sacrifier la seconde molaire. On aurait pu naturellement s'attendre à ce que, dans ces conditions, la dent de sagesse perdît sa vitalité, et continuât d'être encore la source de certaines complications; mais il s'est présenté des cas où toute trace de trouble et de suppuration disparaissait aussitôt après l'avulsion de la seconde molaire. Un autre symptôme que provoque assez souvent la difficulté d'éruption dès dents de sagesse, est le resserrement des mâchoires, dû à la contraction des muscles qui ferment la bouche; on en triomphe généralement en introduisant entre les dents des coins de bois dont on augmente peu à peu le volume, jusqu'à ce qu'on ait obtenu un espace suffisant pour l'action de l'élévatoire. Grâce à l'anesthésie, on parvient à ouvrir la bouche de force, soit avec le dilatateur à vis, soit avec un instrument que nous avons imaginé il y a quelques années, pour les cas de ce genre (fig. 222); sa construction rappelle celle du davier, avec cette différence qu'en pressant les manches, on ouvre les mors; ceux-ci sont garnis d'une substance molle et s'appliquent, quand ils sont fermés, contre les dents où, en leur absence, contre les gencives; il suffit alors d'exercer une pression énergique sur la poignée, pour vaincre la résistance musculaire et ouvrir la bouche.

Bien plus récemment, un instrument basé tout à fait sur le même principe, a été imaginé par notre ami, F. Matou, qui ne connaissait pas l'existence du nôtre. Nous avouons sans peine, que ce dernier est supérieur au nôtre, à beaucoup d'égards; il a été fortement recommandé par feu sir W. Fergusson, pour l'opération de la staphylorraphie. Il est cependant un point où il est moins avantageux, c'est son volume plus grand, quand les mors sont fermés; il en résulte qu'il est difficile à introduire entre les dents, quand la contracture des muscles est considérable.

Des dents incluses dans la mâchoire, ou retardées dans leur éruption par d'autres causes, deviennent souvent la cause de graves désordres et, en essayant de traiter de semblables cas, l'on peut laisser échapper la condition réelle. Voici le résumé succinct de trois observations de ce genre : la première concernait une dame, ayant un peu dépassé l'âge moyen, et qui souffrait depuis longtemps d'un abcès au côté droit du cou. En cherchant la cause du mal, nous découvrîmes une petite ouverture dans la gencive, au point où la dent de sagesse aurait dû sortir. Un stylet d'acier (fig. 223), introduit à près de 2 centimètres au-dessous de la surface, rencontra une substance dure, rappelant tout à fait celle de l'émail. Après avoir donné du chloroforme, nous débridâmes largement et, une fois l'hémorrhagie arrêtée, nous aperçumes une partie de la couronne d'une dent. Il fallut réséquer l'os pour arriver à retirer enfin la dent en deux fragments. La malade ne resta guère moins de deux heures sous l'influence du chloroforme. Tout rentra bientôt dans l'ordre peu après l'opération.

Le second cas était celui d'un gentleman, à peu près du même âge et qui, depuis vingt-quatre ans, souffrait d'une maladie que

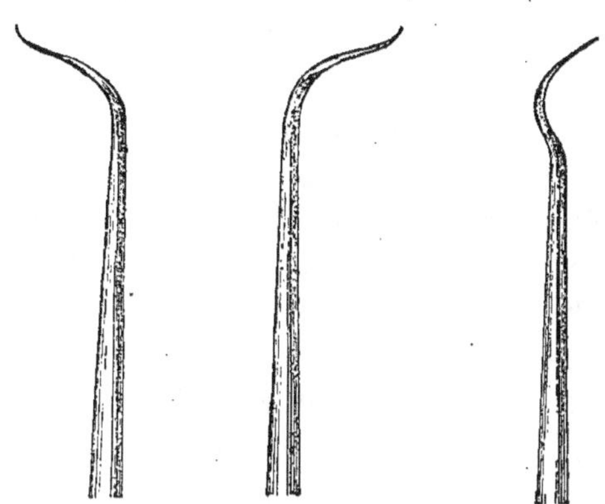

Fig. 223. — Stylets d'acier de courbures variées, utiles pour la découverte des dents retardées dans leur éruption.

l'on regardait comme une lésion de la partie droite du maxillaire inférieur. Comme dans l'observation précédente, le stylet rencontra, à environ 2 centimètres de la surface, un corps dur qui donnait l'idée de la substance dentaire. Le sujet ayant été insensibilisé avec le protoxyde d'azote, nous fîmes une large incision dans les tissus tuméfiés, et nous dilatâmes l'ouverture avec le doigt. Une fois l'effet de l'anesthésique dissipé, nous nous assurâmes autant que possible de la position de la dent, qui ne se laissait pas voir encore. On attendit que l'hémorrhagie fût arrêtée, pour administrer cette fois du chloroforme, qui permit d'ébranler la dent avec un élévatoire, puis ensuite de l'enlever sans trop de difficulté, avec une pince à racines pourvue de longs mors. Ce qu'il y avait d'intéressant dans ce cas, c'est l'espace durant lequel la véritable cause du mal était restée ignorée, malgré la trépanation du maxillaire, qu'un chirurgien avait faite auparavant, dans l'espoir de découvrir un abcès.

Le troisième cas concernait un monsieur, âgé de 72 ans, qui avait depuis quelques mois une tumeur du cou, également du côté droit. Cette tumeur, augmentant rapidement, un praticien distingué de province, avait conseillé une opération. Mais les parents voulaient d'abord consulter un spécialiste éminent de Londres. Le résultat de son examen fut que la tumeur dépendait probablement d'un ganglion hypertrophié, par suite de l'irritation déterminée par la dent de sagesse correspondante, qui n'avait pas fait son éruption. Après avoir, comme dans le cas précédent, administré du protoxyde d'azote d'abord, puis du chloroforme, on parvint après beaucoup de difficulté et le large emploi de la gouje, à retirer la totalité d'une dent à triple racine en plusieurs fragments. Au bout de quarante heures, la tumeur, qui avait environ le volume d'une figue, avait diminué de moitié, et quinze jours plus tard, il n'en restait d'autres vestiges qu'une légère induration. Le lecteur peut facilement se rendre compte des difficultés que présentent les cas de ce genre; heureusement qu'ils sont rares, cependant tous ceux que nous venons de citer se sont rencontrés dans la pratique d'une seule personne, sir J. Paget, dont la pénétration en matière d'étiogie ne peut qu'exciter notre admiration.

Dans l'extraction d'une dent chez un jeune sujet, il pourrait fort bien arriver qu'une dent voisine sortît avec elle, si l'opération ne se faisait pas avec soin et précaution; en pareil cas, on verrait généralement l'organe adjacent se mouvoir avec celui qu'on veut enlever. Nous pensons qu'alors il n'existe pas de cloison osseuse entre les deux dents et que celles-ci ont un périoste commun. En présence de faits semblables, l'opérateur doit appuyer solidement le pouce gauche sur la couronne de la dent qu'il voit bouger et ne pas exercer, soit avec le davier, soit avec l'élévatoire, une force supérieure à celle que le pouce peut contrôler ; une fois, qu'il a senti céder les liens membraneux, il n'y a plus de danger de terminer l'avulsion. Quand un organe voisin a été ébranlé ou complètement délogé de son alvéole, il faut le replacer immédiatement et le presser vigoureusement ; on a ainsi les plus grandes chances de voir se rétablir les connexions membraneuses et de conserver une dent utile. Chez les jeunes sujets, on est encore exposé, quand on se sert de l'élévatoire, et surtout quand une dent adjacente n'a pas fait son éruption, à arracher cette dernière ; dans ce cas, il faut donc apporter beaucoup de soins et n'employer, autant que possible, que le davier.

Il arrive, comme nous l'avons déjà dit, que des dents sont soudées ensemble par leurs racines; on comprend combien l'extraction de pareilles dents sont difficiles. Malheureusement, ils est presque impossible de diagnostiquer cette condition ou de supposer à l'avance l'existence d'une exostose étendue ; cependant, l'emploi de la lumière électrique, comme nous l'avons vu faire à la Société Odontologique, pourrait être une ressource dans les cas de ce genre. L'appareil de Hart, électricien d'Edimbourg, illuminait si parfaitement la bouche que l'on pouvait distinguer les racines dentaires à travers leurs enveloppes muqueuse et osseuse.

Il est presque impossible d'éviter, malgré tout le soin imaginable, d'enlever avec la dent de petites portions du procès alvéolaire. Ainsi, par exemple : pour les premières molaires supérieures, la paroi alvéolaire externe est souvent extrêmement mince et légère

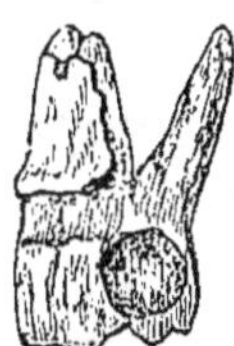

Fig. 224. — Première molaire supérieure extraite avec un fragment de la lame alvéolaire externe adhérente à la dent. D'après la forme que présente cette portion d'os et en raison de son absence à l'extrémité de la racine, il aurait été presque impossible de ne pas produire cette petite fracture en enlevant l'organe.

et ces parties délicates cèdent plus volontiers que la membrane alvéolo-dentaire à laquelle elles sont unies. Ces accidents n'ont qu'une importance insignifiante, puisque les parties fracturées doi-

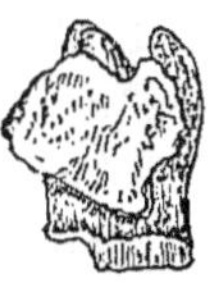

Fig. 225. — Dent de sagesse supérieure avec la tubérosité du maxillaire sortie avec elle. La forme de l'os montre que dans ce cas encore la fracture était à peu près fatale.

vent se résorber à la suite de l'extraction. Il est donc inutile d'en parler aux clients, qui pourraient s'en tourmenter outre mesure. Quand le procès alvéolaire a une hauteur anormale, et peut se dessiner au-dessus de la surface, comme cela a lieu bien souvent, lorsqu'on a extrait plusieurs dents contiguës, il est bon de réséquer les parties proéminentes avec des pinces appropriées.

En présence de fractures plus étendues de la partie alvéolaire, la question de l'enlèvement ou de la rétention des fragments, dépendra de leurs dimensions ; pour peu qu'ils puissent servir à assurer la stabilité des dents adjacentes, il faudra faire tous ses efforts pour les conserver. On a signalé des cas de fracture transversale de la mâchoire supérieure survenus dans des tentatives d'extraction et même, croyons-nous, entre les mains d'opérateurs dont l'habileté n'avait jamais été mise en doute. Cette fâcheuse complication,

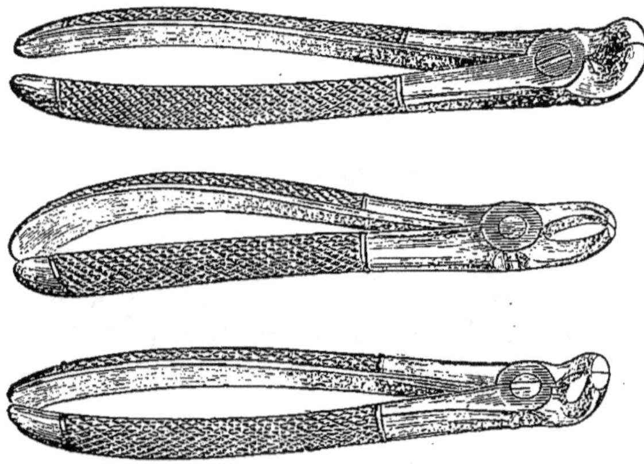

Fig. 226. — Trois modèles de pinces coupantes pour la résection des portions saillantes du procès alvéolaire, etc.

se produisant sous l'action de force très modérée, s'explique par une lésion osseuse antérieure ; en effet, il existe des préparations du maxillaire inférieur où l'os avait perdu plus de la moitié de son épaisseur à la suite d'un abcès alvéolaire. Le dentiste, instruit de l'existence d'une pareille maladie, doit donc songer à la possibilité d'une fracture et si, par malheur, cet accident se produisait, c'est encore lui qui serait le plus à même d'y remédier.

Un accident plus fréquent dans l'extraction des dents, c'est la luxation partielle ou complète du maxillaire inférieur ; on l'observe plus souvent quand on a administré un anesthésique, sans doute par suite du relâchement des muscles. Pour réduire cette luxation, l'opérateur place ses deux pouces, bien enveloppés de nombreux tours d'une bande étroite, sur les dernière dents molaires du bas. Il presse alors fortement sur la mâchoire inférieure pour dégager les condyles en même temps qu'il relève la partie antérieure du maxillaire avec les autres doigts. Avec ce procédé nous n'avons jamais rencontré la moindre diifffculté dans la réduction.

On a cité des cas où les dents inférieures, spécialement les 3es molaires, embrassant dans leurs racines le nerf dentaire inférieur, ont amené fatalement la déchirure de ce dernier dans leur extraction, et nous connaissons une observation de paralysie de ce même nerf consécutive à l'avulsion d'une dent de sagesse, la lésion ne pouvant s'expliquer que comme le résultat du choc. La conséquence est des plus fâcheuses pour le sujet, parce que, par suite de la perte de la sensibilité, la salive s'écoule du côté correspondant de la bouche sans qu'il en ait conscience et qu'il est obligé de faire des efforts pour la retenir dans la cavité buccale. Mais généralement le nerf finit par se réunir plus ou moins et reprend ses fonctions au bout d'un certain temps.

Il est souvent difficile de déterminer quelle est la dent qui fait réellement souffrir quand on a plusieurs organes contigus fortement cariés ; en les percutant successivement, ou par l'application du froid, on réussit d'ordinaire à découvrir la dent coupable, mais il peut arriver que le siège de la souffrance se trouve à quelque distance du point indiqué par le patient et même à la mâchoire opposée. Si l'on s'en rapportait uniquement aux impressions du sujet, on enlèverait souvent des dents qui, bien que malades, ne sont pas actuellement la cause du mal. Ce n'est pas tout, il faut bien savoir que la douleur, provoquée par une dent malade, ne cesse pas toujours avec l'éloignement de celle-ci ; ce phénomène se présente surtout dans les cas de périostite primitive ou consécutive. Il est facile de comprendre que la souffrance déterminée par la dilacération de membranes en état d'inflammation est généralement très-aiguë et peut persister plusieurs heures, suivant la période où était arrivée cette inflammation au moment de l'extraction. Le médicament qui nous a rendu le plus de services immédiatement après l'opération consiste en un mélange d'acide phénique pur avec une petite quantité de chloroforme, appliquée sur du coton dans l'alvéole. Si la douleur continue pendant plusieurs jours, le mieux sera de conseiller des fomentations calmantes, spécialement de pavot et de chlorate de potasse. On explique souvent l'odontalgie consécutive à l'extraction par l'action du froid, mais à notre avis dans bien des cas, on voit sur la membrane muqueuse précisément l'état de choses que l'on décrirait sur une surface externe sous le nom d'inflammation érythémateuse et qui peut certainement résulter de l'action du froid. La cicatrisation d'un alvéole vide, se fait principalement, sans nul doute, par la production de bourgeons charnus ; cependant, dans bien des cas, les portions de la membrane muqueuse se rejoignent de si près que leur réunion peut se faire en partie par première intention. D'ailleurs, les plaies de muqueuses saines guérissent en général plus vite que celles du tégument externe, parce que, en raison de leurs positions, elles se rapprochent du caractère des plaies sous-cutanées. Dans les cas ci-dessus, la membrane muqueuse qui entoure l'alvéole est tuméfiée, congestionnée et renversée, tandis que la cavité alvéolaire est généralement occupée par une eschare.

Une complication assez fréquente de l'extraction est l'hémorragie, soit primitive, soit secondaire. Il y a toujours une perte de sang plus ou moins grande après cette opération ; elle est plus considérable ou plus prolongée s'il a existé une inflammation de longue durée, parce que, dans ces conditions, les vaisseaux ont moins de tendance à se contracter. Lorsqu'elle persiste d'une manière insolite, il faut recourir à l'eau glacée, à l'exposition à l'air, au tannin, au perchlorure de fer, ou au tamponnement ; mais ce dernier moyen est rarement nécessaire dans l'hémorragie primitive. L'hémorragie secondaire est beaucoup plus difficile à arrêter et voici dans quelles circonstances elle survient le plus souvent : Le sujet qui a subi une avulsion dentaire dans la journée, sans que l'opération ait présenté rien de fâcheux, s'éveille pendant la nuit avec la bouche pleine de sang et il s'aperçoit qu'il en a perdu beaucoup durant son sommeil. La perte peut même être telle qu'il en éprouve un sentiment de défaillance et, à défaut de secours, elle peut aller jusqu'à une syncope mortelle. La mort par cette cause n'est pas très rare dans les villages éloignés et se voit même quelquefois dans les grandes villes. La cause de l'hémorragie secondaire est plutôt constitutionnelle que locale et tient plus à un état pathologique des couches musculaires des vaisseaux sanguins qu'au manque de coagulabilité du sang. Mais il est probable que les deux causes agissent, la première chez les sujets hémophyliques ou de diathèse hémorragique, la deuxième chez ceux qui ont éprouvé des pertes de sang accidentelles. Quand on sait que la diathèse spéciale existe, il ne faut se décider à enlever des dents qu'en cas de nécessité absolue et avoir soin alors d'obturer l'alvéole suivant le procédé que nous allons décrire et qui, nous sommes heureux de le dire, n'a jamais fait défaut entre nos mains, bien que nous ayons été appelé à l'employer chez des personnes à toute extrémité et chez qui d'autres moyens avaient échoué. Après avoir débarrassé l'alvéole du sang coagulé, on le remplit de feuilles de matico préalablement ramollies dans l'eau chaude et roulées en boulettes serrées, le côté rugueux de la feuille en dehors. Chaque boulette doit avoir environ le volume d'un pois, et il faut en introduire autant que la dent a de racines. Après les avoir bien tassées avec un fouloir, on achève de remplir l'alvéole un peu au-dessus de la surface gingivale avec de la charpie qu'on comprime également couche par couche, puis, sur le tout, on étend assez de charpie pour que la mâchoire opposée produise en fermant la bouche une pression convenable à la surface de l'alvéole qui fournissait le sang. Une simple mentonnière très serrée assurera l'occlusion de la bouche (1). Il faut recommander au sujet de garder la position horizontale, avec la tête et les épaules légèrement élevées, de rester dans une pièce non chauffée et d'éviter les boissons chaudes et spiritueuses ; toutefois, s'il était trop affaibli il faudrait lui donner quelque stimulant, et le maintenir à une certaine [température, parce que, après une grande perte de sang, il suffirait d'un faible refroidissement pour éteindre l'étincelle de vie ; l'apparition de convulsions exigerait impérieusement ce dernier traitement et, s'il ne sufffsait pas, on devrait recourir à la transfusion du sang. Enfin on donnerait du jus de viande, en petite quantité, mais à de fréquents intervalles, le doigt d'un assistant appuyant sur le gâteau de charpie pendant qu'on ferait boire le sujet. Comme médicaments hémostatiques, nous conseillerions le tannin (de 0,30 à 0,60 centig.), le perchlorure de fer (de 15 à 30 gouttes), ou l'acétate de plomb (de 0,06 à 0,25 centig.). Il importe de laisser le tampon jusqu'à ce

---

(1) Nous avons connaissance de plusieurs cas où l'application du colloïde styptique de B. W. Richardson a donné les meilleurs résultats.

qu'il soit expulsé de l'alvéole par la formation plastique qui se produit au-dessous de lui ; mais, dans les cas très graves, l'hémorragie peut se reproduire après la chute du tampon, c'est là un fait auquel il faut être préparé. Quand la compression échoue, même avec une plaque de gutta-percha ou de vulcanite, qui a quelquefois remplacé

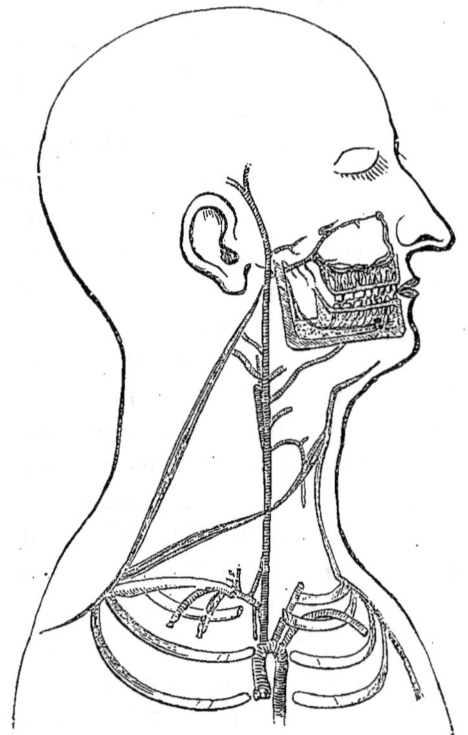

Fig. 227. — Diagramme des artères du côté droit du cou.

avantageusement le procédé précédent, on peut recourir comme dernière ressource à la ligature de l'artère carotide externe, opération qui serait toutefois plus nuisible qu'utile chez les personnes atteintes de diathèse hémorragique prononcée, mais qui peut réussir dans les autres cas.

Il nous paraît préférable de lier la carotide externe plutôt que la carotide primitive, que l'on choisit généralement, afin d'éviter les désastreuses conséquences qui peuvent résulter de l'occlusion de l'une des quatre principales artères qui alimentent le cerveau. Des considérations anatomiques nous conduiraient encore à redouter une hémorragie secondaire par l'établissement d'une circulation collatérale résultant de la libre anastomose des vaisseaux à la base du cerveau, — cercle de Willis, — mais l'expérience prouve que ce danger n'est pas à craindre. La ligature de la carotide externe sur le vivant n'est pas une opération aussi simple que celle de la carotide primitive (1), mais la difficulté n'a pas d'importance en face des dangers que fait courir au sujet la dernière opération. Avant de recourir à ce moyen extrême, il faut naturellement essayer l'effet de la compression digitale, mais celle-ci n'est pas très efficace en cette région. Dans le cas d'hémorragie produite par l'extraction d'une dent du bas, il serait facile d'atteindre l'artère dentaire inférieure et de l'oblitérer dans son trajet interosseux.

CHAPITRE XIV.

ANESTHÉSIE.

Quand on pratique l'extraction des dents avec l'aide d'un anesthésique, l'on peut avoir à modifier dans une mesure considérable les règles que nous avons données pour l'opération envisagée d'une manière générale ; et, comme l'anesthésie joue aujourd'hui un rôle important dans la chirurgie dentaire, nous croyons utile de consacrer un chapitre à l'étude de ce sujet.

Un mot d'abord sur l'histoire des anesthésiques, dont le mérite de l'application revient à un dentiste.

L'année même où paraissait à New-York la traduction de la *Médecine opératoire* de Velpeau, ouvrage dans lequel se trouve la fameuse phrase : « Éviter la douleur dans les opérations est une chimère qu'il n'est plus possible de poursuivre aujourd'hui, etc. », cette année même, 1844, un dentiste de Hartford (Connecticut) s'inscrivait en faux contre cet arrêt et *démontrait* sur lui-même que la suppression de la douleur dans les opérations chirurgicales n'est pas une chimère.

---

(1) Si l'on avait affaire à un sujet hémophylique, il y aurait en somme moins de danger à lier l'artère carotide primitive, parce que l'instrument couperait moins de vaisseaux que dans la ligature de la carotide externe.

Vers cette époque, un jeune homme du nom de Colton parcourait la Nouvelle-Angleterre pour y faire des conférences populaires sur le protoxyde d'azote (1), et en montrer les effets sur l'économie humaine, en administrant ce gaz à tous ceux de ses auditeurs qui désiraient se soumettre à son influence. Horace Wells, le dentiste dont nous parlions plus haut, convaincu par ce qu'il vit de la possibilité de subir une avulsion dentaire, sous l'influence du protoxyde d'azote, sans en ressentir la moindre douleur, se détermina à se soumettre lui-même à l'épreuve. Le lendemain, Colton lui fit respirer le gaz, et le docteur Riggs, son voisin, lui enleva une de ses dents. Après quelques instants, Wells revint à lui et s'écria : « C'est merveilleux, je n'ai rien ressenti ! »

Peu après, il se rendit à Boston pour faire connaître sa découverte au monde savant. Le docteur Warren lui confia un sujet. Ce jeune homme ayant poussé des cris, l'assistance jugea que l'opération avait échoué et siffla Wells. Ce malheureux, ainsi bafoué, revint chez lui le cœur brisé.

Cependant un de ses anciens élèves, Morton, aidé du professeur Jackson, poursuivait les expériences avec l'éther ; il enleva une dent, sous l'influence de cet agent, le 30 septembre 1846. Le 16 octobre de la même année, l'éther fut donné, à l'hôpital de Massachussets, à un malade auquel le docteur J.-C. Warren extirpa une tumeur du cou. Le lendemain, une tumeur du bras fut enlevée par le docteur Hayward, dans le même hôpital, à un autre malade également insensibilisé par l'éther. A dater de ce moment, cet agent devint rapidement en usage général. Robinson, dentiste, fut le premier qui l'employa en Angleterre. En janvier 1847, Malgarique et Giraldès l'expérimentèrent à Paris ; peu après l'éther était définitivement accepté comme anesthésique par tous les chirurgiens du monde civilisé.

Pendant ce temps, Horace Wells, désolé de voir le protoxyde

---

(1). Ce gaz, découvert par Priestley, avait été étudié dans ses propriétés par sir H. Davy, qui reconnut son influence insensibilisatrice et suggéra l'idée d'y recourir pour apaiser la douleur des petites opérations. Si Davy avait été chirurgien, il est très probable qu'il eût soumis cette idée à l'épreuve de l'expérience.

d'azote supplanté par cet heureux rival, finit par tomber malade et, après avoir renoncé à la pratique de sa profession, mourut misérablement au mois de janvier 1848.

Mais la nature piquante de l'éther et une certaine difficulté de son administration conduisirent à étudier les propriétés de corps de la même classe, parmi lesquels l'éther chlorique fut essayé par Jacob Bell. Comme il arrive souvent dans de semblables expériences, les cas choisis furent malheureux ; les effets consécutifs furent peu satisfaisants, si bien que par découragement on fut amené à abandonner un agent qui, en d'autres circonstances, aurait sans doute devancé la brillante découverte de sir J. Simpson. Nous savons aujourd'hui que l'éther chlorique est un mélange de chloroforme et d'alcool, mais sa composition ne pouvait être comprise, alors que le chloroforme n'avait pas encore été isolé. Peu après, cependant, Waddy, de Liverpool, obtint ce liquide à l'état pur et en envoya un échantillon à sir James Simpson, qui établit la valeur de ses propriétés anesthésiques, et bientôt, grâce à son odeur plus agréable et à sa plus grande facilité d'administration, le chloroforme supplanta presque l'éther, au moins en Angleterre. On le donnait presque à discrétion et avec probablement moins de précaution qu'on n'en prend aujourd'hui pour le protoxyde d'azote. A la nouvelle d'un cas de mort survenu sous son influence, « c'est parceque l'on ne sait pas s'en servir, » s'écria un praticien à qui sa grande expérience donnait une confiance téméraire en lui-même ; mais au bout de peu de jours, le même évènement fatal se produisait entre ses propres mains. Une réaction ne tarda pas à se produire contre le chloroforme, dont le règne est maintenant fini en Amérique et qui est abandonné dans beaucoup d'hôpitaux anglais. On a étudié soigneusement d'autres composés ; des mélanges de chloroforme et d'éther, de chloroforme et d'alcool, ou de ces trois corps ensemble, ont été essayés, mais avec des résultats fort peu supérieurs ; en même temps, d'autres chirurgiens revenaient à l'éther, auquel on n'avait jamais complètement renoncé. Cependant l'idée de l'anesthésie locale préoccupait naturellement de nombreux esprits. L'effet anesthésique de la réfrigération était connu depuis longtemps. James Arnott conseilla le premier de recourir à l'application de glace et de sel sur de petites tumeurs qu'il fallait enlever. Des dents furent insensibilisées par le même moyen et à

l'aide d'un ingénieux appareil imaginé par le dentiste W. Blundell.
Malheureusement les plaies des parties soumises à l'action du froid
ne se cicatrisent généralement pas d'une manière satisfaisante, et la
réfrigération des tissus, surtout quand ils sont enflammés, est loin
d'être agréable aux sujets, autrement l'appareil ingénieux de
B.-W. Richardson (à qui l'on doit le bichlorure de méthylène et
plusieurs autres anesthésiques) serait employé universellement
(fig. 228).

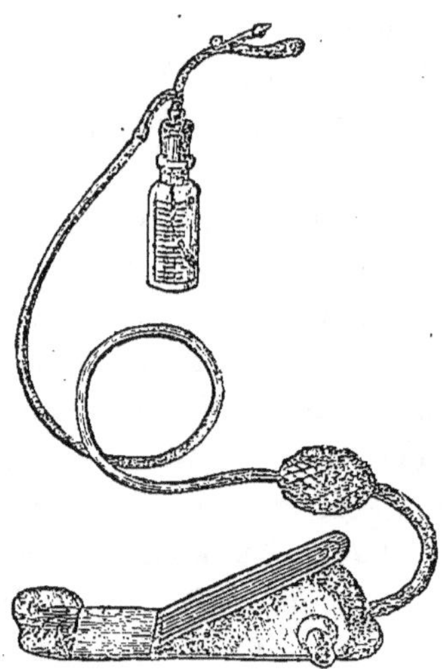

Fig. 228. Pulvérisateur de B.-W. Richardson. Un soufflet à pédale pousse
de l'air dans un flacon gradué contenant de l'éther parfaitement rectifié;
la pression force l'éther à sortir en un jet très fin, dont la rapide évaporation produit un froid intense. La figure représente un écarte-joue (de
Welsh) fixé au bec du pulvérisateur.

On essaya encore d'obtenir l'anesthésie locale par l'électricité, en
admettant qu'un nerf ne peut conduire à la fois qu'une seule espèce
de sensation et que, tandis qu'il serait occupé à conduire celle du
choc électrique, il ne saurait en même temps transmettre la sensation douloureuse. Brown-Sequard n'avait pas encore démontré la
nécessité de canaux spéciaux pour la transmission des diverses sensations. Quoi qu'il en soit, on n'eut guère à se louer des résultats;
les opérés ne savaient pas faire la part de ce qui était dû à l'électricité et à l'extraction, mais la douleur était à peu près la même.

Dix-neuf ans s'étaient écoulés depuis le triomphe passager

d'Horace Wells et le protoxyde d'azote était presque tombé dans l'oubli, lorsque Colton vint le réhabiliter. Celui-ci fonda à New-York un établissement spécial où ce gaz fut administré heureusement à des milliers d'individus, puis il se rendit à Paris, pendant l'exposition de 1876, et montra la manière d'administrer cet agent. La Faculté fut assez rebelle; mais Colton eut plus de succès auprès de quelques praticiens américains établis à Paris, notamment M. T.-W. Evans, dentiste, et Marion Sims, chirurgien accoucheur. Au printemps de l'année suivante, le premier visita Londres et administra le gaz en présence des chirurgiens de l'hôpital dentaire. La valeur d'un agent d'une innocuité aussi manifeste et si bien approprié aux besoins dentaires, s'imposa d'elle-même, et après l'expérimentation dont Evans nous avait rendus témoins, nous possédions un appareil propre à l'administration du gaz, et nous avions réussi à insensibiliser quatre sujets. Nos lecteurs, familiarisés avec les moyens perfectionnés de nos jours, se moqueraient de la grossièreté du premier appareil employé. Le gaz était contenu dans un grand sac de caouchouc et se rendait par un long tube à une pièce buccale de bois munie de soupapes pour l'inspiration et l'expiration. La pièce buccale était placée entre les dents du sujet, dont il fallait comprimer les lèvres et pincer le nez avec les doigts, pour l'empêcher de respirer l'air extérieur. Bientôt, cependant, grâce à une libérale donation faite par Evans pour l'étude des mérites du protoxyde d'azote, on réalisa des appareils moins primitifs (1).

Le plus grand perfectionnement fut la vente du gaz, d'abord à l'état comprimé, puis sous forme liquide; en effet, si les praticiens avaient été obligés de le préparer eux-mêmes et si l'on n'avait pas trouvé un moyen pratique de le livrer sous un volume réduit, ce mode d'insensibilisation n'aurait eu aucune chance de réussite.

Des anesthésiques généralement utilisés dans la chirurgie dentaires, nous parlerons d'abord du protoxyde d'azote, le premier en date, comme nous l'avons montré, et celui qui, dans l'état actuel

---

(1) Voir le rapport d'une commission instituée pour étudier la valeur du protoxyde d'azote comme anesthésique, etc., *Trans. Odont. Soc.*, vol. I (nouvelle série), p. 31, et vol. V (id.), p. 11.

de la science, est de beaucoup le mieux approprié à la majorité
d'opérations aussi courtes que le sont les extractions des dents. Cet
agent, d'une grande innocuité et prompt dans ses effets, est, en
effet, ce qu'il faut en pareil cas; or le protoxyde d'azote nous offre
ces avantages. Qu'il soit le plus inoffensif de tous, c'est ce dont on
ne peut guère douter. Toutefois, cette innocuité pourrait provenir de
son mode d'emploi plutôt que de sa nature. Pour pouvoir le comparer justement avec les autres anesthésiques, il serait nécessaire
de l'administrer pendant la même période de temps. Quoi qu'il en
soit, il ne faut pas le considérer comme absolument inoffensif, car
si, sur plusieurs centaines de mille administrations de ce gaz en
Angleterre, on n'a signalé que deux cas de mort, et bien qu'il soit
très douteux que l'un de ces deux décès, celui qui a eu lieu à
Exeter (1), puisse être attribué directement à cet agent, il ne faut
pourtant pas oublier que c'est un gaz avec lequel on détruit facilement la vie. Il suffit d'en pousser l'administration un peu trop loin
pour tuer les animaux. Nous ne saurions donc trop recommander
de n'en confier le maniement qu'à des personnes compétentes et
expérimentées, et de prendre pour règle de ne jamais se charger à
soi seul de l'anesthésie et de l'opération. Agir autrement serait
endosser une responsabilité injustifiable.

On n'est pas encore fixé sur la manière dont ce gaz agit pour
produire ses effets anesthésiques; mais il est peu probable que ce
soit en se décomposant dans les poumons; les expériences d'Her-
mann, de Frankland (2), de l'auteur (3) et d'autres, ont démontré,
en effet, qu'il est exhalé tel qu'il avait été respiré. Son action doit
plutôt dépendre de l'absence d'oxygène dans le sang. On pourrait
alors supposer que l'azote répondrait aussi bien au but; mais ce
dernier gaz, tout en pouvant se respirer facilement pendant un
court espace de temps, n'est pas, comme le protoxyde d'azote,
soluble dans le sang et ne saurait, par conséquent, remplacer
l'oxygène de ce liquide. En dehors des résultats de la détermination

---

(1) Rapport sur un cas de mort par le protoxyde d'azote, *Trans. Odont
Soc.*, vol. V (nouvelle série), p. 83.

(2) Rapport sur le protoxyde d'azote, *Trans. Odont. Soc.*, vol. V (nouvelle
série). p. 13.

3) Rapport sur le protoxyde d'azote, id., p. 21.

chimique, voici des faits qui prouvent, comme nous l'avons déjà signalé ailleurs (1), que le protoxyde d'azote ne se décompose pas dans le sang :

Le protoxyde d'azote se compose de deux volumes d'azote et d'un

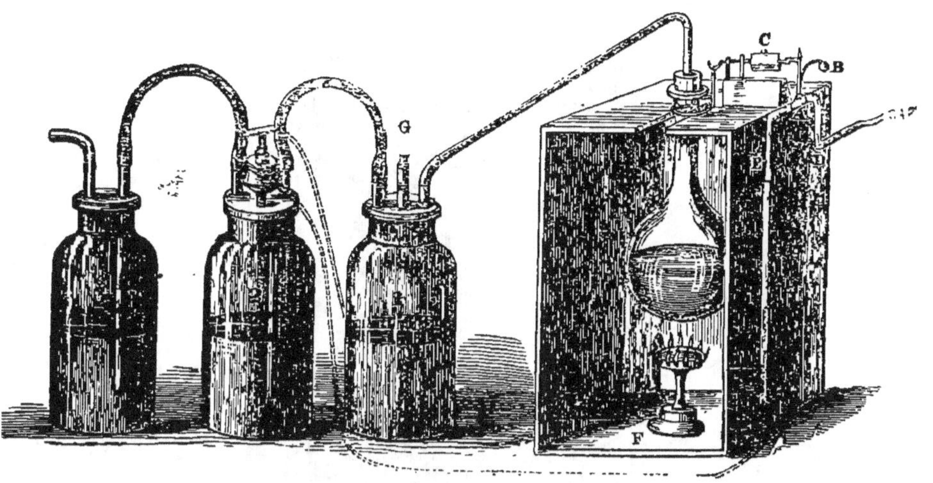

Fig. 229. — Appareil complet pour la préparation du protoxyde d'azote. Il consiste en un matras chauffé par un réchaud F et suspendu dans une caisse en bois, vitrée d'un côté, qui le tient à l'abri des courants d'air. Le gaz, dégagé de l'azotate d'ammoniaque, passe dans une série de flacons laveurs, dont le premier est à moitié rempli d'eau ; le deuxième d'une dissolution de protosulfate de fer ; le troisième d'une dissolution de potasse caustique. Les lettres A, B, C représentent l'appareil de Kirby pour régler l'arrivée du gaz ; le flacon n° 2 est surmonté d'un autre appareil, qui est le thermo-régulateur de Ash.

volume d'oxygène condensés en deux volumes ; supposons qu'après avoir fait une expiration aussi profonde que possible pour chasser l'air des poumons, on respire dans un sac rempli de ce gaz ; on voit ce dernier se vider presque entièrement. Qu'est devenu le protoxyde d'azote ? Il n'a pas été décomposé dans les poumons, car si cette décomposition avait eu lieu, la même masse, c'est-à-dire les deux volumes, seraient revenus dans le sac. Il a donc dû pénétrer dans

---

(1) *S. Bartholomew's Hospital Reports,* vol. V, p. 153.

le sang, et s'il s'était décomposé dans ce liquide, que serait devenu l'azote, qui, mis en liberté, comme tout chimiste doit l'admettre, aurait immédiatement détruit la vie? Nous pensons que les éléments du sang, qui ont de l'affinité pour l'oxygène, en ont autant

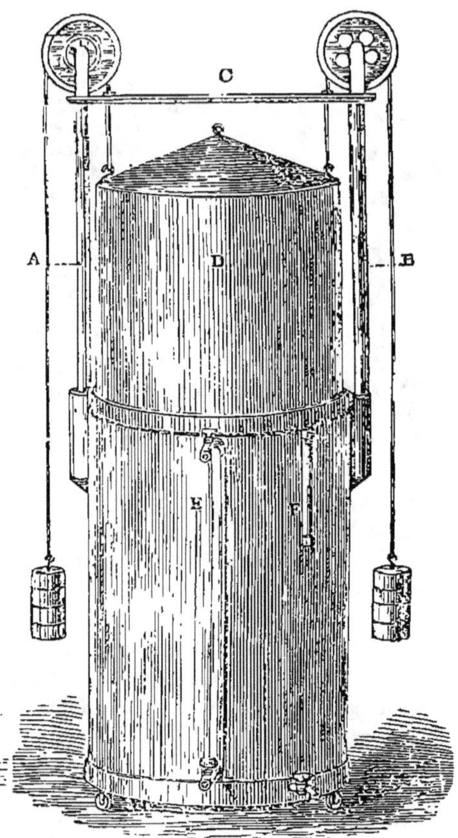

Fig. 230. — Gazomètre pour recueillir et emmagasiner le protoxyde d'azote

pour le protoxyde d'azote, qui circule ainsi avec lui, mais sans se décomposer. L'aspect du sujet qui le respire est celui que l'on observe quand le sang des artères et des capillaires prend un caractère veineux.

Admettons maintenant que l'on respire de l'azote, s'il était possible à ce gaz d'entrer dans la circulation, ce ne serait qu'en proportions infinitésimales, et alors l'oxygène du sang, suivant une générale, ne serait abandonné que très lentement aux tissus; en autres termes, il resterait beaucoup plus longtemps que quand il est remplacé dans les poumons par des gaz solubles; voilà pourquoi l'anesthésie produite par l'azote est lente et imparfaite en comparaison de celle produite par le protoxyde d'azote, qui, en remplaçant l'oxygène, le soustrait plus facilement au sang.

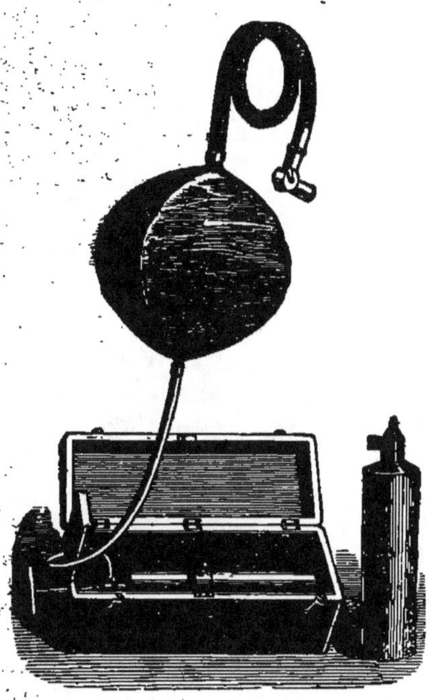

Fig. 231. — Appareil portatif pour l'administration du protoxyde d'azote. Il se compose d'une boîte contenant une bouteille de protoxyde d'azote liquide, un sac de Cattlin, une embouchure et un robinet à double voie, avec des tubes reliant ces diverses parties.

Le protoxyde d'azote s'obtient par la distillation de l'azotate d'ammoniaque, simplement chauffé dans un matras ou dans une cornue de verre (fig. 229), et se recueille dans un gazomètre (fig. 230) ou dans une bouteille de fer forgé, où il est comprimé jusqu'à liquéfaction. Le sel subit une double décomposition, qui le transforme en protoxyde d'azote et en eau. Mais le gaz préparé de la sorte renferme des impuretés, c'est-à-dire du bioxyde et souvent de l'acide carbonique, résultant de la présence de carbonate d'ammoniaque dans l'azotate. Il faut donc, avant de le recueillir dans un gazomètre, le faire passer à travers une série de flacons laveurs

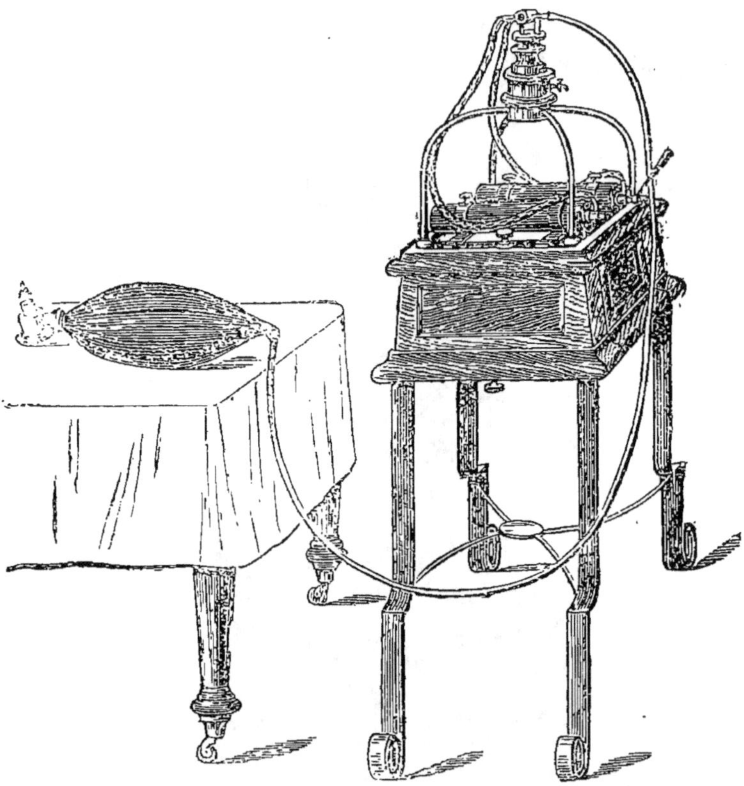

Fig. 232. — Appareil pour l'administration du protoxyde d'azote imaginé par l'auteur. Il se compose d'un support en fer avec un tiroir pour renfermer les objets nécessaires. A la partie supérieure, sont fixées deux bouteilles de gaz disposées de façon que, quand l'une est vide, l'autre puisse la remplacer (le mérite de cette idée revient, croyons-nous, à Barth). Le gaz se rend de l'un ou de l'autre des récipients dans un sac allongé et de celui-ci à l'embouchure par le seul intermédiaire d'un robinet à double voie. Cette disposition, due à Clover, offre de grands avantages, parce que le gaz arrive plus facilement au sujet que quand il est obligé de subir des frottements dans un tube. Les bouteilles sont surmontées d'un réceptacle contenant de l'éther, dans lequel le protoxyde d'azote peut barboter, si l'anesthésiste désire combiner l'influence de ces deux agents.

contenant, le premier de l'eau, le deuxième une solution de protosulfate de fer, le troisième une solution de potasse caustique. La principale précaution à prendre, dans la distillation, c'est de chauffer graduellement la cornue, puis de maintenir la température à un degré uniforme.

Mais, heureusement, les praticiens n'ont plus à se soucier de préparer leur gaz, qui leur est fourni aujourd'hui sous forme liquide par plusieurs maisons, qui, garantissent un point fort important, la résistance des bouteilles de fer.

Relativement au mode d'administration, etc., nous décrirons d'abord l'appareil, qui peut se composer simplement d'un récipient en fer forgé, contenant le gaz liquéfié et renfermé dans une boîte ou supporté par un trépied, de façon à permettre à l'anesthésiste de l'ouvrir soit avec la main, soit avec le pied (fig. 231). Une disposition plus parfaite consiste à avoir deux bouteilles réunies entre elles par un tube, de telle sorte que quand l'une est vide, l'autre est là pour la suppléer. Un petit tube flexible amène le gaz des bouteilles à un sac de caoutchouc, de forme et de capacité variables, d'où il se rend presque immédiatement à l'embouchure, parce qu'il est bon que le protoxyde d'azote arrive le plus facilement possible à la bouche du sujet. Un robinet à double voie, de fort calibre, sert à fermer le sac en même temps qu'à laisser arriver l'air dans l'embouchure (fig. 233), à laquelle il se fixe ; nous donnons la préférence aux embouchures en métal mince, mais résistant, et garnies sur leur pourtour d'un coussinet de caoutchouc rempli d'eau. Nous voulons encore qu'elles n'aient qu'une seule soupape, celle d'expiration, parce que l'anesthésiste peut, en la fermant, au moment où le produit de la respiration est du protoxyde d'azote presque pur, faire respirer le même gaz, sans compromettre le moins du monde les résultats ; on sait, en effet, que cet agent ne se décompose pas dans les poumons et l'on a ainsi les moyens de l'économiser considérablement.

Avant de procéder à l'anesthésie, l'opérateur doit être bien fixé sur ce qu'il se propose de faire et, comme il n'aura pas toujours la possibilité d'accomplir tout ce qu'il désire ; il faut qu'il ait réglé à l'avance la meilleure marche à suivre. Voici, par exemple, un sujet qui veut se faire enlever trois dents ; l'une est douloureuse, les deux autres, quoique malades, n'ont peut-être causé aucune souffrance ; en pareil cas, il faut extraire d'abord l'organe douloureux, alors même qu'il serait le moins favorablement situé pour l'opéra-

teur, car le sujet serait désolé en revenant à lui, de retrouver encore
son ennemi en place, et certaines circonstances pourraient l'empêcher de prendre le gaz une seconde fois. Si aucune dent n'a été particulièrement douloureuse, la règle doit être d'enlever les organes
inférieurs avant ceux du haut, afin de ne pas être gêné par le
sang ; les racines avant les dents entières et les dents du fond avant
celles de devant, par la même raison ; enfin, il est généralement
préférable, quand il y a un grand nombre d'extractions à faire et
qu'on ne peut terminer en une séance, de se limiter à un côté de la

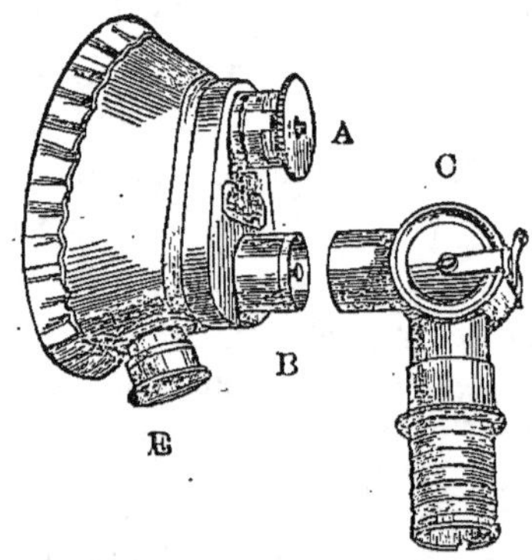

Fig. 233. — Embouchure de Clover et robinet à double voie. La première
est en métal flexible, pouvant se plier suivant la forme de la face, et tapissée de cuir. Mais nous préférons, par raison de solidité, qu'elle soit en
métal résistant et garnie sur son pourtour d'un coussinet de caoutchouc
rempli d'air ou d'eau, qui s'applique exactement sur les téguments : A représente la soupape expiratrice ; B, la soupape inspiratrice. Dans l'appareil
que nous employons, il n'y a qu'une seule soupape ; celle d'expiration. E,
représente un ajutage où l'on peut, à volonté, adapter un sac supplémentaire pour économiser le gaz; cette disposition est inutile avec notre
méthode. C montre le robinet à double voie.

bouche avant de passer au côté opposé. Dans l'examen prélimi-
naire de la bouche, il faut se garder soigneusement de faire saigner
les gencives et de causer au sujet des souffrances ou des craintes
inutiles ; cependant, l'inspection doit être assez complète pour que
l'opérateur garde la position des dents ou des racines à enlever
parfaitement présente dans son esprit. Cela fait, il importe de choisir rapidement les instruments nécessaires, non seulement les plus
commodes parmi ceux dont on est sûr d'avoir besoin, mais encore

ceux que les circonstances peuvent rendre indispensables, et de les ranger par ordre sur une petite table ou tablette à portée de la main. Nous recommandons fortement, pour les opérations anesthésiques, l'emploi du plus petit nombre possible d'instruments. Le temps est un élément très important, surtout quand on se sert du protoxyde d'azote, et la perte de quelques secondes nécessite souvent une nouvelle administration du gaz ; mais cela ne veut pas dire qu'il faille jamais recourir à un instrument mal approprié. Ceux dont nous nous servons le plus souvent dans les cas de ce

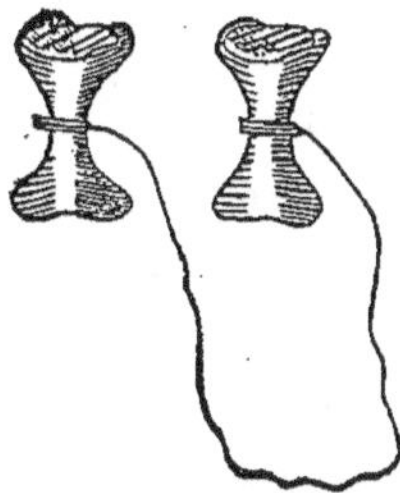

Fig. 234.—Modèle simple de baillons, en buis ou en vulcanite, pour maintenir la bouche ouverte pendant l'administration du protoxyde d'azote. On les accouple toujours deux par deux, pour éviter la possibilité de les avaler.

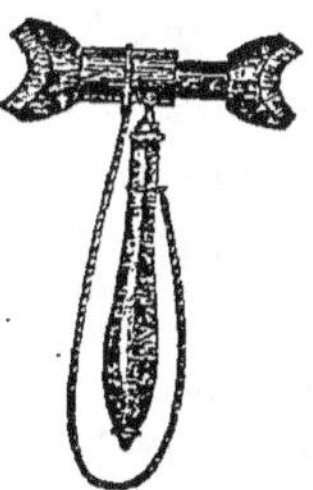

Fig. 235. — Modèle de M. Adam ; il est en deux parties, s'écartant ou se rapprochant à ressort, suivant que les mâchoires serrent plus ou moins. Les extrémités en rapport avec les dents sont garnies de vulcanite molle. Le manche mobile permet de serrer le baillon et de le placer facilement.

genre sont les pinces pour les racines des dents de sagesse (fig. 199) et les pinces pour les racines des dents du bas, qui s'appliquent aux coins de la bouche (fig. 200), la forme de charnière représentée fig. 178 prenant le moins d'espace. Les élévatoires courbes rendent encore de très grands services ; avec l'un de ceux-ci nous réussissons souvent, en procédant d'arrière en avant, à enlever 10 racines inférieures et davantage, avec une rapidité vraiment incroyable. Il faut encore avoir sous la main quelques petites éponges montées sur tiges, une cuiller de Clover pour abaisser la langue et empêcher les racines de tomber dans la gorge, des pinces œsophagiennes, un tube à trachéotomie, etc. Enfin, il est bon de prendre des précautions pour éviter de tacher les vêtements du sujet.

Une fois ces préparatifs terminés, il faut dire tranquillement au patient que l'on est prêt et lui assurer qu'il n'a rien à faire qu'à demeurer absolument passif, qu'il n'a pas même besoin d'essayer de respirer, cette fonction devant s'exécuter le plus naturellement possible, et que tout sera terminé dans une minute ou deux. Nous sommes convaincu que les instructions compliquées qu'on donne souvent aux sujets sur la façon dont ils doivent respirer sont une erreur, n'ayant pour but que de les rendre nerveux et troublés.

Le protoxyde d'azote commence presque toujours par provoquer un certain sentiment de suffocation, qui s'exagère, selon nous, par le fait d'inspirations très profondes. Vient alors l'introduction du bâillon (fig. 234) destiné à maintenir la bouche ouverte; après en avoir expliqué le but au sujet, il importe de ne distendre la bouche que le moins possible, tout en assurant l'espace nécessaire à l'action des instruments, et de veiller à ce que l'appareil ne puisse pas glisser. Le bâillon à ressort (fig. 235) offre plus de garantie sous ce rapport, mais les complications des appareils les rendent plus fragiles, et l'on a signalé un cas, sinon deux cas de mort, par suite de la fracture des bâillons. Il faut donc, à notre avis, donner la préférence au modèle le plus simple, celui représenté fig. 234, en bois dur ou en vulcanite, dont les extrémités sont chargées de rugosités pour en éviter le glissement, et qui est assujetti par un fort cordonnet pour l'empêcher de tomber dans la gorge. Nous recommandons aux praticiens, surtout aux débutants, après l'application du bâillon de prendre une vue de la bouche, afin de se rendre compte des rapports exacts des dents avec la langue, etc., d'après la position dans laquelle ils devront opérer. Il faut ensuite prier le sujet de fermer les lèvres le mieux possible pour consolider le bâillon et pour permettre une application plus parfaite de l'embouchure sur la bouche et les narines. Une fois l'embouchure mise en place, il est bon de laisser pendant quelques secondes le patient respirer l'air par le robinet à double voie avant de faire arriver le protoxyde ; il est encore avantageux de ne pas commencer avec un sac trop distendu, parce que la pression brusque provoque un certain effroi et du malaise.

Au début de l'inhalation, on observe quelquefois chez les personnes nerveuses des mouvements des extrémités ou une résistance à la respiration ; un appel bienveillant, mais ferme, aura souvent le meilleur effet, même alors que l'inconscience est presque complète, ce qui peut arriver au bout de dix secondes à deux minutes ; au-delà de cette période, il faudrait s'assurer si de l'air ne s'introduit pas avec le gaz. Mais le temps est un mauvais critérium pour apprécier la production de l'état anesthésique, l'expérience seule permet d'arriver à cette connaissance. L'insensibilité de la muqueuse oculaire n'est pas non plus un réactif sûr, car l'anesthésie n'entraîne pas toujours la perte de l'action réflexe et réciproquement. Le meilleur guide c'est la respiration, et l'anesthésiste expérimenté reconnaît, à un stertor particulier, le moment où il doit cesser l'administration. Il doit alors avertir l'opérateur et enlever l'embouchure pour que celui-ci se mette immédiatement à l'œuvre. La fugacité de l'effet anesthésique du protoxyde est telle qu'il ne faut pas perdre de temps, mais l'opérateur doit se hâter lentement, et ne faire que peu à la fois, mais le bien faire, sauf à remettre à une autre séance le reste de l'opération.

Il n'est pas bon pour les étudiants de s'exercer aux extractions sur des personnes anesthésiées ; il faut qu'ils aient acquis d'abord la dextérité voulue chez des sujets non endormis, autrement nous leur prédisons qu'ils ne deviendront jamais des opérateurs sûrs, prudents et habiles. Les dents et fragments, une fois détachés, doivent être aussitôt enlevés de la bouche, et la cuiller de Clover rendra alors de grands services ; mais quand des dents soulevées de leurs alvéoles restent solidement adhérentes à la gencive, on peut les laisser pour passer à d'autres ; on perdrait un temps inutile à les détacher ou bien on courrait le risque de dilacérer à l'excès les tissus mous. Le mieux est d'attendre pour les enlever que le sujet soit revenu à lui, c'est surtout le cas pour les dents de sagesse inférieures, qui ont été luxées avec l'élévatoire. Dans l'extraction des dents de la mâchoire du bas, le doigt qui protège la langue peut refouler cet organe en arrière et fermer ainsi la glotte.

Une fois l'opération terminée, il faudra ramener doucement la tête du sujet en avant, spécialement quand l'écoulement du sang est considérable, et lui placer une cuvette sous le menton. Il est bon de maintenir cette position pendant environ une 1/2 minute, sans réveiller le sujet et sans essayer de dégager le bâillon, car il est arrivé souvent de rencontrer des malades qui, étant encore dans le demi-sommeil anesthésique, croyaient qu'on leur arrachait leur dent pendant qu'on retirait cet instrument et qui assuraient avoir souffert. C'est même une sage précaution de faire étendre le sujet sur une chaise longue, au bout de quelques minutes, et de le laisser à demi couché pendant au moins un 1/4 d'heure, puis de lui conseiller de demeurer tranquille le reste du jour, c'est-à-dire sans occupations excitantes ou fatigantes. Une conduite opposée nous a souvent expliqué les effets fâcheux dont se plaignent certaines personnes après l'administration du protoxyde d'azote. On peut, dans la plupart des cas, répéter au moins une fois l'anesthésie proto-azotée, mais il est préférable de s'en abstenir, quand c'est possible, pour les raisons suivantes : L'hémorrhagie buccale peut être une source d'inconvénients, sinon de danger, et généralement la prostration est plus grande après une seconde administration ; il vaut probablement mieux recourir à l'anesthésie mixte (gaz et éther) dans les opérations prolongées, que de répéter les administrations du protoxyde d'azote.

Occupons-nous maintenant des accidents qui peuvent survenir et des symptômes qui permettent de les reconnaître et de les prévenir. Rappelons toutefois que les cas de mort ont été si rares, que personne ne saurait en parler d'après une large expérience. L'aspect ordinaire d'une personne qui respire le protoxyde d'azote est le plus souvent véritablement alarmant pour les spectateurs qui n'y sont pas habitués. Mais quand on s'est familiarisé avec de semblables apparences, il ne faut pas les considérer comme insignifiantes, parce que l'on pourrait négliger les réelles indications de danger qu'elles masquent dans une certaine mesure. La face présente quelquefois les symptômes d'une asphyxie prononcée, et de plus, on voit se produire des mouvements convulsifs épileptiformes, dus, sans doute, à ce que dans ces cas il existe quelques-unes des conditions qui déterminent l'attaque épileptique. Pourvu qu'alors le sujet respire librement, il suffit de lui fournir de l'air frais, de lui fouetter doucement le visage avec une serviette mouillée, et de le mettre à l'abri des blessures qu'il pourrait se faire en se débattant. Le phénomène le plus alarmant est la suspension de la respiration pendant l'administration du gaz et surtout quand l'anesthésie est complète. Quelquefois, et très souvent chez les personnes nerveuses, la respiration est superficielle, rapide et haletante, presqu'au début de l'inhalation ; en pareil cas, les échanges gazeux ne se font que lentement dans le poumon, le sujet est plus long à s'endormir et est plus épuisé après l'opération. C'est ici qu'il est avantageux de s'adresser au patient d'un ton ferme et de lui recommander de respirer plus lentement. A une période un peu plus avancée, on voit fréquemment des personnes retenir leur respiration ; si cette interruption ne dure pas plus de 8 à 10 secondes, il n'y a pas à s'en effrayer ; mais au-delà de ce terme, il faut se hâter d'enlever l'embouchure et si cela ne suffit pas on exerce de fortes pressions sur le thorax, puis, après une ou deux respirations d'air pur, on pourra recommencer l'anesthésie.

La condition vraiment dangereuse s'annonce par la suspension de la respiration, au moment où les poumons sont presque vides, et où la face prend l'immobilité cadavérique, ou bien quand le sujet respire comme à travers une canule à trachéotomie, qu'il a le visage livide, les globes oculaires congestionnés et tournés en haut et que la température de son corps est diminuée. Dans de semblables conditions, dont nous avons été témoin une ou deux fois, il faut immédiatement attirer la langue en avant et exercer de fortes pressions sur le thorax ; si, après quelques tentatives de ce genre, la respiration naturelle ne se rétablit pas, on doit aussitôt recourir à la respiration artificielle, qu'il vaut mieux, selon nous, faire de bouche à bouche, au moins pour commencer. Malgré tout ce que ce procédé a de désagréable, il n'y a pas à hésiter en face de pareils dangers. Souvent il suffit d'attirer la langue en avant, parce que, une fois le larynx ouvert, l'air ne tarde pas à remplacer le protoxyde d'azote dans les poumons, en vertu de la loi de diffusion des gaz ; mais le mouvement respiratoire tend, sans doute, aussi à entretenir l'action du cœur. Les expériences entreprises par la commission nommée pour étudier les mérites du protoxyde d'azote (1)

______

(1) Op. cit.

ont montré que, chez les animaux sains, la mort arrive après l'enchaînement des phénomènes suivants : L'inhalation ayant été continuée pendant environ deux minutes après la production de l'anesthésie complète, les respirations devinrent de plus en plus lentes et s'espacèrent davantage, puis cessèrent tout à fait, en même temps le pouls s'affaissait graduellement, mais l'action du cœur se faisait

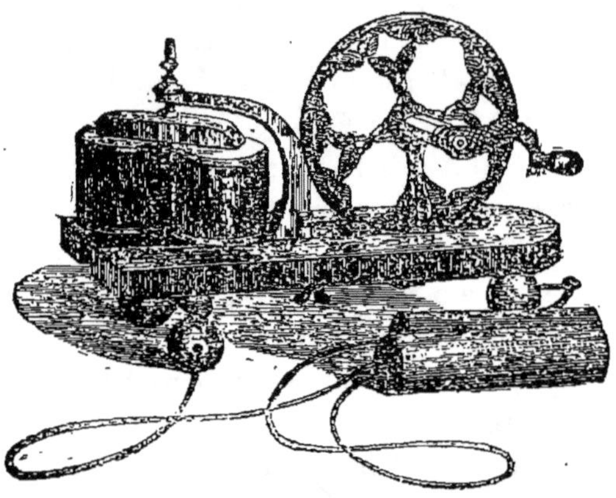

Fig. 236. — Appareil magnéto-électrique que l'on peut employer pour stimuler l'action du cœur quand elle a été suspendue pendant l'administration d'un anesthésique.

sentir encore quelque temps, généralement 30 secondes ou un peu plus, après l'arrêt de la respiration. Dans ces expériences, la commission constata toujours que si l'on interrompait l'administration du gaz avant la suspension de la respiration, l'animal revenait à lui sans assistance ; et que si la respiration avait cessé, mais que le cœur continuât son action, on parvenait encore à ranimer l'animal, mais seulement au moyen de la respiration artificielle, tandis que l'arrêt du cœur était le signe de la mort définitive. Observons que les animaux soumis à ces expériences étaient sains, ou du moins avaient été choisis comme tels ; et, s'il était permis de conclure d'eux à l'homme, on pourrait dire hardiment : Tant que le sujet respire, il ne court aucun danger, et tant que le cœur continue son action, il a encore un moyen de salut dans la respiration artificielle. Malheureusement, il faut compter avec la maladie, avec les défauts organiques, et, quand on a affaire à un sujet dont le cœur est affaibli, graisseux, comment espérer que l'action d'un tel organe se poursuivra

quelque peu après la suspension de la respiration ? Il ne faut pas
négliger le pouls, mais l'attention principale doit, sans aucun doute,
se porter sur la respiration et, celle-ci défaillant, l'on doit recourir
immédiatement à l'œuvre de miséricorde, c'est-à-dire à la respiration
artificielle ; les autres moyens, tels que l'application du courant électrique sur le nerf phrénique et le diaphragme, la respiration des
vapeurs d'ammoniaque, la flagellation des parois thoraciques avec
une serviette mouillée, peuvent aussi être employés quand on les a
sous la main, mais seulement à titre d'auxiliaires.

La question qui doit maintenant nous occuper, c'est de savoir s'il
existe quelques conditions de l'économie qui contre-indiquent l'emploi du protoxyde d'azote.

La grossesse, d'après notre expérience, ne constitue pas un
obstacle à l'usage de cet agent qui ne paraît nullement préjudi-
ciable à la mère pas plus qu'au fœtus.

Les phtisiques le supportent très bien et, comme la théorie aurait
pu le faire soupçonner, sont anesthésiés avec moins de gaz que les
sujets ordinaires ; il en est de même pour les anémiques.

Les malades, atteints de lésions valvulaires du cœur, à la suite de
rhumatisme aigu, paraissent supporter le protoxyde aussi bien que
les sujets ordinaires ; cependant l'aspect d'une dame affectée de cyanose était telle que nous refuserions à l'avenir de l'administrer dans
des cas semblables. La faiblesse et la dégénérescence graisseuse du
cœur sont des conditions qui contre-indiquent formellement l'emploi
du gaz et de tout autre anesthésique, bien qu'on les ait donnés, probablement sans le savoir, à des milliers d'individus ainsi atteints. Pour
peu que nous soupçonnions un état de ce genre, non pas d'après l'at-
testation du sujet, car près de la moitié des clients à qui nous admi-
nistrons le protoxyde d'azote nous disent qu'ils croient avoir quelque
chose du côté du cœur, nous ne manquerions pas de redoubler d'attention dans l'observation de tous ces symptômes, mais nous surveille-
rions particulièrement le pouls. Nous recommandons encore très vivement de n'opérer qu'au moment où l'anesthésie est tout à fait confirmée, parce qu'alors il y a moins de danger de voir l'action du cœur
se suspendre par l'effort du choc. Dans le cas fatal survenu à Exeter,
à la suite de l'administration du gaz, l'opérateur avait fait éclater une
dent molaire supérieure, en enfonçant un instrument puissant dans
la cavité pulpaire. Sans vouloir dire que cette opération a été la

cause de la mort, nous rappellerons cependant à nos lecteurs les idées émises par Brunton au sujet du choc qui se produit pendant l'anesthésie chloroformique (1).

---

(1) Voici le résumé de ces idées que notre collègue L. Brunton a bien voulu nous communiquer lui-même, avec un diagramme à l'appui (fig. 237).

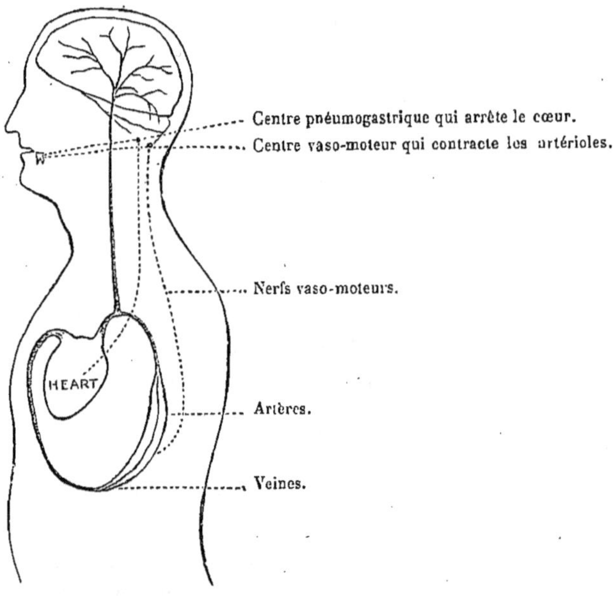

Fig. 237. — Diagramme destiné à expliquer les opinions de Lauder Brunton sur la cause de l'arrêt de l'action cardiaque pendant l'administration du chloroforme.

« Le sang, une fois arriv dar les veines, est inutile à la nutrition des tissus, comme on le vo sur le cadavre, où toute la masse du sang se trouve dans le système veineux, les artères étant vides; ce n'est que pendant son séjour dans ces dernières, qu'il peut maintenir la vitalité des tissus. Le sang est conservé dans les artères : 1° par les contractions du cœur qui le poussent du système veineux dans le système artériel; 2° par l'action des artérioles qui l'empêchent de retourner trop rapidement dans les veines.

« Quand on enlève une dent sans chloroforme, l'irritation se transmet par la cinquième paire aux centres nerveux, à celui du nerf pneumo-gastrique et au centre vaso-moteur. L'irritation du pneumo-gastrique peut déprimer ou suspendre l'action du cœur, au point d'empêcher, pendant quelques secondes, le sang d'arriver dans le système artériel; mais cet

Parmi toutes les conditions dans lesquelles le protoxyde d'azote pourrait être dangereux, il n'en est aucune, à notre avis, d'aussi grave que la dégénérescence athéromateuse des artères cérébrales, parce que les efforts qui ne manquent guère de se produire pendant l'inhalation du gaz pourrait déterminer une hémorrhagie intra-cérébrale; il serait donc sage, selon nous, de refuser de le donner quand on soupçonne une semblable condition.

Indépendamment de son action dangereuse, le protoxyde d'azote laisse quelquefois après lui des effets très désagréables, comme les vomissements, qui peuvent s'accompagner de syncope, accident qui, selon notre observation, survient surtout par le temps chaud. Dans un ou deux cas, l'administration préalable d'un peu d'eau-de-vie suffit évidemment à prévenir ce résultat pénible chez des personnes qui en avaient souffert en d'autres occasions. D'autres fois, on observe une somnolence prolongée, qui rappelle beaucoup l'effet d'un narcotique énergique; le mieux est alors, selon nous, de laisser cette narcose se dissiper d'elle-même, en se contentant de surveiller le sujet. Une céphalalgie, souvent intense et persistant au-delà du jour de l'anesthésie, n'est pas très rare, nous ne saurions conseiller de meilleure médication que le repos, le calme et la patience. Les

---

effet est contrebalancé par l'irritation du centre vaso-moteur, qui détermine la contraction des artérioles et diminue ainsi le retour du sang dans les veines. Au contraire, dans l'anesthésie chloroformique complète, les *deux* centres nerveux en question ont perdu leur sensibilité réflexe et, par conséquent, l'irritation n'a plus d'effet sur l'un ni sur l'autre. Tandis que, dans l'anesthésie partielle, le centre vaso-moteur peut devenir insensible avant le centre pneumo-gastrique et, par suite, l'irritation appliquée à la cinquième paire excitant seulement le centre pneumo-gastrique, le cœur va se déprimer ou s'arrêter, et l'arrivée du sang dans le système artériel diminuera ou sera suspendue, en même temps que le défaut de contraction des artérioles n'en modèrera pas la sortie dans une mesure correspondante. Il en résulte que les artères se vident plus ou moins, c'est-à-dire se rapprochent plus ou moins de l'état cadavérique, et qu'une syncope fatale peut survenir. »

Ajoutons qu'il n'en est pas tout à fait de même avec le protoxyde d'azote qui, en amenant le sang artériel à l'état veineux, le dispose ainsi à agir comme un stimulant du centre vaso-moteur et réduit le danger de la syncope au minimum.

femmes hystériques pourraient souvent, si on n'y remédiait, donner beaucoup de soucis, et les plus redoutables sont celles qui viennent dans les hôpitaux, parce qu'elles appartiennent généralement à une classe moins cultivée et sont par conséquent moins accessibles aux raisonnements. Certains sujets éprouvent encore, pendant les jours qui suivent l'anesthésie, des sensations étranges et une perversion ou même l'absence des sensations ordinaires, phénomènes qui résultent, sans doute, d'altérations subies par les centres nerveux à la suite de l'état anormal du sang pendant l'inhalation. Un de nos clients nous a dit qu'il découvrait la présence de sucre dans son urine chaque fois qu'il avait respiré le protoxyde d'azote; ce fait serait intéressant s'il se généralisait et accuserait naturellement une irritation cérébrale.

Avant de laisser le sujet du protoxyde d'azote, nous croyons utile d'indiquer un accident d'une autre nature qui peut arriver souvent aux femmes grosses et aux personnes qui n'auraient pas pris la précaution d'exonérer leur vessie avant de respirer cet agent. L'accident en question serait très désagréable pour le sujet et pourrait détériorer un fauteuil de prix.

L'éther, tout en étant beaucoup plus inoffensif que le chloroforme, n'est probablement pas aussi bénin que le protoxyde d'azote. Il est plus désagréable à respirer que les deux autres composés; cependant, on parvient à triompher de cet inconvénient en combinant, à l'exemple de Clover, l'éther avec le protoxyde d'azote. L'admirable appareil de Clover exige pour son maniement un peu d'habitude et une certaine dextérité, mais avec celui que nous avons décrit et représenté (fig. 232), il suffit d'ouvrir à temps le robinet qui force le gaz à traverser l'éther; en ouvrant trop tôt, on verrait le sujet se débattre et suspendre sa respiration; en l'ouvrant trop tard, on perdrait l'avantage qu'offre l'éther par la prolongation de l'anesthésie. C'est une question où l'expérience seule peut servir de guide.

L'anesthésie combinée par l'éther et le protoxyde d'azote convient surtout au cas où l'on a plusieurs dents à enlever en une seule séance; nous la recommandons aussi pour les cas où l'on a à redouter une violente douleur consécutive, comme lorsqu'il y a complication d'abcès alvéolaire à l'une quelconque de ses périodes, parce que la sensibilité revient moins vite qu'à la suite de l'anesthésie par le gaz seul.

Relativement aux symptômes alarmants, ils ressemblent assez à ceux qu'on observe avec le protoxyde d'azote seul, quoique peut-être moins apparents, en raison de la moindre cyanose que donne l'éther, mais c'est un motif pour redoubler de surveillance. Sans négliger la respiration, il faudra surtout s'occuper du pouls qui demande à être observé avec plus de soin que dans l'anesthésie avec le gaz. La tendance aux vomissements est aussi plus considérable. C'est là un des plus grands inconvénients des anesthésiques, et l'un des plus grands mérites du protoxyde d'azote est précisément d'en être plus dépourvu que les autres.

Quant à la comparaison à établir entre l'éther et le chloroforme, Jonathan Hutchinson a reconnu que le dernier convient mieux aux vieillards, parce qu'il ne détermine pas une lutte aussi violente, et amène par conséquent moins d'épuisement; mais cela ne s'applique qu'à l'éther administré seul, car, avec la combinaison du protoxyde d'azote et une administration bien conduite, il y a probablement moins d'efforts et de résistance qu'avec toute autre méthode. Le chloroforme est encore préférable à l'éther quand on a affaire à des sujets atteints de bronchite.

L'administration du chloroforme dans les opérations dentaires est devenue aujourd'hui, et à juste titre, si exceptionnelle, qu'il nous suffira de lui consacrer quelques lignes ; cet agent est cependant, dans quelques cas rares, préférable aux autres anesthésiques. Ainsi, on rencontre des personnes chez qui l'effet du protoxyde d'azote ou de la combinaison avec l'éther est tellement fugitif, qu'il est à peine possible d'enlever une dent ou une racine sans que la douleur soit ressentie, et ces personnes peuvent avoir un grand nombre d'organes à extraire.

Lorsqu'on a à vaincre une grande contraction musculaire, comme en détermine la dent de sagesse d'éruption difficile, il faudra généralement préférer le chloroforme, bien que, d'après le témoignage de notre collègue J. Mills, de Saint-Bartholomew's l'éther ne le cède guère à ce dernier agent pour la réduction des luxations. Dans les cas qui relèvent à peu près autant de la chirurgie générale que de notre spécialité, comme l'ablation des épulis et des tumeurs analogues, la dissection de cicatrices et les autres opérations qui exigent un certain temps, pendant lequel l'anesthésie doit être maintenue, on donnera sans aucun doute la préférence au chloroforme.

Quant aux modes d'administration, nous ne croyons pas qu'on puisse en recommander un comme très notablement supérieur aux autres. L'école écossaise se sert, comme les chirurgiens français, de la simple compresse et avec autant de succès, selon nous, que les Anglais, qui emploient plus généralement les appareils inhalateurs. Notre conclusion est, depuis longtemps, que la sécurité dépend beaucoup plus de l'expérience et du jugement de l'admi-

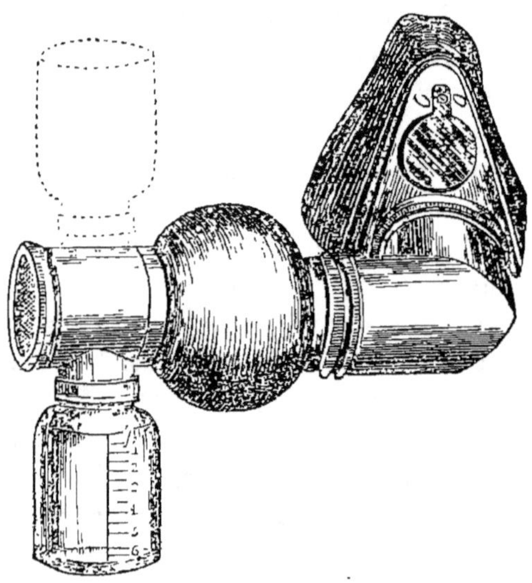

Fig. 238. — Appareil pour l'anesthésie chloroformique imaginé par nous il y a quelques années. Il se compose d'un flacon compte-gouttes qui contient le chloroforme et qu'on peut renverser, en le tournant, de manière que le liquide s'écoule goutte à goutte sur un fragment d'éponge. L'extrémité dilatée se termine par une fine gaze métallique qui a pour but de mélanger complétement les vapeurs chloroformiques avec l'air, de telle sorte que le mélange soit moins désagréable à respirer.

nistrateur que du mode d'administration, et nous avons à peine besoin de remarquer ici que le dentiste qui assume une responsabilité inexcusable en se chargeant à lui seul de donner le gaz et de faire l'opération, serait absolument criminel de se conduire ainsi avec le chloroforme. Souvent les praticiens sont vivement sollicités de recourir à cet agent par des clients qui leur disent : « Je le prends si bien. » — « Mon domestique m'en fait respirer souvent, etc. »

Un confrère prudent s'évita, il y a quelque temps, une responsabilité épouvantable, car le client qui le tourmentait de la sorte
mourut plus tard entre les mains d'un anesthésiste expérimenté.
En ce qui concerne les inhalateurs pour le chloroforme (et leur nom

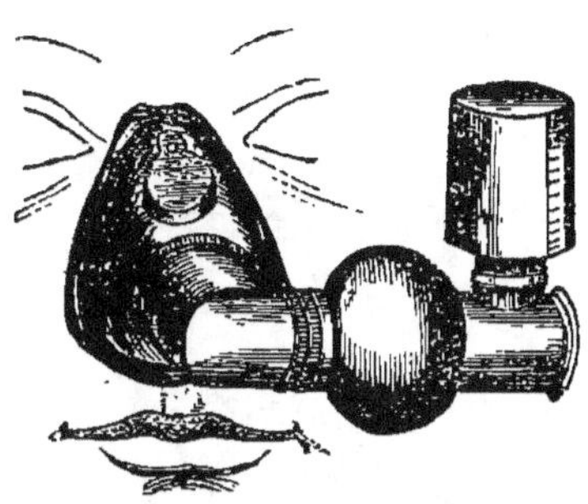

Fig. 239. -- Appareil représenté fig. 238 avec une pièce nasale pour
entretenir l'anesthésie pendant que la bouche est ouverte.

est légion), il faut reconnaître que le plus parfait est l'appareil si
ingénieusement construit par Clover, d'après les conseils de Snow,
dans lequel on commence par titrer le mélange de vapeurs chloro-

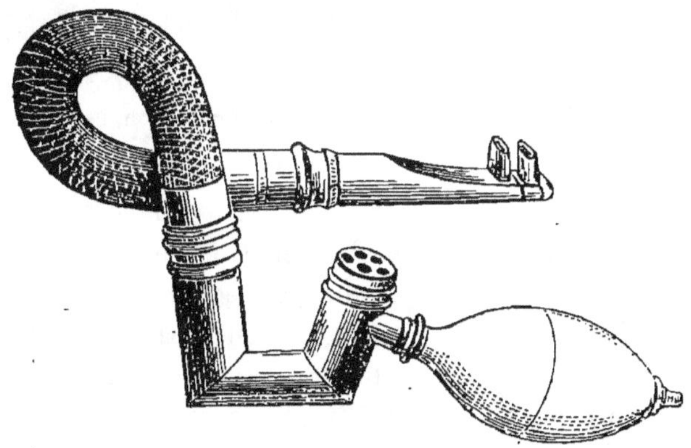

Fig. 240. — Appareil imaginé par nous, il y a quelques années, pour administrer le chloroforme par le nez. Les petits tubes s'introduisent dans les
narines et l'air est lancé dans l'appareil au moyen de la poire de caoutchouc, pendant qu'on ferme avec le pouce les petits orifices qui terminent
l'inhalateur.

formiques et d'air ; sa seule objection est son apparence quelque peu
formidable, qui peut terrifier certains sujets très nerveux ou les en-

fauts, inconvénient qu'il faut toujours éviter comme ajoutant un autre élément de danger, à savoir la dépression qui résulte de la crainte ; mais il faut se rappeler qu'on peut toujours commencer l'inhalation avec la compresse et le compte-gouttes pour la maintenir ensuite avec l'appareil. Un inhalateur que nous avons ima-

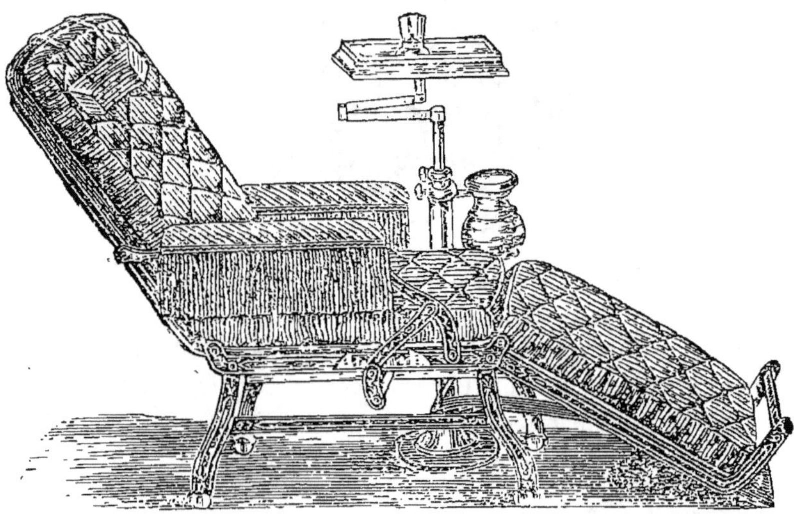

Fig. 241. — Fauteuil très incliné et qui convient très bien pour les opérations à exécuter dans la bouche sous l'influence du chloroforme.

giné il y a quelque temps (fig. 238 et 239) combine le compte-gouttes avec un appareil très simple, semblable au plus petit de Snow, mais offrant une disposition qui permet de mélanger parfaitement les vapeurs avec l'air, de façon à éviter la sensation irritante et désagréable du chloroforme, but si bien réalisé par l'appareil de Clover. Pour entretenir l'anesthésie, nous avons employé une poire de caoutchouc, (fig. 240) reliée à un appareil qui permet de projeter dans les narines un air chargé de vapeurs chloroformiques ; mais des symptômes désagréables étant survenus entre nos mains, et celles d'autres praticiens qui essayaient des moyens analogues, nous croyons devoir conseiller d'en user avec les plus grandes précautions. Relativement aux signes accusateurs de danger et aux meilleurs procédés pour les éviter et les combattre — procédés sur lesquels on n'est malheureusement loin d'être d'accord aujourd'hui — nous ne pouvons que renvoyer le lecteur aux ouvrages spéciaux (1).

Nous avons jugé à propos de passer sous silence d'autres anesthésiques moins généralement employés que ceux dont nous venons de parler, comme le bichlorure de méthylène, le bromure d'éthyle, le bichlorure d'éthidène, etc., parce qu'ils n'ont pas encore été suffisamment expérimentés pour nous permettre de les comparer au point de vue de l'innocuité. Le dernier agent mentionné paraît, d'après les expériences entreprises par un comité de la *British medical Association*, occuper sous ce rapport une situation intermédiaire entre le chloroforme et l'éther. Comme odeur, il est beaucoup plus agréable que le dernier et, si nous en jugeons d'après notre expérience personnelle, nous le croyons appelé à devenir un anesthésique favori et utile en chirurgie dentaire.

CHAPITRE XV

DE LA RÉIMPLANTATION ET DE LA TRANSPLANTATION DES DENTS

RÉIMPLANTATION. — L'opération qui consiste, soit à remettre dans son alvéole une dent cassée, soit à l'arracher pour guérir une douleur et à la replanter ensuite, paraît avoir été pratiquée il y a plusieurs siècles.

On lit, dans un travail excellent, publié sur ce sujet par A. Mitscherlich (2), que Dupont, en 1633, enleva et replaça une dent qui occasionnait de violentes douleurs, et qu'elle se consolida parfaitement. Plus tard, Dion Pomaret dit avoir vu un exemple heureux de la même opération, et environ un siècle après, Fauchard en parlait comme d'une opération bien connue, s'étonnait qu'on pût douter de sa possibilité et citait cinq cas de sa clientèle qui avaient réussi, parmi lesquels il avait dû ultérieurement obturer deux dents pour les conserver.

---

(1) Dans les opérations qui se font sous l'influence du chloroforme, il est prudent de placer, autant que possible, le sujet dans la position couchée, et les dentistes qui voudraient faire un large usage de cet agent, feraient bien d'avoir un fauteuil comme celui représenté fig. 241.

(2) Langenbeck's *Archiv für Chirurgie*, vol. IV. Traduit en anglais dans les *Archives of Dentistry*, par Edwin Truman, vol. I, p. 169.

En Allemagne, la réimplantation était pratiquée au commencement du xviiiᵉ siècle, spécialement pour les dents qu'il était impossible d'obturer convenablement dans la bouche ; on les arrachait pour les plomber et on les remettait ensuite en place.

En France, Lecluse et Bourdet, furent, au milieu du siècle dernier, de grands promoteurs de la replantation pour le même objet, et le dernier enleva une racine, monta sur elle une couronne à privot et la réintégra dans son alvéole ; cinq ans et demi plus tard, elle tenait encore solidement.

En Angleterre, Hunter, vers la même époque, s'intéressa lui-même à la question, mais paraît ne lui avoir jamais donné la même attention qu'à la transplantation.

Depuis Hunter jusqu'à nos jours, l'opération de la réimplantation pour les dents cassées accidentellement ou par erreur, n'a jamais cessé d'être pratiquée ; on y recourait aussi, mais exceptionnellement, dans les cas où il existait une douleur intense, et dans ceux où l'obturation n'aurait pu s'exécuter dans la bouche sans de grandes difficultés.

En parlant de cette opération, presque tous, sinon tous les auteurs, posaient comme règle qu'il ne fallait jamais l'essayer pour des dents dont les racines sont altérées. Hunter, tout en insistant fortement sur cette opinion, admet cependant « qu'il y a eu des cas où une dent a été réimplantée après résection d'une partie malade, mais que les échecs ont été fréquents ; car il est arrivé souvent que l'organe était replacé dans une mâchoire altérée. Cependant cette pratique a quelquefois réussi ».

Hunter ne la conseille certainement pas, et Mitscherlich, résumant d'une manière évidente les opinions de ses prédécesseurs comme exprimant bien sa propre manière de voir, dit : « Les dents dont les racines sont malades doivent toujours être extraites et ne sauraient être remises en place, parce que, pour des raisons que nous exposerons plus loin, elles ne peuvent pas se consolider dans leurs alvéoles (1). »

____

(1) John Tomes et Ch. Tomes dans leur *Traité de chirurgie dentaire* (trad. G. Darin, p. 594), s'expriment ainsi : « Nous aurions dû signaler, au chapitre consacré à la périostite alvéolaire des expériences faites récemment

Nous croyons qu'on peut reconnaître que la réimplantation, comme traitement méthodique de la périostite chronique, n'avait jamais été conseillée jusqu'à l'apparition de deux mémoires lus par nous à la Société odontologique, en 1869 et en 1870. En parlant, dans ces travaux, de cette affection si rebelle et de son traitement presque universel par l'extraction, nous disions que si, après l'avulsion d'une dent ainsi affectée, on avait soin de bien enlever la partie malade du périoste radiculaire, de nettoyer et de purifier convenablement l'organe, puis d'en obturer la cavité pulpaire et les canaux de la racine, et enfin de le laver, ainsi que l'alvéole, avec un liquide antiseptique pour le remettre ensuite en place, on avait grande chance de conserver de la sorte une dent utile, et nous donnions à l'appui l'exposé de quatorze cas où ce traitement avait été adopté, tout en nous gardant de nous prononcer sur leur succès définitif, en raison du peu de temps qui s'était écoulé depuis l'exécution de ces opérations.

Après la publication de nos mémoires, le sujet souleva beaucoup d'intérêt et d'attention en Europe et en Amérique. Magitot le porta devant l'Académie des sciences de Paris, et ses travaux sur la question parurent dans les *Comptes rendus* et dans les *Bulletins de la Société de chirurgie*. On trouve dans ces derniers l'exposé de soixante-trois observations, parmi lesquelles il n'y avait eu que cinq échecs à l'époque de la publication du mémoire de l'auteur. Le succès de Magitot, si supérieur au nôtre dans un nombre plus limité de cas, peut être dû à son mode de procéder, qui consiste simplement à réséquer la portion dénudée de la racine (puis à obturer la dent quand cela est nécessaire) et à remettre l'organe dans son alvéole sans déterger ni l'un ni l'autre avec un agent antiseptique. Comme nous l'avions dit nous-même, il a rarement trouvé nécessaire de maintenir la dent replacée soit par des ligatures aux dents adjacentes, soit par des pièces mécaniques, mais conseille comme très important de bien drainer l'alvéole, spécialement dans les cas graves. Pour lui enfin, le succès de l'opération dépend entière-

---

par M. Coleman, *à l'exemple de Mitscherlich et autres*, dans lesquelles des dents cariées avaient été extraites et replacées, après le grattage du périostite épaissi et malade. » Nous pensons que les mots mis par nous en italique, auraient été plus convenablement rendus « *en opposition aux idées de Mitscherlich et autres* ».

ment de l'existence d'un anneau complet de périoste sur la dent à réimplanter.

Nous avons préféré exposer, quoique en termes généraux, la méthode adoptée par Magitot plutôt que la nôtre même, parce qu'il a eu plus de succès et une expérience plus étendue, et que, d'ailleurs, nous devons nous retrouver sur un terrain commun dans la section suivante ; c'est-à-dire celle qui traite de la transplantation.

Transplantation. — Cette opération paraît avoir été exécutée à une époque plus ancienne que la réimplantation. Certains auteurs en ont attribué l'origine à Albucasis (mort en 1122), mais le passage cité en faveur de cette supposition se rapporte plus probablement à la fixation d'une dent artificielle. Cependant Ambroise Paré rapporte le cas d'une jeune princesse chez qui l'on remplaça une dent cariée par une dent saine, empruntée à sa femme de chambre, avec un plein succès. Puis le silence se fait sur cette opération pendant cent cinquante ans, jusqu'à l'époque de Fauchard et Bourdet ; ce dernier surtout s'y adonna avec beaucoup de zèle et prenait ses dents sur des petits Savoyards, que la misère amenait à se laisser mutiler de la sorte.

La transplantation trouva ensuite une grande faveur auprès de Hunter, Pffof, Graebner, Richter, Jourdain et quelques autres ; elle fut cependant recommandée par un plus petit nombre d'auteurs que la réimplantation et fut plus attaquée. Les principaux arguments qu'on lui opposait sont, comme nous l'avons indiqué il y a quelques années (1) : 1° la difficulté du succès ; 2° les risques de communiquer certaines maladies ; 3° l'objection morale.

1° *La difficulté du succès.* — Cette difficulté est considérable et peut dépendre de ce que la dent greffée répond mal par son volume, la forme de sa racine ou quelque lésion produite à cette dernière dans l'extraction, à l'alvéole de la dent qu'elle doit remplacer. En supposant même que les conditions ci-dessus ne soient pas défavorables, des échecs se produisent encore souvent parce que l'alvéole est plus ou moins altéré par la longue existence d'une dent nécrosée. La douleur et la sensibilité qui persistent souvent quelques jours après l'o-

---

(1) *On the Transplantation of teeth,* by Alfred Coleman, *St-Bartholomew's Hospital Reports,* vol. XIV, p. 101.

pération et qui, dans les circonstances même les plus favorables, sont souvent intenses, engagent le patient à chercher du soulagement dans l'extraction de la dent, d'autant plus que celle-ci est très lâche. Enfin, l'emploi habituel des ligatures pour essayer d'assujettir l'organe transplanté aux dents adjacentes est encore, comme nous nous croyons en mesure de le démontrer, une cause très probable d'insuccès.

2° *Les risques d'inoculation de certaines maladies.* — Selon nous, ces risques ont été beaucoup plus imaginaires que réels, bien qu'on ne puisse nier la possibilité de communiquer, avec une dent enlevée à une personne à une certaine période de l'affection, des maladies telles que la syphilis, la variole, la scarlatine, la rougeole, etc. ; et la même objection s'appliquerait à un égal degré à la greffe cutanée, aussi bien qu'à plusieurs autres opérations chirurgicales. Toutefois nous inclinons à croire que cet argument s'employait plutôt pour effrayer les personnes et les détourner de subir une opération qui était à juste titre considérée comme immorale.

3° *L'objection morale* est donc celle qui a la plus grande valeur. Il est monstrueux, en effet, qu'un individu pauvre consente à se priver, pour de l'argent, d'organes qui lui sont pour le moins aussi essentiels qu'au riche qui les convoite.

D'un autre côté, les progrès réalisés dans le traitement des dents défectueuses et dans la prothèse ont contribué aussi dans une large mesure à détourner l'attention de l'opération de la greffe par hétéroplastie.

Les succès que nous obtînmes dans nos expériences de réimplantations, sans être très encourageants, nous engagèrent pourtant à faire des tentatives de transplantation, mais en nous mettant, bien entendu, complètement à l'abri de l'objection morale exposée ci-dessus.

Nous avons déjà indiqué dans un chapitre précédent (voy. chapitre iv) que parmi les nations civilisées, les maxillaires de la présente génération ont des dimensions plus petites que ceux des populations qui vivaient il y a quelques siècles ; tandis que les dents, si elles ont diminué du volume, ne l'ont pas fait dans la même proportion, d'où l'explication de leur entassement et de leurs irrégularités de position dans les mâchoires. Or, le dentiste est souvent appelé à corriger ces anomalies par l'enlèvement de dents saines ;

dès lors, ne vaut-il pas mieux utiliser ces organes jeunes et sains au bénéfice de quelques-uns, plutôt que de les laisser perdre sans profit pour personne?

C'est ce raisonnement qui nous a permis, dans les six dernières années, de faire quelques essais de transplantation avec relativement beaucoup plus de succès que dans nos expériences de réimplantation pour la cure de la périodontite. Nous remplacions chez certaines personnes des dents extraites comme malades par des dents saines enlevées à d'autres personnes, pour rectifier des vices de position. Cette opération, dont personne ne saurait contester la légitimité dans ces conditions, a été accomplie par nous une douzaine de fois, avec deux insuccès seulement, par suite du défaut d'adaptation de l'organe greffé. Quinze autres faits ont, en outre, été exécutés par d'autres sous notre observation , sans rencontrer, croyons-nous, le même succès, parce que les cas n'avaient probablement pas été choisis aussi soigneusement. Notre première opération (greffe d'une incisive latérale droite) eut lieu en 1875, chez un étudiant en médecine ; aux dernières nouvelles, il y a environ un an, la dent était encore en parfait état. Deux autres fois, nous transplantâmes des incisives latérales mal placées dans des alvéoles du côté opposé, chez les mêmes sujets ; ces opérations réussirent. Dans un autre cas, celui d'un jeune homme de seize ans, nous réussîmes à greffer deux latérales supérieures empruntées à une autre personne.

Voici maintenant comment nous procédions, en faisant toujours usage des anesthésiques : Nous commencions par opérer d'abord le sujet destiné à recevoir la greffe ; sa dent ou sa racine était enlevée avec toutes les précautions possibles pour ne pas léser la partie alvéolaire et nous lui faisions laver la bouche avec de l'eau tiède jusqu'à ce que l'hémorragie fût presque arrêtée. Passant alors au sujet fournisseur de la greffe, nous enlevions sa dent avec le même soin et la portions immédiatement dans l'alvéole du premier, qui avait été préalablement détergé avec du coton, puis avec la seringue ; l'organe, maintenu seulement avec deux doigts, était enfoncé solidement. Nous n'avons jamais employé de ligatures, qui nous paraissent plus nuisibles qu'utiles et pour la raison suivante : Quelque solidement que la dent ait été enfoncée dans l'alvéole, elle ne tarde pas à se soulever légèrement par suite de l'effusion qui se fait au-dessous d'elle et qui la rend aussi plus ou moins lâche. Or, cette effusion a sans doute beaucoup de part dans la consolidation future par l'intermédiaire de la membrane alvéolo-dentaire, et par conséquent, il faut se garder de l'empêcher de se produire, comme cela aurait certainement lieu dans une mesure considérable si l'organe était assujetti par une ligature. Nous avons, en outre, de fortes raisons d'attribuer aux ligatures les résultats fâcheux (inflammation grave, abcès, nécrose alvéolaire, etc.), dont les anciens auteurs parlaient comme des conséquences assez fréquentes de la transplantation, mais que, pour notre part, nous n'avons jamais observées. La greffe terminée, nous nous bornions à prescrire quelque formentation calmante, et à conseiller au sujet d'éviter soigneusement de se servir de sa nouvelle dent pour la mastication et de la faire rencontrer avec les dents opposées pendant quelques jours; on pourrait même, avant l'opération, construire une plaque qui protégerait l'organe contre toute violence ou pression quelconque.

Dans quelques cas, il a suffi d'une semaine pour permettre à la dent de devenir assez solide, libre de sensibilité, et même capable de supporter une certaine pression, mais le plus souvent une quinzaine était nécessaire. Un point sur lequel nous devons insister, en raison de son importance, c'est de choisir autant que possible, pour la transplantation, des dents dont les racines soient un peu moins volumineuses que celles de l'organe à remplacer. Une fois mises en place, ces dents peuvent ne pas paraître aussi solides que les dents à racines plus fortes, mais elles finissent par se consolider. Dans notre pratique, des incisives latérales insérées dans les alvéoles de dents centrales et canines ont donné de très bons résultats. En parlant de la transplantation des dents, que notre expérience, dans les conditions énoncées plus haut, nous permet de recommander comme une opération utile et parfaitement légitime, nous pouvons répéter ce que nous avons écrit ailleurs (1). « Après avoir appelé l'attention sur l'opération et sur ses mérites, j'ai l'espoir qu'elle sera la source de beaucoup d'avantages, surtout pour ceux dont les ressources pécuniaires empêchent de profiter des jouissances que les gens riches peuvent se procurer. N'est-il pas possible de trouver

---

(1) *Op. cit.*

dans nos services et nos hôpitaux dentaires, où tant de milliers de dents jeunes et saines sont annuellement sacrifiées, des occasions de légitimer la transplantation et de la rendre utile, en choisissant bien les cas et en s'entourant des conditions les plus favorables au succès ? »

Avant de terminer ce chapitre, nous devons dire quelques mots sur la transplantation des dents mortes, ou plutôt desséchées, telles que celles que l'on prend ordinairement dans les amphithéâtres. Cette opération a eu, comme la greffe des dents vivantes ses avocats et ses opposants. Mais les premiers ne méritent guère croyance si l'on en juge par leurs arguments contradictoires.

Ainsi Hunter, qui décrit l'opération avec une certaine longueur, dit : « L'insertion d'une dent morte a été recommandée, et j'ai eu connaissance de pareilles greffes qui ont réussi pendant plusieurs années ; et dans un autre passage, il prétend, qu' « une dent extraite depuis assez de temps pour avoir perdu toute sa vitalité ne saurait jamais se consolider ». Hirsch, un autre défenseur de cette opération, se contredit de la même manière.

Qu'une opération semblable doive échouer le plus souvent, c'est ce qu'il était facile de prévoir. Une dent depuis longtemps extraite de la bouche, et desséchée, serait non seulement dépourvue de vitalité dans tous ses éléments, mais aurait perdu tout moyen de réunir ces tissus dévitalisés avec les parties vivantes adjacentes. Le fait de la perte de vitalité de quelques-uns des éléments dentaires, comme, par exemple : la dentine, la pulpe, l'émail (en admettant que ce dernier en soit doué à un certain degré) ne serait pas, comme nous l'avons montré ailleurs, un obstacle au succès de la transplantation, à la condition qu'ils fussent libres de putridité et de septicité, si le cément et les débris de la membrane alvéolo-dentaire étaient encore vivants, comme cela a lieu souvent dans de semblables conditions. Au contraire, quand tous les tissus sont mortifiés, on peut s'attendre à ce que de pareilles dents, en supposant qu'elles se consolident un peu, seront maintenues par une simple action mécanique, et ne seront jamais résistantes, ou plus probablement partageront le sort des fragments d'ivoire que l'on insinue dans un os, c'est-à-dire qu'elles seront résorbées. Quant aux rares exemples de consolidation de semblables greffes, au point de permettre aux dents d'offrir la plus grande résistance à leur extraction, ils réclament une autre explication, et celle-ci est fournie d'une manière satisfaisante par les expériences de Mitscherlich, dont l'exposé se trouve dans l'excellent travail de cet auteur, que nous avons déjà signalé plus haut.

Ayant pris une incisive supérieure sur le crâne d'un chien, il l'inséra dans l'alvéole correspondant d'un chien vivant; ce dernier fut sacrifié au bout de six semaines, et l'on injecta immédiatement les carotides. Une section longitudinale, passant à travers la dent et la mâchoire, montra seulement çà et là des traces de périoste; partout où il faisait défaut, la dent était rongée. Dans quelques-unes des cavités ainsi formées, on voyait du tissu osseux, *soudé directement avec les parties alvéolaires* et *maintenant ainsi l'organe avec une solidité extraordinaire.* L'auteur ajoute : « Ce tissu osseux était si bien développé, que l'on pouvait considérer le processus comme pleinement accompli, et la dent était par conséquent à l'abri de toute exfoliation ultérieure. » Cette dernière phrase nous paraît exprimée en termes trop confiants. Les recherches de J. Tomes ont montré qu'il se produit quelquefois, dans le travail de résorption des dents temporaires, une condition très analogue : « Ce travail, dit l'auteur, n'est pas nécessairement continu ; il peut être remplacé momentanément par la production de dépôts osseux, sur la surface même qui a été érodée; mais ces dépôts sont destinés à se résorber à leur tour. » D'un autre côté, nous pouvons ajouter que l'examen des dents qui se rencontrent dans certaines tumeurs de l'ovaire nous a permis de constater que quelques-unes étaient directement unies à l'os environnant sans aucun tissu intermédiaire.

Enfin on a tenté d'insérer dans les alvéoles des dents de porcelaine, et même des dents pourvues de racines d'or; le résultat fut naturellement celui qu'on pouvait attendre de pareilles billevesées. En résumé, pour terminer nos remarques sur la transplantation, nous dirons que, pour assurer autant que possible le succès de cette opération, il faut greffer des dents vivantes, empruntées à des sujets au-dessous de l'âge moyen, chez des sujets également jeunes, de bonne santé et dont les alvéoles soient parfaitement intacts de toute lésion.

CHAPITRE XVI

CONGESTION DES GENCIVES. — CALCULS SALIVAIRES. — ULCÉRATION
DE LA GENCIVE. — NÉCROSE DES MACHOIRES.

CONGESTION DES GENCIVES. — La membrane muqueuse qui recouvre les tissus appelés gencives, et dont elle fait elle-même partie, doit être, chez le sujet sain, d'une couleur rose pâle, marbrée de petits vaisseaux d'une teinte un peu plus foncée, présentant autour des dents un bord festonné, aussi mince que du papier à écrire ordinaire et paraissant adhérer solidement aux collets dentaires, mais se repliant en réalité à ce niveau pour aller, plus bas, se fusionner intimement avec la membrane alvéolo-dentaire. Les interstices qui séparent les dents au niveau des collets et dans leur voisinage doivent aussi, à l'état physiologique, être pleinement occupés par les tissus gingivaux, de sorte qu'il est presque impossible que les débris alimentaires trouvent à s'y loger. Chez les peuples avancés en civilisation et spécialement parmi les habitants des grandes villes, il n'est pas rare de trouver les tissus en question, sans qu'ils soient positivement malades, d'une couleur plus foncée, épaissis et ne remplissant plus complètement les espaces inter-dentaires. Chez les personnes dyspeptiques, on voit généralement ces conditions sous une forme exagérée, et les cas les plus graves s'observent surtout chez les sujets de tempérament lymphatique; la tendance constante qu'ont alors les gencives à saigner a fait désigner cet état du nom de faux scorbut ou scorbut des gencives. Dans ces dernières conditions, la membrane muqueuse, surtout au voisinage des dents, apparaît fortement congestionnée de sang veineux, tuméfiée et épaissie, mais ne remplissant plus les interstices qui séparent les collets dentaires et détachée à une certaine profondeur de la surface des racines. On parvient souvent par la pression à faire sourdre entre les dents et la membrane muqueuse une sécrétion épaisse et fétide, qui donne à l'haleine une odeur repoussante. Cet état de choses continuant, les parties alvéolaires se résorbent et se dénudent parfois dans une étendue plus ou moins considérable, tandis que les racines des dents se recouvrent d'une mince couche de tartre dur et brun-verdâtre. Enfin les progrès du mal amènent à la longue la chute des dents les unes après les autres. La perte des dents par suite de résorption alvéolaire est généralement considérée, au moins chez les vieillards, comme un fait analogue à la calvitie. Mais, quand il se produit prématurément et qu'il coïncide avec l'état ci-dessus décrit de la membrane muqueuse, il constitue certainement une maladie, et même une maladie des plus rebelles. Les auteurs diffèrent beaucoup d'opinion en ce qui concerne l'étiologie et la nature de cette affection; les uns l'attribuent à des causes purement locales, notamment à la négligence des soins de propreté, qui permet au tartre de s'accumuler vers le collet des dents; d'autres croient que la maladie a son origine dans la membrane alvéolo-dentaire, et quelques-uns, C.-S. Tomes en particulier, que le tissu primitivement affecté est le procès alvéolaire à son bord libre. Nous nous rangeons de préférence avec ceux qui soutiennent qu'elle dépend d'un état pathologique de la membrane muqueuse au voisinage des collets dentaires. Cet état peut dépendre lui-même des conditions constitutionnelles dont nous avons parlé plus haut, ou il peut résulter (ce qui nous paraît probable) du défaut d'un stimulus normal pour la membrane muqueuse, qui lui est fourni sous la forme d'aliments plus durs que ceux dont font généralement usage les nations civilisées. La présence du tartre peut sans doute l'augmenter et l'aggraver, mais nous voyons des cas où ce dépôt a existé pendant de longues années sans produire de semblables résultats. Les conditions mêmes de son existence tendent à l'augmenter et à le perpétuer, car le sujet évite le frottement douloureux de la brosse, etc. La congestion et la séparation de la gencive aux collets des dents permet l'accès des liquides buccaux et la formation du tartre, modifié dans son caractère probablement par le mucus acide que secrète la gencive et adhérant très solidement aux racines dentaires. A mesure que la séparation s'étend, les bords libres des alvéoles se dénudent et subissent par suite une névrose partielle, peut-être très comparable à la carie, mais sur une très faible échelle.

La maladie, sous cette forme que l'on peut considérer comme la variété aiguë, est très fréquente vers la période moyenne de la vie ; cependant nous l'avons rencontrée chez des sujets au-dessous de vingt ans. Il ne faut pas la confondre avec la perte prématurée des dents, qui survient quelquefois chez des personnes qui ont été gravement atteintes de maladies débilitantes; dans ce dernier cas, les dents tombées ne présentent pas de dépôt de tartre ou en sont à peu près dépourvues et la cause est évidemment ici la résorption du procès alvéolaire sans sa mise à nu préalable.

Le traitement est fort incertain et assez désagréable; ajoutons que c'est seulement dans ces dernières années qu'on a essayé quelque moyen positif de traitement. Rigg, à qui nous devons la seule médication capable de rendre service et qui, par les études sérieuses qu'il a faites sur cette maladie, a mérité de lui associer son nom, recommande avant tout de débarrasser très soigneusement les racines dentaires mises à nu de la totalité du tartre qui s'y est déposé. Cette opération ne peut s'effectuer qu'à l'aide d'instruments acérés très étroits, et comme elle détermine à la fois de la douleur et un écoulement de sang, elle nécessite généralement plusieurs séances. On parvient cependant à diminuer considérablement la souffrance par l'emploi fréquent d'acide phénique que l'on porte entre la gencive et les collets dentaires sur une pointe de bois tendre. En même temps que le tartre, il faut encore réséquer les bords exposés des alvéoles jusqu'à ce que l'on soit sûr que toutes les parties malades ont été enlevées. Pour plus de garantie, il est bon de terminer l'opération par l'application sur les parties grattées d'une solution plus ou moins concentrée d'acide sulfurique aromatique. N'ayant pu nous procurer l'exposé original du traitement de Rigg, nous pourrions bien avoir omis quelques détails, mais nous croyons avoir indiqué l'essentiel. L'opération une fois terminée, on doit recommander au malade de surveiller attentivement ses gencives, de les brosser fréquemment avec une brosse molle et de combattre toute tendance à la congestion par l'application de teinture d'iode composée, de tannin, d'alun ou de borax en dissolution. Il est bien difficile d'espérer que des dents ainsi traitées puissent jamais se réunir, aux parties grattées, avec la membrane muqueuse environnante; mais celle-ci, quand elle est saine, peut se rapprocher assez intimement pour empêcher l'accès des liquides buccaux et le dépôt consécutif du tartre.

CALCULS SALIVAIRES. — A propos du tartre où des calculs salivaires, qui se déposent sur les dents à peu près comme le font les sels de chaux sur les parois d'une chaudière à vapeur, nous allons ajouter quelques mots. Les analyses ont démontré que le tartre se compose principalement de phosphates terreux et de matières animales (1). C'est la dernière sans doute qui donne à la plupart des variétés de ces dépôts leur odeur repoussante. La matière organique est naturellement fournie par le mucus et l'épithélium, ainsi que par le leptothrix et les microccocus qui se trouvent en abondance dans la bouche de certaines personnes et quelquefois encore par des débris alimentaires ; les sels de chaux dérivent de la salive où ils sont dissous. Quelques observateurs ont décrit l'existence de petits *crustacea* dans les calculs salivaires ; mais c'est probablement une erreur due à l'apparence présentée par la précipitation de sels de chaux dans un fluide colloïde.

Le tartre offre des caractères variés, dépendant sans doute des conditions sous lesquelles il se dépose ; ainsi quand le dépôt a lieu très rapidement et en grande quantité, il est d'une couleur jaune blanchâtre et relativement mou. On est surpris du volume des masses qui peuvent s'accumuler en peu de temps ; nous avons parmi nos clients une jeune dame qui, depuis quelque temps, vient nous consulter annuellement ; chaque fois nous devons lui enlever des dépôts aussi gros que les couronnes des dents sur lesquelles ils se sont amassés. La plupart de ses dents sont devenues très lâches, mais sont remarquablement libres de sensibilité pour leur condition et ne rappellent en rien la maladie sur laquelle Rigg a appelé notre attention. Chez cette dame, le tartre se dépose à peu près autant sur les dents supérieures que sur les inférieures, ce qui est insolite, surtout avec cette variété ; la partie où elle se rencontre le plus souvent étant la dépression formée par la face interne du corps de la mâchoire inférieure en avant et la racine de la langue en arrière, c'est là que la salive se rassemble en plus grande quantité et, par évaporation ainsi

---

(1) Analyse du tartre (Berzélius) :

Phosphates terreux	79,0
Mucus	12,5
Ptyaline	1,0
Matière animale soluble dans l'acide chlorhydrique	7,5
	100,0

que par des réactions chimiques, une augmentation probable d'alca-
linité, etc., les sels de chaux se précipitent en entraînant avec eux plus
ou moins de la matière organique insoluble et demi-soluble. Une
seconde variété, de consistance beaucoup plus dure que la précédente
et d'une coloration presque noire, se dépose ordinairement par
plaques ou en forme d'anneau autour des collets dentaires et souvent juste au-dessous du bord libre de la gencive; cette variété paraît
tout aussi commune sur les dents du haut que sur celles du bas, aux-
quelles elle adhère avec une ténacité considérable. La troisième
variété est celle que nous avons déjà décrite à propos de la maladie
dite de Rigg. Une quatrième variété est le dépôt qui se forme d'ordinaire sur les dents antérieures supérieures des jeunes sujets, juste
au-dessus du bord gingival; sa couleur est noir verdâtre; ce tartre
est en très mince couche, et si difficile à enlever, que certains auteurs
l'ont considéré plutôt comme une altération de la membrane de
Nasmyth que comme un véritable dépôt. Après son éloignement, il
laisse l'émail rugueux et creusé de petites dépressions, voilà un fait
certain; mais on a dit qu'il ne se reproduisait jamais après avoir été
enlevé, nous ne saurions nous prononcer sur ce point.

Les dents recouvertes de tartre paraissent moins sujettes à se
carier que celles sur lesquelles il ne se dépose jamais et l'on constate
invariablement que, quand les dents de devant de la mâchoire inférieure ont une grande tendance à se carier, elles sont dépourvues de
tartre. Si donc, ce n'était à cause des lésions indirectes qu'occasionne
le tartre et de la gêne et du désagrément qui résultent de sa présence, on pourrait considérer son enlèvement comme une opération
plus que superflue, d'autant mieux que l'on rencontre parfois des
cavités cariées dans lesquelles son dépôt a constitué une obturation
efficace. Une légère incrustation de tartre jaune ou brunâtre à la
face postérieure des dents antérieures du bas est un fait presque
général et elle paraît n'entraîner que peu d'inconvénients. Il n'en
est plus de même quand un dépôt d'égale quantité se fait sur la face
antérieure d'une incisive inférieure, au bord gingival, parce que
son accroissement continuel dans la direction de le racine dénude la
face antérieure de celle-ci, dénudation qui finit quelquefois par aller
jusqu'à la pointe radiculaire. Aussi, quand on rencontre le tartre
dans de semblables conditions, et je dirais même dans toutes les
situations possibles, sauf peut-être les dépôts insignifiants de la face

postérieure des dents inférieures du bas, il faut certainement l'enlever, et le meilleur moyen consiste à exercer sur lui des pressions principalement dans la direction des racines dentaires, avec des instruments d'acier appropriés. La forme que nous avons trouvée la plus utile est celle représentée par la fig. 242; mais il ne faut pas l'employer de la manière qui a été mise en usage sur nous-même, c'est-à-dire en insinuant la pointe sous le bord inférieur du dépôt

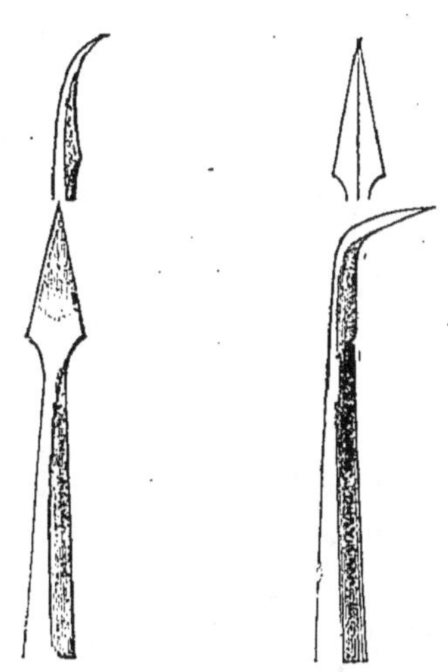

Fig. 242. — Forme d'instrument qui nous a rendu le plus de services pour l'enlèvement du tartre.

pour tirer ensuite en haut, mouvement qui déchire la gencive, ébranle considérablement les dents et n'enlève que très imparfaitement la masse. Il faut que le pouce de la main qui tient l'instrument appuie sur le bord tranchant ou la face masticatoire de la dent sur laquelle on opère, pour bien assujettir celle-ci; puis on enfonce la pointe dans le tartre, pour le faire éclater en fragments plus ou moins considérables, en agissant suivant la direction de la racine ou peut-être latéralement. Il importe surtout de surveiller les interstices dentaires, où il n'est pas rare de voir le tartre s'étendre à une certaine distance de la surface, afin d'en détacher tous les fragments. Une fois cette opération effectuée avec les différentes variétés d'instruments qui peuvent être nécessaires (fig. 243), il faut recourir à la pierre ponce appliquée à l'aide soit de bois mou, soit de petites brosses circulaires (fig. 244), qui se montent sur la machine à fraiser et qui sont si utiles pour le nettoyage général des dents.

Quand la surface des dents a été complètement nettoyée et polie, il est bon de conseiller l'emploi d'un collutoire astringent (1) aussi

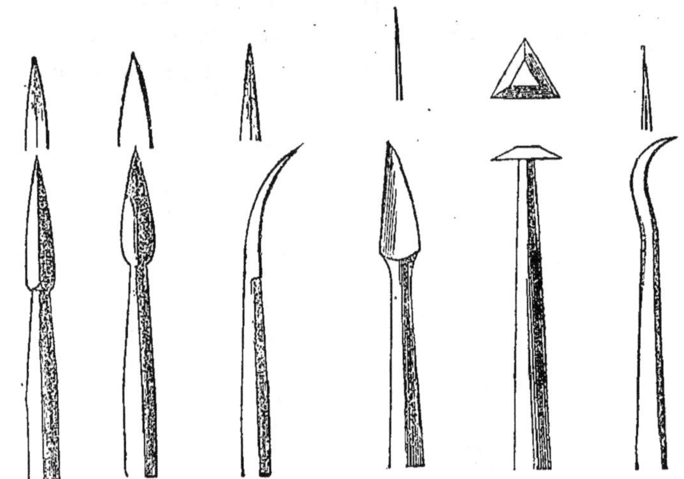

Fig. 243. — Diverses formes de grattoirs pour l'enlèvement du tartre.

bien pour calmer l'irritation gingivale déterminée par l'opération que pour rendre les collets dentaires, maintenant plus exposés, moins sensibles aux changements de température. On insistera encore sur la nécessité de recourir souvent et avec soin à l'usage de la brosse à dents, en donnant la préférence à une molle plutôt qu'à une très dure, au moins pendant quelque temps ; il y aura aussi beaucoup d'avantage à employer un dentifrice composé de craie préparée et de savon pur, avec un peu de racine d'iris et d'essence de roses, et, au besoin, additionné d'une légère quantité de tannin, de borax ou d'alun.

L'enlèvement du tartre a fait disparaître une cause locale très

----

(1) R. Acide tanique. . . . .   15 grammes.
    Eau de Cologne.   120   —
        M.
Environ 12 à 18 grammes de ce mélange dans une cuillerée d'eau tiède collutoire, deux ou trois fois par jour.

fréquente de la congestion des gencives, sujet auquel nous revenons actuellement. Comme traitement, on peut conseiller dans les cas légers quelques lotions astringentes simples, comme la teinture de tannin, dont nous avons déjà parlé et que nous avons trouvée la

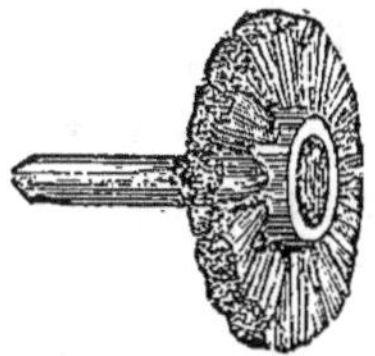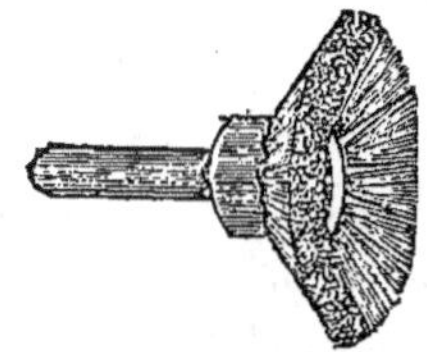

Fig. 244. — Brosses qui s'emploient avec la machine dentaire pour polir les dents après l'enlèvement du tartre.

plus utile ; dans les cas plus graves, et ceux dont le caractère se rapproche de l'inflammation chronique, on devra se préoccuper davantage de la santé générale. Chez les personnes ainsi affectées, on constate généralement un désordre de tout le canal alimentaire ; il y a alors indication à recourir aux médicaments qui agissent directement sur la muqueuse du tube digestif : ainsi l'ipécacuanha, à la dose de 6 à 12 centigrammes, amène souvent beaucoup de soulagement ; mais l'agent qui nous donne le plus de succès est la noix vomique (1) ; son énergie demande toutefois une extrême attention. Dans les cas d'inflammation plus aïgue, il y a généralement de la douleur, douleur de nature brûlante, et comme il est rare que ce symptôme existe sans quelque abrasion du délicat revêtement épithélial, nous arrivons à l'ulcération, qu'il vaut mieux considérer dans un paragraphe spécial.

ULCÉRATION DES GENCIVES. — Les ulcérations aphtheuses de la membrane muqueuse qui recouvre les gencives sont assez fréquentes, surtout chez les personnes débilitées par de longues maladies, et se rencontrent souvent vers la période ultime de la phtisie. On les ob-

---

(1) Extrait de noix vomique. . . . . 0,30 centigrammes.
  Mixt. d'acacie. . . . . 30 grammes.
  Teint. de cardam. comp.. . . . . 30 —
  Eau dist. . . . . 180 —

serve encore assez communément dans un état relatif de santé, chez les sujets dyspepsiques. Elles débutent par de petites vésicules isolées, rappelant celles de l'herpès, qui ne tardent pas à se rompre en laissant une surface dénudée. Sur la langue, ces ulcérations, qu'il est bien rare d'observer à la période vésiculaire, sont très sensibles et font éprouver une vive souffrance quand on les touche; elles apparaissent sous la forme d'un petit cercle de couleur plus claire que les tissus environnants, avec un point central plus foncé.

Certains auteurs ont associé l'ulcération aphtheuse ordinaire au muguet, mais celui-ci a certainement une origine et un caractère différents. Il est dû à la présence d'un cryptogame parasite, l'*oïdium albicans*, qui trouve des conditions favorables à sa croissance et à son développement sur la membrane muqueuse des enfants soumis à une mauvaise alimentation. Le muguet se présente d'abord sous orme de grains blanchâtres, qui se réunissent en plaques plus ou moins étendues et que l'on a souvent pris pour des fragments de lait coagulé; mais sa véritable nature se révèle quand on enlève mécaniquement la production morbide qui laisse au-dessous d'elle une surface dépourvue d'épithélium et parsemée de petites taches sanglantes.

Dans le traitement de l'ulcération aphtheuse ordinaire, on se trouve bien d'applications locales de miel boraté faites avec un pinceau de poils de chameau. Si la santé du sujet n'est pas parfaite, on peut prescrire une médication altérante, combinée avec un léger purgatif. Le traitement local est le seul applicable, quand les aphthes surviennent dans le cours de maladies débilitantes. Les ulcères douloureux de la langue guérissent généralement en les touchant avec le crayon de sulfate de cuivre ou avec un mélange d'acide phénique concentré et de glycérine.

Dans le muguet des enfants, il faut s'occuper avant tout du régime, qui est très souvent défectueux. Puis, on aura soin de bien essuyer la bouche après chaque repas avec un morceau de linge doux imbibé d'eau froide et qui ne devra pas servir une seconde fois; cela fait, on touchera les surfaces dénudées avec un pinceau de charpie humecté d'une solution d'alun ou de borax (50 centigrammes pour 30 grammes d'eau); dans les cas rebelles, une solution diluée d'acide phénique et de glycérine pourra être utile. L'apparition du muguet du côté de l'anus indique une extension plus générale de là maladie dans le tube digestif et par conséquent un état plus sérieux.

Une autre variété d'ulcération a reçu le nom assez vague de stomatite ulcéreuse ; elle se rencontre principalement chez les enfants élevés dans les quartiers malsains des grandes villes, mais nous l'avons observée dans des cas où l'on ne pouvait reprocher aux conditions sanitaires que l'absence presque complète de légumes verts dans l'alimentation. Il s'agissait alors d'enfants élevés dans une grande institution publique et qui ne manquaient jamais d'être affectés vers la fin de l'année scolaire. La moindre irritation locale déterminait l'ulcération et il fallait renoncer même à faire porter à ces enfants des plaques de redressement ; cependant, à leur retour des vacances, la bouche avait recouvré un parfait état de santé. La maladie se présente ordinairement pendant la première enfance, surtout entre deux à cinq ou sept ans. Elle siège plus souvent à la mâchoire inférieure qu'à la supérieure et s'observe généralement sur le bord externe de la gencive aux collets de la première et de la seconde molaire temporaires ou des incisives, se limitant très souvent, mais non toujours, à un seul côté de la bouche. Examinée aux premières périodes, la membrane muqueuse voisine du collet des dents apparaît fortement congestionnée de sang veineux, gonflée, luisante par suite de la tension ; ces symptômes s'aggravent considérablement par la présence de dents nécrosées, de racines dénudées ou de tartre. A mesure que la maladie progresse, on voit se produire une ulcération de couleur gris cendré au bord libre de la gencive, donnant lieu à un écoulement sanieux et ténu, d'une odeur repoussante. Puis, l'ulcération s'étend et gagne la partie de la joue en contact avec le point primitivement atteint de la gencive. A cette période, on peut observer une certaine tuméfaction à la surface externe de la joue. Avec le temps, la maladie amène la dénudation et l'exfoliation du procès alvéolaire, avec perte des dents temporaires et parfois aussi nécrose de l'os contenant les cryptes des dents permanentes. La maladie, abandonnée à elle-même, finirait-elle, par compromettre l'existence ou guérir spontanément ? C'est une question difficile à résoudre ; quand il existe une cause constitutionnelle, la vie serait certainement menacée ; mais, dans les cas mêmes les plus négligés, le traitement intervient toujours avant qu'on puisse assister à un pareil dénouement.

Les moyens que nous avons à opposer à cette affection sont tellement efficaces, que si l'on nous demandait de désigner une maladie
ayant un spécifique certain, nous répondrions sans hésiter que c'est
la stomatite ulcéreuse et que son spécifique est le chlorate de potasse.
L'effet du médicament se voit en quelques jours et, sauf dans des cas
exceptionnels, il amène la guérison dans l'espace de dix à quinze jours,
sans le moindre traitement local. Comme doses, nous employons,
chez les enfants jusqu'à trois ans, de 20 à 30 centigrammes ; chez ceux
de quatre à cinq ans, 60 centigrammes, et 90 centigrammes chez ceux
de sept à neuf ans ; chez tous, la dose est répétée trois fois par jour,
diluée dans 20 à 30 grammes d'eau, à laquelle on peut ajouter un peu
de sucre. Chez les sujets très débilités, il y a avantage à donner en
même temps du sulfate de quinine, et il faut certainement recommander l'usage des légumes verts. La maladie entraîne quelquefois,
outre la perte de quelques-unes des dents permanentes, la formation
de cicatrices qui font adhérer la joue aux gencives ; mais quand ces
adhérences ne gênent pas trop l'ouverture de la bouche, elles n'ont
guère d'inconvénient. C'est à la suite des exanthèmes, spécialement
de la scarlatine, de la rougeole et de la variole, et plus rarement après
la fièvre continue, que l'état de choses décrit ci-dessus se montre sous

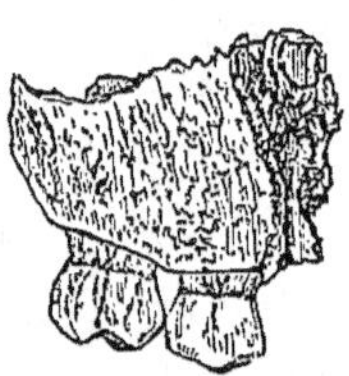

Fig. 245. — Nécrose de la presque totalité du maxillaire droit d'un enfant,
consécutive à une stomatite ulcéreuse qui était survenue peu après la
rougeole.

a forme la plus grave ; la question serait de savoir si cette forme est
ou non identique aux cas sur lesquels Salter a le premier appelé l'attention et dont il a donné une explication ingénieuse. Il montra que
la nécrose étendue des maxillaires, survenant après les maladies que
nous venons d'indiquer et dans l'ordre de fréquence où nous les avons
placées, apparaît ordinairement à un âge où le développement
dentaire est le plus actif et où l'évolution des mâchoires est le plus
rapide, c'est-à-dire entre trois et huit ans, mais le plus souvent vers

cinq ans. Pour lui, la cause de la nécrose consécutive aux fièvres éruptives, comme celle due aux vapeurs de phosphore, serait l'application d'un poison spécifique aux parties vasculaires des dents, avec cette différence que, dans les fièvres, le poison serait formé dans l'organisme lui-même. Comme le poison des exanthèmes, la scarlatine en particulier, affecte spécialement les tissus dermiques, les dents qui appartiennent à ce système souffrent avec le reste et affectent de semblable manière les parties environnantes. L'exfoliation représentée fig. 245 était le résultat d'un cas négligé de stomatite ulcéreuse évidente, survenue quelques semaines après la rougeole. La maladie céda très facilement au chlorate de potasse, c'est-à-dire que la condition ulcéreuse disparut entièrement ; mais la nécrose qui comprend la majeure partie du maxillaire supérieur droit ne se manifesta que deux mois plus tard. Cependant Salter dit qu'*elle a été rarement précédée de gonflement ou de douleur, ou accompagnée d'abcès périostique*, et, en outre, que *sa tendance est d'être symétrique*. Alors le fait mentionné ci-dessus serait probablement un cas de stomatite ulcéreuse ordinaire intensifiée par les effets de la rougeole. La stomatite ulcéreuse a souvent été confondue avec une autre forme d'ulcération, heureusement rare, parce que son caractère est bien plus sérieux et qu'elle amène très fréquemment la mort.

La stomatite gangréneuse (*noma, cancrum oris, stomacace*, etc.) est une maladie presque exclusive aux enfants de deux à douze ans. Elle ne paraît pas toujours attaquer les plus émaciés ou les plus maladifs, quoiqu'on l'observe plus souvent chez ceux qui vivent dans des endroits malsains et surtout chez les enfants affaiblis par des maladies graves. Elle débute d'ordinaire à la face interne de la joue, et amène bientôt une tuméfaction de la face, dont la peau devient saillante, tendue et d'un rouge éclatant ; l'infiltration est très dure, dense et circonscrite. Simultanément avec le gonflement de la joue, on constate un engorgement plus ou moins considérable des ganglions voisins et une exagération de la sécrétion salivaire, qui a une consistance épaisse, sirupeuse. Avec les progrès du mal, l'inspection de la bouche montrera, non sans difficulté, à cause de la tension de la joue qui nécessite l'emploi d'un petit miroir, une ulcération de couleur brunâtre et déchiquetée sur les bords, s'étendant sur la gencive opposée. Peu à peu la salive présente une odeur extrêmement fétide, est teintée de sang et colorée par des tissus désagrégés qui se détachent de la surface ulcérée. L'ulcération qui a gagné la gencive attaque bientôt le procès alvéolaire et le corps même de l'os. En même temps, la tache rouge de la joue devient noire et se gangrène au point d'ouvrir la cavité buccale. Cette destruction des tissus de la joue marche avec une vitesse incroyable et amène généralement la mort dans l'espace d'une semaine. L'un des traits les plus étranges de cette maladie, si horriblement destructive, est l'absence de douleurs et même de symptômes généraux prononcés. La plupart des malades acceptent très bien les aliments, et parfois jusqu'au dernier moment. Mais ce n'est là qu'une esquisse très imparfaite de cette effrayante maladie. On trouvera dans West (*Diseases of Infancy and Childhood*, p. 562 et suiv.) un excellent exposé de la stomatite gangréneuse. Elle n'est guère du domaine du chirurgien dentiste, mais il est bon que celui-ci soit à même de la reconnaître, car la seule chance du malade repose sur un traitement énergique et immédiat.

Il faut recourir d'abord et surtout aux moyens locaux. Après avoir anesthésié le sujet, on cautérisera l'ulcère situé à la face interne de la joue avec l'acide nitrique concentré que l'on appliquera sur de l'amadou à l'aide d'une pince à pansements ; l'amadou en absorbe une grande quantité et le retient mieux que ne ferait la charpie et le coton. La surface correspondante de la gencive doit, autant que possible, être protégée avec une cuiller ou un rétracteur, à moins que l'ulcération ne l'ait envahie ; mais le risque de toucher la membrane muqueuse saine n'a guère d'importance quand il s'agit d'une maladie aussi rapidement mortelle ; il ne faudra donc avoir aucune hésitation à détruire largement les tissus envahis. Dans les cas graves, on pourrait, selon nous, se servir du cautère actuel avec autant d'avantage que de l'acide nitrique. Après la cautérisation, on fera des applications calmantes et antiseptiques, mais non irritantes et l'on soutiendra les forces du malade à l'aide d'un régime réparateur, spécialement de fort extrait de viandes, de stimulants et de toniques. Le vin de Porto, le quinquina et le fer sont des mieux indiqués ; le chlorate de potasse, qui a donné de bons résultats à certains praticiens, peut aussi être essayé à la dose de 60 centigrammes à 1 gramme 20 toutes les quatre heures. Il faudra encore de temps en temps examiner la bouche pour réappliquer l'acide nitrique sur tous les points où le mal pourrait s'étendre. Dans quelques cas, un traitement bien moins énergique a réussi, mais les cas typiques réclament impérieusement des mesures hardies et énergiques.

Les ulcérations gingivales reconnaissent encore d'autres causes et d'autres conditions que celles que nous venons d'énumérer : ainsi, dans la syphilis, la salivation, les affections scrofuleuses et cancéreuses, elles apparaissent comme complications, quelquefois comme avant-coureurs de la nécrose du maxillaire. Des dents brisées, ou même simplement usées, présentant des pointes vives sur des surfaces irrégulières, sont également une cause très fréquente d'ulcérations de la membrane muqueuse buccale. Celles qui se montrent sur la langue sont souvent de dimensions considérables, fort douloureuses et ont parfois une apparence suspecte ; quand la cause est purement locale, il suffit de limer ou d'enlever ces dents pour amener une guérison rapide. L'on ne saurait cependant trop insister auprès des sujets sur l'importance d'éloigner, aussi vite que possible, de semblables sources d'irritation ; car, pour peu qu'il existe de tendance à une affection maligne, elles ne manqueraient guère d'en déterminer l'apparition.

On trouve souvent une ulcération qui se forme dans le voisinage de la face externe et postérieure des dents de sagesse inférieures, qui se carient en cet endroit et irritent la membrane muqueuse dans les mouvements d'ouverture et de fermeture de la bouche. Le remède consiste alors dans le limage, l'obturation ou l'extraction, mais il est bon de donner en même temps la combinaison de chlorate de potasse avec la décoction de pavots.

Nous avons déjà parlé des cas où les racines de dents temporaires sortent de la gencive et, sous la poussée des dents permanentes, font assez de saillie pour déterminer souvent une ulcération sérieuse de la joue. Cet inconvénient a lieu moins fréquemment avec les dents permanentes, parce que leurs racines, une fois dénudées, ne sont pas refoulées en dehors de la même manière.

Plus d'une fois déjà, dans le cours de cet article, nous avons fait allusion à la nécrose des mâchoires ; il est nécessaire d'ajouter ici quelques mots sur cette complication. En dehors de cette nécrose de l'os qui résulte des processus ulcératifs décrits plus haut, il y en a une variété que l'on a appelée idiopathique pour déguiser l'ignorance où l'on est de sa véritable étiologie. Quand cette dernière apparaît, il importe que le chirurgien-dentiste soit en mesure de la reconnaître, parce qu'il est bien probable que le sujet viendra le consulter pour une douleur qu'il rapporte à certaines dents. Celles-ci seront libres de carie, ou peut-être légèrement ébranlées et sensibles à la percussion. La gencive environnante révélera souvent par sa tuméfaction et sa séparation manifeste de l'os sous-jacent, le véritable état des choses : la certitude s'augmentera encore s'il existe un trajet fistuleux. Il n'y aurait sans doute pas grand inconvénient à enlever des dents qui sont presque fatalement condamnées à disparaître avec les progrès de la maladie, mais le dentiste serait exposé, comme il est arrivé fréquemment, à être accusé injustement des conséquences ultérieures. Une fois le mal bien reconnu, il faut avoir soin d'avertir le sujet de se préparer aux ennuis et aux dégoûts d'une longue suppuration ; car on s'exposerait à faire plus de mal que de bien en essayant d'enlever l'os altéré avant que l'inflamation se soit limitée et que la nature ait séparé le séquestre des parties saines environnantes ; d'un autre côté, l'expérience prouve qu'il y a avantage à réséquer sans violence des portions osseuses, saillantes et dénuées. Il faudra aussi soutenir les forces par une bonne alimentation, des stimulants et des toniques en quantité modérée: nous conseillons encore le changement d'air. En même temps des lavages fréquents, ou mieux des injections avec le liquide de Condy, une solution affaiblie d'acide phénique ou la lotion de chlorure sodique seront très utiles pour réduire au minimum l'odeur fétide de la suppuration, qui trop souvent donne des nausées constantes aux sujets susceptibles, et les dégoûte de leur nourriture. Une fois le séquestre devenu libre, il importe de l'enlever en le dégageant au besoin des parties molles par quelques coups de bistouri.

Les portions de la mâchoire les plus sujettes à se nécroser sont sans contredit les parties alvéolaires, ce qui s'explique facilement par leurs rapports intimes avec des organes aussi exposés à devenir malades que le sont les dents. Quand on voit combien ces parties ont à souffrir pendant le cours de l'abcès alvéolaire et de la périodontite chronique, on peut s'étonner que sa mortification consécutive dans une étendue plus ou moins considérable ne soit pas plutôt la règle que l'exception ; en somme, cette cause de nécrose est si rare, qu'on peut la négliger. Au moment où nous écrivons, ce sujet fait l'objet d'une étude de la part de notre collègue J. Lyons, qui a déjà réuni plusieurs cas de nécrose, dans lesquels l'historique montre l'existence de douleurs et d'inflammations violentes dans des dents qui ont fini par guérir, en laissant apparaître longtemps après de tristes effets sur l'os environnant. Si de pareils faits se généralisaient, il faudrait se décider à adopter un traitement moins conservateur pour les dents atteintes de périodontite grave. Les dents qui semblent amener le plus souvent la nécrose de l'os voisin sont les incisives de la mâchoire supérieure; cela tient-il à quelque particularité de structure dû à certaine condition de l'os en ce point, ou bien à la répugnance qu'on éprouve à enlever de pareilles dents, même quand elles sont très altérées? C'est une question que nous ne saurions trancher. Souvent l'exfoliation n'est pas considérable et ne porte que sur une faible partie de la table alvéolaire externe.

Les nécroses d'origine syphilitique, mercurielle, phosphorée, etc., sortent du domaine du chirurgien dentiste, qui peut les étudier dans les ouvrages spéciaux, et qui n'a guère à s'en occuper qu'au point de vue de la prothèse.

En ce qui concerne l'extraction des dents pendant le cours de la nécrose, c'est une question qui réclame beaucoup de jugement. Sont-elles malades? sont-elles une source évidente d'irritation? Il n'y a pas à hésiter, il faut les enlever; dans le cas contraire, leur avulsion immédiate n'est pas toujours opportune. On a, en effet, cité des exemples de dents vacillantes et dont la conservation paraissait désespérée qui, après l'éloignement du séquestre, se consolidèrent parfaitement, soit dans l'os restant, soit dans les alvéoles développés plus tard. On a démontré que l'os de nouvelle formation, surtout à la mâchoire inférieure, a grande tendance à se résorber ou à s'atrophier, ce que certains auteurs ont attribué à un défaut d'usage ou d'exercice; « or, ce serait, dit Salter, une question intéressante au double point de vue théorique et pratique de savoir jusqu'à quel degré l'on peut s'opposer à la résorption de l'os supplémentaire en lui permettant d'agir à l'aide de dents artificielles; » nous croyons même que l'essai a été fait, mais le résultat nous en est inconnu.

CHAPITRE XVII

OCCLUSION DES MACHOIRES RÉSULTANT DE BRIDÉS CICATRICIELLES

Les cicatrices qui produisent le resserrement des mâchoires peuvent résulter de la plupart des formes d'ulcération que nous avons considérées. Celles provenant de l'ulcération de la joue, par l'irritation de la racine d'une dent temporaire ou une légère attaque de stomatite ulcérative, quoique très communes, déterminent rarement assez d'inconvénients pour nécessiter l'intervention chirurgicale. Celles consécutives aux cas graves de stomatite ulcéreuse, ou aux ulcérations produites par la salivation mercurielle ou provoquées par les exanthèmes, la stomatite gangréneuse, etc., sont beaucoup plus sérieuses et plus difficiles à traiter. Dans ces derniers cas, souvent la destruction ne se borne pas seulement à la membrane muqueuse, mais envahit encore les tissus musculaire et osseux. La brèche est d'abord comblée par du tissu conjonctif ; mais, avec le temps, ce tissu se rétracte, se condense, et s'ossifie même dans certains cas (1), en maintenant ainsi, du côté correspondant de la bouche, les deux mâchoires solidement fixées, ou même en les déplaçant l'une sur l'autre, comme le montre la déviation des bicuspides et des molaires. La question maintenant serait de savoir si l'on ne pourrait pas prévenir ce résultat fâcheux par un traitement fait assez tôt, c'est-à-dire après l'arrêt du processus ulcératif et quand le travail de cicatrisation a commencé. Celui que nous allons proposer serait, bien entendu, d'autant plus efficace qu'il serait plus tôt essayé. Seuls les chirurgiens qui ont entrepris de séparer des doigts ou des orteils *palmés* savent combien il est difficile d'empêcher la reproduction des adhérences, et la même difficulté s'observe dans la bouche. La simple dissection des cicatrices est complètement inutile, car le même tissu ne tarde pas à reparaître,

---

(1) Peut-être serait-il préférable de dire qu'il fait place au développement du tissu osseux dans les points où l'os a été détruit.

doué quelquefois d'une moindre élasticité que le premier. Les dentistes sont familiarisés avec les sillons profonds, recouverts de muqueuse saine, qui se rencontrent dans la bouche des personnes qui
ont porté des plaques d'or, dont les bords externes étaient trop hauts
et avaient provoqué des ulcérations qui se cicatrisaient quand les sillons ainsi formés étaient suffisamment profonds. L'un de nos confrères, J.-C. Clendon, a eu à traiter (et, selon nous, avec le plus grand
succès encore atteint) des cas où les cicatrices avaient été longuement
divisées à leurs points d'attache aux maxillaires, au moyen de plaques métalliques dont les bords empêchaient l'adhérence de la joue
avec le maxillaire correspondant. Le meilleur mode de procéder
consiste, après avoir chloroformé le sujet, à détacher largement les
attaches cicatricielles aux deux mâchoires, puis en maintenant
celles-ci ouvertes de force, à prendre une empreinte du côté défectueux avec du stent, en ayant soin de faire pénétrer une portion
de cette substance entre les surfaces divisées. L'empreinte sert alors
à estamper des plaques s'adaptant aux maxillaires de ce côté et
qu'on attache solidement aux dents, quand il en existe ; dans le
cas contraire, on les maintient en place à l'aide d'un fort ressort
spiral, avec la précaution de bien insinuer le côté externe de ces
plaques entre les surfaces divisées. Il faut d'ailleurs les introduire
dans la bouche pendant que le sujet est encore sous l'influence du
chloroforme, de façon à pouvoir encore agir avec le bistouri s'il est
nécessaire. Les appareils doivent se porter continuellement durant
des semaines, voire même des mois ; il est, en outre, quelquefois
nécessaire d'interposer entre les plaques quelques substances élastiques. Dans les cas plus graves et plus compliqués par suite de la
puissance des stalactites osseuses qui réunissent entre elles les mâchoires, le seul moyen qui permette de soulager le malade est l'o-
pération d'Esmarch; elle consiste à enlever avec une scie un fragment
cunéiforme de la branche horizontale du maxillaire inférieur, pour
obtenir une fausse articulation en avant des adhérences. Dans une
communication très intéressante faite à la Société odontologique
par Claude Rogers (1), nous voyons la relation d'un cas dans lequel
une plaque d'or inférieure, portant des dents artificielles et reliée

---

(1) *Trans. odont. Society,* vol. XII, p. 53.

par des ressorts avec une pièce supérieure, avait complètement divisé le maxillaire du côté droit, et partiellement celui du côté
gauche. « Le patient, dit l'auteur, n'avait pour ainsi dire pas souffert. » Ce fait est assurément précieux en ce qu'il indique un moyen
parfait et efficace pour effectuer la division de la mâchoire, avec la
certitude d'en conserver la mobilité ; l'idée est d'autant plus importante qu'elle pourrait être utilisée dans beaucoup d'autres cas chi-
rurgicaux.

<hr>

CHAPITRE XVIII

TUMEURS DE LA GENCIVE ET DES MAXILLAIRES

La meilleure manière de décrire ces tumeurs, c'est de les rapporter aux tissus qui en constituent la partie essentielle. On observe
très souvent de petites tumeurs muqueuses de la gencive, dont le
développement est ordinairement provoqué par les bords inégaux
d'une dent cariée. Pendant la mastication, les dents se meuvent
légèrement dans leurs alvéoles, comme le prouvent les facettes polies qu'elles présentent aux points où elles se rencontrent latéralement. Ce mouvement, dans les conditions mentionnées ci-dessus,
irrite sans doute considérablement la gencive, et produit une hypertrophie de la membrane muqueuse à l'endroit irrité, la production
pathologique prenant une forme polypoïde, surtout quand il existe
une dent adjacente. Ces polypes muqueux ont une coloration plus
foncée que la gencive environnante, sont mous, sans être très sensibles au toucher et saignent très facilement ; il est rare qu'ils
atteignent et encore plus rare qu'ils dépassent le niveau des dents
adjacentes. Quand ils se présentent sur des parties de la gencive dépourvues de dents, leur origine dépend encore, sans aucun doute,
de quelque irritation. Leur traitement consiste à les exciser, opération qui s'exécute facilement à l'aide de l'instrument représenté
fig. 146, qui permet de les couper au niveau ou un peu au-dessous

du niveau de la gencive; il faudra ensuite avoir soin de cautériser le lieu d'implantation. Quant aux polypes résultant de l'irritation des bords déchiquetés d'une dent cariée, si celle-ci n'est pas enlevée, ils ne tarderont pas à se reproduire; aussi faut-il, après leur excision, obturer la cavité de la dent. En pareil cas, le coin de bois placé entre les dents sera fort utile, non seulement pour refouler la gencive et arrêter l'écoulement du sang, mais encore en permettant à l'opérateur de faire une obturation parfaitement lisse au bord cervical de la cavité. Quand ces petites tumeurs sont déterminées par la présence de racines, il importe d'enlever ces dernières, et l'on verra alors les polypes disparaître bientôt spontanément.

TUMEUR PAPILLAIRE DE LA GENCIVE. — Elle a été, croyons-nous, décrite pour la première fois par Salter (1), et consiste presque entièrement en une hypertrophie du tissu épithélial; on l'observe rarement. Nous n'en avons rencontré qu'un seul exemple, ayant environ le volume d'une fève, et situé à la jonction du procès alvéolaire du maxillaire supérieur avec le corps de cet os. Cette tumeur existait depuis plusieurs années, et comme ce n'était pas pour elle que le malade venait nous consulter, nous ne crûmes pas devoir lui conseiller de traitement, mais nous insistâmes sur l'importance de la surveiller avec soin pour s'assurer si elle augmentait de volume. Ces productions, en effet, sont dangereuses, car, dans un deuxième cas observé par Salter sur un de ses clients, la tumeur repullula après une opération pratiquée par Cock, de *Guy's*, et amena la mort du sujet.

TUMEURS VASCULAIRES DE LA GENCIVE. — Dans cette forme de tumeur, c'est surtout l'élément vasculaire qui prédomine. Elle ne s'élève, en général, pas beaucoup au-dessus du niveau de la gencive environnante, mais elle peut occuper une surface assez étendue. Sa couleur est rouge foncé, elle est d'origine congénitale et n'est en réalité qu'un nœvus veineux. Dans l'excision, qui est le seul traitement approprié, il importe d'enlever complètement le tissu morbide, parce que la reproduction serait presque fatale si on en laissait un fragment quelconque. Pour être sûr de faire une extirpation totale, nous conseillons avant l'emploi du bistouri de marquer les

____

(1) *Guy's Hospital Reports,* 1866.

limites de l'excroissance avec le nitrate d'argent ou l'acide phénique concentré, afin de tracer la voie de l'instrument tranchant; car, lorsque celui-ci pénètre dans la masse, il fait évanouir la tumeur en vidant les vaisseaux qui lui donnent son caractère distinct. Il faudra gratter la surface de l'os et le cautériser avec de l'acide nitrique concentré, ou mieux encore au fer rouge, afin de détruire les parties de l'excroissance qui ont leur origine dans les vaisseaux du périoste. Les tumeurs naissant du périoste de la mâchoire ou de la membrane alvéolo-dentaire sont loin d'être rares. Elles peuvent être générales ou circonscrites ; dans le premier cas, elles constituent la maladie désignée sous le nom d'*hypertrophie des gencives.*

HYPERTROPHIE DES GENCIVES. — Cette maladie peut être congénitale, ou apparaître longtemps après la naissance. Elle attire rarement l'attention avant l'éruption des premières dents, époque où la

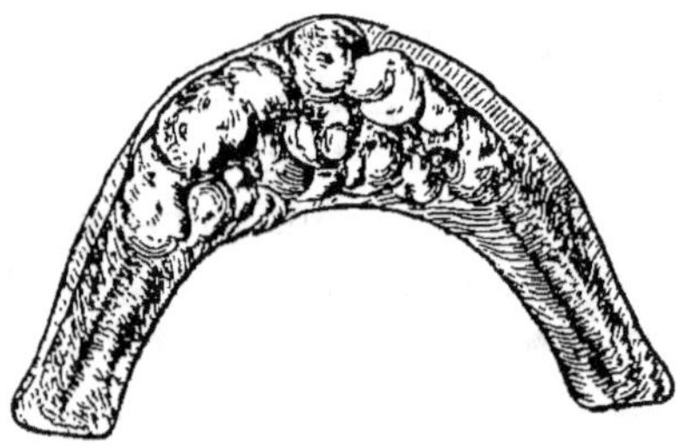

Fig. 246. — Dessin d'après un moule d'une hypertrophie de la gencive, — non congénitale, — qui disparut après l'extraction de quelques dents ébranlées.

tumeur prend un développement plus actif. L'examen d'un cas semblable montre les gencives très augmentées de volume et nodulées comme la surface d'une framboise : la coloration, bien qu'un peu plus foncée qu'à l'état normal, n'a cependant rien de vraiment pathologique sous ce rapport. Les dents sorties paraissent déviées par l'excroissance qui les enveloppe jusqu'au sommet de leurs couronnes et quelquefois au delà. A la mâchoire supérieure les parties hypertrophiées peuvent se rencontrer et remplir toute la voûte palatine, comme dans un cas que nous rencontrâmes à l'hôpital dentaire de Londres et que nous adressâmes au chirurgien

consultant, C. Heath, qui en a publié l'observation (1). L'hypertrophie acquise, qui ne paraît jamais ou presque jamais acquérir
les dimensions des cas congénitaux, semble avoir pour origine l'irritation causée par des dents ; car, quand on arrache ces dernières,
qui étaient généralement ébranlées depuis quelque temps, il est de
règle que la maladie disparaisse (fig. 246). Il se peut cependant
que l'extraction des dents, amenant la résorption des procès alvéolaires, où la tumeur a ses principaux points d'implantation (comme
l'a démontré C. S. Tomes dans l'examen du cas dont nous venons
de parler), ait déterminé en même temps l'atrophie de la production
morbide. Quant aux cas congénitaux, il faut procéder à leur éradi-
cation complète. C'est une opération assez difficile, surtout chez les
jeunes enfants et qu'il faut faire par fragments. On commence par
cerner la masse par des incisions faites au bistouri, puis on l'excise
en y comprenant une portion considérable des bords alvéolaires
avec des pinces de Liston. L'hémorragie cède au cautère actuel,
qui détruit aussi ce qui a pu échapper à l'instrument. Dans les
cas acquis, il suffit, comme nous l'avons vu, d'enlever les dents ;
si, au contraire, on voulait tenter de les conserver et d'exciser l'excroissance, celle-ci ne manquerait guère de se reproduire, parce qu'il
est bien difficile de l'enlever en totalité. On pourrait cependant
essayer, dans le cas où l'on aurait affaire à des dents saines, solides
et utiles.

Épulis. — Les tumeurs plus circonscrites, composées surtout de
tissu fibreux et qu'on désigne généralement sous le nom d'épulis
fibreuses, paraissent se rapprocher beaucoup des précédentes au
double point de vue de la structure et du lieu d'origine. Leurs rapports si fréquents avec des dents malades ou des racines dentaires
nous conduiraient à conclure qu'elles résultent de l'irritation du
périoste de la mâchoire ou membrane alvéolo-dentaire ; on en voit
naître cependant dans le voisinage de dents parfaitement saines. Leur
coloration ne diffère guère de celle de la muqueuse normale, excepté quand leur volume les expose à l'action des dents antagonistes ou quand elles ont été irritées par une cause quelconque ;

---

(1) *Trans. odont. Soc.*, vol. X, p. 18.

alors la partie lésée s'enlève et devient irrégulière. A la pression, elles paraissent lisses ou nodulées, fermes et légèrement élastiques.

L'épulis est peu douloureuse, et il est probable qu'avant la découverte des anesthésiques, les sujets laissaient prendre les dimensions énormes à ces tumeurs indolores avant de consulter un médecin; maintenant ils n'attendent plus aussi longtemps les secours de l'art, et nous avons rarement l'occasion de rencontrer des masses aussi volumineuses que celles dont parlent les anciens auteurs. La plus grosse que nous ayons jamais enlevée avait environ le volume d'une mandarine. Comme elle avait son point d'implantation à la partie externe du bord alvéolaire supérieur et qu'elle se logeait entre la joue et les gencives, elle n'entraînait que relativement peu d'inconvénients, jusqu'au jour ou le malade se décida à la faire extirper; l'opération fut d'ailleurs assez facile, la tumeur étant pédiculée. L'épulis apparaît surtout vers l'âge de trente à quarante ans. Au point de vue de la structure, elle présente un caractère fibreux entremêlé de cellules fibro-plastiques. Les fibress ont disposées en faisceaux ondulés, qui partent et s'irradient du périoste, du procès alvéolaire ou de la membrane alvéolo-dentaire et contiennent les éléments cellulaires dans leurs interstices. Souvent on trouve des spicules ou des noyaux osseux dans les parties centrales ou profondes de la tumeur. Tout en étant modérément vasculaire, l'épulis l'est pourtant plus que le type ordinaire des productions fibreuses. Le traitement consiste dans l'extraction; cependant nous avons rencontré quelques épulis de petites dimensions, qui avaient été réprimées par des applications continuelles de tannin. Après les avoir suivies pendant plusieurs années, nous pouvons affirmer qu'elles ont diminué de volume; mais, ayant perdu de vue les malades, nous ne savons ce que ces tumeurs sont devenues. Le succès de l'opération exige que l'on tienne compte du tissu qui est le lieu d'origine; car si ou se bornait à exciser la masse au niveau des parties environnantes, on verrait repulluler une tumeur d'un caractère plus actif et plus rebelle à traiter que la première. Il faut donc enlever tout ce qu'il est possible avec le bistouri puis racler ou détacher une portion superficielle de l'os à l'aide de la gouge ou des pinces de Liston, et enfin cautériser à l'acide nitrique pour détruire les fibres périostiques qui s'enfoncent dans le ti-su osseux et que la gouge ne saurait atteindre. Au lieu de gratter l'os et d'appliquer l'acide nitrique, on peut employer le cautère actuel;

ce dernier convient surtout anx cas où l'os exposé présente une surface unie, et le premier à ceux où il offre une surface inégale et irrégulière. Il vaut mieux exagérer le traitement que de pécher par trop
de timidité, afin d'éviter les risques d'une repullulation qui, outre
ses inconvénients particuliers, pourrait jeter le malade dans l'anxiété
et lui faire redouter une affection incurable.

ÉPULIS MYÉLOÏDE. — Pour M. Heath, celle-ci ne serait qu'une variété de la précédente, dont elle diffère par une plus grande vascularité et par une proportion beaucoup plus considérable des cellules
polynuclées et myéloplaxes (d'où l'épithète de myéloïde donnée par
Paget aux néoplasmes qui renferment cet élément). On sait que les
myéloplaxes se trouvent dans la moelle des os à l'état normal ;
quant à la question de savoir si on les rencontre dans toutes les épulis fibreuses, nous ne nous chargeons pas de la résoudre, mais nous
partageons complètement l'opinion des auteurs qui considèrent ces
tumeurs comme ayant une origine plus profonde que la variété
fibreuse, c'est-à-dire au-dessous du périoste. Elles s'observent généralement chez des sujets plus jeunes, ont une croissance plus rapide
et s'ulcèrent plus facilement que les premières ; elles ont aussi une
coloration plus foncée, lie de vin, et sont plus molles au toucher. Elles
contiennent encore plus fréquemment des parties osseuses que la
variété fibreuse. Elles apparaissaient sur les procès alvéolaires des deux
mâchoires, tout en étant, selon nous, plus communes au maxillaire inférieur que sur le supérieur. Il faut les opérer comme précédemment, mais en emportant davantage de la base osseuse à cause
de leur origine plus profonde. Dans un cas d'épulis myéloïde de
volume considérable, développée sur le bord alvéolaire du côté droit
de la mâchoire inférieure, chez un enfant de neuf ans, nous nous
contentâmes de réséquer la partie de l'os qui recouvrait les canines
et les bicuspides non sorties, dans l'espoir de pouvoir conserver ainsi
les organes dentaires ; notre but fut atteint, et la tumeur n'avait pas
reparu à l'époque où nous revîmes pour la dernière fois l'opéré ; mais
nous avions eu le soin d'appliquer librement le cautère actuel sur la
surface osseuse entamée par l'instrument tranchant.

TUMEURS OSSEUSES. — On en rencontre assez fréquemment sur la
surface alvéolaire, surtout à la face interne de la mâchoire inférieure ;
et, comme alors elles nuisent à l'adaptation convenable des pièces
de prothèse, le praticien les découvre facilement, tandis que souvent

les sujets n'en soupçonnaient pas l'existence. Ces exostoses corres-
pondent, selon nous, aux *suros* que l'on observe sur les jambes des
chevaux, et qui représentent un effort de la nature pour fortifier une
partie chargée d'un travail exagéré. Les dents de ces sujets sont généralement fortes et offrent des signes attestant qu'elles ont été bien
employées. Les cas les plus prononcés que nous ayons rencontré con-
cernaient des individus qui usaient largement du gruau d'avoine
dans leur alimentation. La figure 247 a été faite d'après un moule de
la bouche d'un médecin distingué ; et malgré la saillie considérable

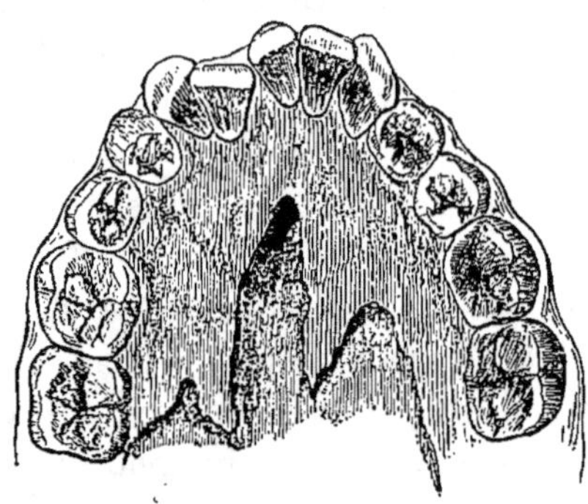

Fig. 247. — Exostose considérable de la mâchoire inférieure.

des os au-dessous de la langue, cette exostose n'entraîna jamais d'inconvénient. Ces tumeurs ont une telle densité qu'elles seraient difficiles à enlever, à peu près comme le sont les exostoses dites éburnées
du crâne. Les productions malignes se rencontrent dans les régions
appartenant au domaine du chirurgien dentiste, aussi bien que dans
les autres parties du corps. Elle sont sans doute quelquefois déterminées par l'irritation de dents malades et brisées ; mais, tout en
tenant compte de la somme d'irritation qui peut s'établir de la sorte,
il est bien difficile de pouvoir la considérer comme une cause directe
de productions cancéreuses. Tout dentiste doit être à même de
diagnostiquer de semblables tumeurs dès la première période de leur
existence, et il faut pour cela qu'il ait fait les études voulues dans une
bonne école.

CHAPITRE XIX

KYSTES DENTIGÈRES

Sous cette dénomination sont comprises deux, sinon trois variétés de maladie kystique: 1° le développement de kystes dans la membrane alvéolo-dentaire ou dans son voisinage; 2° des kystes qui se forment en connexion avec des dents retenues dans l'intérieur de la mâchoire ou dont l'éruption est retardée par une cause quelconque, et peut-être des kystes nés dans le lieu où une ou plusieurs dents devraient exister et contenant un certain nombre de ces organes, de formation irrégulière et très imparfaite, attachés à leurs parois. Les premiers s'observent beaucoup plus fréquemment qu'on ne le supposait généralement, et, tout en n'étant pas absolument confinés aux dents permanentes, leur relation avec celles-ci est cependant bien plus fréquente qu'avec les dents temporaires. Notre attention a été attirée sur ces tumeurs, il y a déjà bien des années, et notre intérêt fut excité sur elles par l'observation de deux cas opérés par feu sir W. Lawrence, à une époque où nous remplissions le rôle d'externe dans son service hospitalier.

On disait alors que ces tumeurs étaient des *hydropysies du sinus maxillaire,* et on les traitait en conséquence, mais leur structure, et surtout leur contenu, nous ayant manifestement révélé leur nature kystique, nous ne tardâmes pas à publier (*Trans. Odont. Soc.,* février 1862) un mémoire dans lequel nous disions que l'*hydropisie du sinus* n'avait pas d'existence réelle, opinion qu'à notre insu Giraldès avait déjà exprimée avant nous.

Le lieu où cette maladie se montre le plus souvent est directement au-dessus du sommet des racines de la première ou de la seconde bicuspide supérieure; nous l'avons vue, mais plus rarement, au-dessus des canines du haut, et une ou deux fois seulement en relation avec les incisives latérales et les molaires supérieures. A la mâchoire inférieure, au contraire, les rapports de ces kystes avec les molaires sont très fréquents. Au début, cette maladie apparaît généralement sous forme d'une petite tuméfaction indolore, située sur la paroi alvéolaire externe au-dessus d'une dent, et très souvent on croit avoir affaire à un abcès. A mesure que le volume augmente, le sujet éprouve plus ou moins de gêne et d'inconvénient par suite du séjour des aliments entre la tumeur et la joue, et la plupart des malades nous disaient que la tuméfaction augmentait et manifestait quelque sensibilité quand il y avait un catarrhe concomitant.

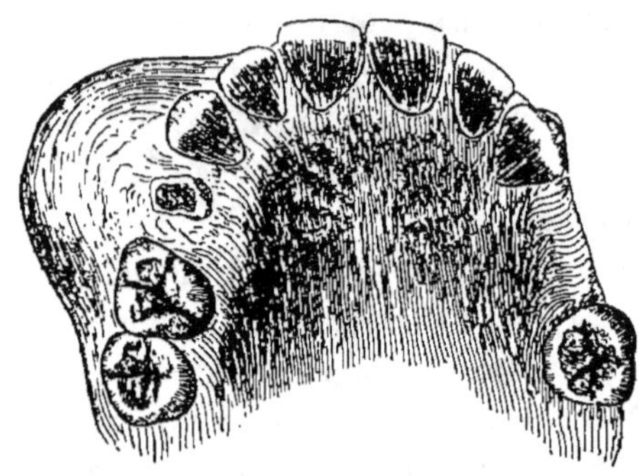

Fig. 248. — Aspect d'une tumeur kystique de la mâchoire supérieure, causée par l'altération d'une racine bicuspide.

Au toucher, la tumeur paraît demi élastique, sans donner de sensation distincte de fluctuation ; mais un signe plus caractéristique, c'est un craquement particulier, rappelant le bruit de parchemin, que le doigt éprouve quand la coque osseuse est assez mince pour céder à la pression (fig. 248). Malheureusement, ce phénomène n'existe pas toujours, l'os pouvant être trop dense pour se laisser refouler, comme c'est généralement le cas à la mâchoire inférieure. Parfois on sent une crête osseuse distincte à la surface de la tumeur.

L'étiologie en est obscure. Peut-être peut-on attribuer leur relation fréquente avec les dents à la disposition qu'ont ces dernières à des conditions produisant de l'irritation et de l'hyperhémie du côté de leurs racines. Remarquons que le corps renferme deux catégories d'organes spécialement sujets à la production de kystes dans leurs enveloppes, ce sont les dents et les testicules, organes éprouvant une migration dans leurs phases évolutives ; mais la tendance de l'ovaire et de ses parties environnantes aux mêmes conditions pathologiques nous empêcherait d'appuyer beaucoup sur cette analogie.

Dans la plupart des cas on constatera, suivant nous, que ces kystes dentaires ont leur origine dans le tissu cellulaire qui sert de gaîne aux nerfs et aux vaisseaux sanguins se rendant aux dents, car ceux-ci, spécialement dans les cas des bicuspides, traversent l'os qui forme la base et la paroi externe du sinus maxillaire, et alors le développement du kyste distend l'os extérieurement d'un côté, et de l'autre intérieurement dans le sinus.

En ce qui concerne le traitement de cette variété de kystes, nous ne croyons pouvoir mieux faire que de soumettre au lecteur des extraits d'un mémoire qui a paru dans les *St-Bartholomew's Hospital Reports,* parce que ce travail s'appuie sur des observations permettant de juger des moyens thérapeutiques essayés.

« J'ai remarqué que le traitement souvent adopté pour cette maladie n'est pas toujours aussi simple qu'il doit l'être réellement.

« Les procédés que j'ai mis en œuvre depuis plusieurs années ont toujours amené la guérison dans un espace de temps très court et ont été, si je ne me trompe, bien moins désagréables pour les sujets que les méthodes conseillées par les auteurs, au moins par ceux qui faisaient autrefois autorité en cette matière ; méthodes qui consistaient à résigner une portion considérable de la paroi externe du sinus, ou à enlever une des molaires pour pénétrer par son alvéole, pour faciliter la première opération, comme je l'ai vu faire moi-même sur une femme, il y a quelques années.

« La meilleure manière d'exposer le traitement que je recommandais me paraît être de choisir trois cas parmi ceux que j'ai rencontrés dans l'année courante.

OBSERVATION I. — M. T., jeune homme de 27 ans, soigné à la consultation externe de *Saint-Bartholomew's-Hospital.* Tumeur osseuse au-dessus de la canine supérieure gauche, résistante à la pression. Dent cariée, mais pas assez pour être sacrifiée. Libre incision à travers la paroi osseuse de la tumeur avec un bistouri, écoulement d'un liquide séreux, introduction d'une mèche dans une longueur de moins de 0^m03 et humectée d'acide phénique pour irriter l'intérieur du kyste et en provoquer la suppuration, cette mèche devant être enlevée par le malade au bout de 24 heures. La douleur et la tuméfaction obligent de la retirer au bout d'à peu près 8 heures, mais la suppuration qui s'était établie cessa après moins de trois semaines.

Observation II. — Une jeune fille de 19 ans, dans le service de sir James Paget, salle Lawrence. Tumeur du côté gauche de la bouche, au-dessus des bicuspides supérieures, ou plutôt de leurs racines. Celles-ci furent extraites en même temps que celle de la première molaire sous l'influence du protoxyde d'azote. Un jet de liquide séreux suivit l'extraction de la racine de la deuxième bicuspide. La mèche fut introduite dans le kyste comme dans le premier cas, à travers l'alvéole de cette dernière dent ; suppuration au bout de 7 heures et guérison en quelques jours.

Observation III. — M. W., 24 ans, m'est adressé par un ami, M. Pocklington. Ce malade croyait avoir un abcès de la gencive, situé du côté droit de la face, au-dessus des racines de la première

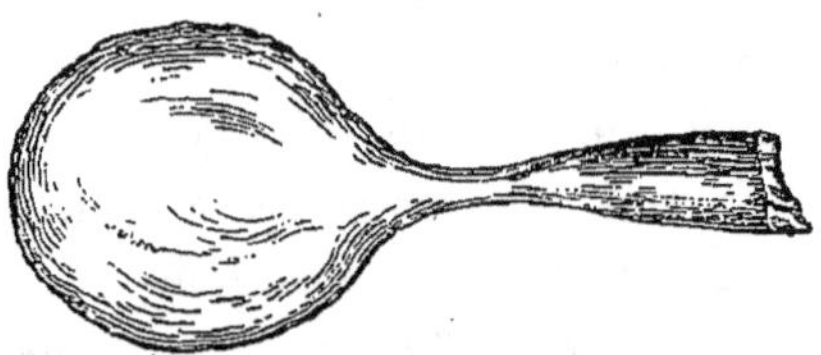

Fig. 249. — Kyste enlevé avec une dent bicuspide supérieure.

et de la deuxième bicuspide. Il me dit n'en avoir jamais souffert et qu'il venait me consulter à cause de la tuméfaction qui commençait à entraîner de la difformité. La deuxième bicuspide était cariée au niveau de la gencive ; la première l'était aussi, mais pouvait être conservée par une obturation. L'extraction de la première fut suivie d'un écoulement abondant de liquide séreux et la dent amena avec elle une substance membraneuse qui lui était adhérente. On reconnut qu'il s'agissait d'un kyste présentant, après sa dissection, presque la forme et le volume exact d'un œuf de pigeon (fig. 249), et qui s'était rompu pendant l'extraction. On félicita le malade d'avoir esquivé, par l'ablation du kyste, une partie ennuyeuse et pénible du traitement qu'on lui avait expliqué auparavant, et qui consistait dans l'application de la mèche et de la suppuration consécutive. Mais cet avantage fut contrebalancé par une hémorragie secondaire qui survint dans la soirée et pour laquelle M. Pocklington dut obturer la cavité laissée par la tumeur. Environ deux mois après, je dus opérer le même sujet pour un kyste semblable du côté gauche de la bouche, en rapport, cette fois, avec les débris de la première bicuspide supérieure.

L'extraction n'amena pas le kyste, aussi fallut-il introduire la mèche et même la comprimer avec quelque force pour tâcher d'éviter la complication qui était survenue dans le premier cas. Mais la précaution fut inutile, l'hémorragie se reproduisit, en vertu de la diathèse hémophylique que présentait le sujet, ainsi que plusieurs membres de sa famille. M. Pocklington fut encore obligé d'obturer la cavité à travers l'ouverture de l'alvéole de la première bicuspide.

« Nous ne nous étendrons pas davantage sur le traitement de ces trois cas typiques, et nous nous bornerons à poser les règles suivantes : Quand on peut faire remonter la maladie à une dent, si celle-ci, quoique altérée, peut encore être sauvée, il faudrait ouvrir la tumeur au-dessus d'elle, et, par des moyens appropriés, provoquer la suppuration du kyste pour en amener la guérison définitive. Si, au contraire, la dent ou la racine est inutile, on l'enlèvera et l'on fera suppurer la tumeur en se servant de l'ouverture alvéolaire. Enfin, dans le cas où le kyste viendrait avec la dent, l'opérateur pourrait se féliciter, ainsi que le sujet, d'un événement qui est très favorable pour la réputation du premier et très heureux pour le dernier.

« J'ai beaucoup insisté sur la nécessité de faire suppurer le kyste quand il n'a pas été arraché avec la dent, en voici la raison : j'ai vu souvent des tumeurs de ce genre quo'n avait ponctionnées plusieurs fois et dans lesquelles on avait injecté des liquides stimulants, qui s'étaient ensuite refermées et avaient continué de sécréter le liquide caractéristique, tandis qu'une fois la suppuration établie, la guérison était assurée.

La seconde variété reconnaît comme cause une inclusion dentaire. On ne peut guère douter que, dans ce cas, le liquide séreux soit sécrété à l'intérieur de la capsule dentaire qui, par suite, se trouve distendue. Quand on ouvre un kyste semblable et que l'on évacue son contenu (liquide de couleur jaune citron ou brunâtre, qui se recouvre par le repos d'une couche brillante de cristaux de cholestérine, produit de la dégénérescence graisseuse et commune à toutes les tumeurs kystiques) on trouve la couronne d'une dent se projetant dans son intérieur, la racine adhérant plus ou moins solidement à l'os environnant ; ou bien le kyste peut avoir tellement empiété sur l'os qui supportait la dent, c'est-à-dire l'alvéole de celle-ci, que la dent soit détachée et repose libre à la partie la plus déclive.

Les symptômes de cette forme de kyste dentigère ont, en somme, la plus grande analogie avec ceux de la première variété : c'est toujours une tuméfaction indolore et inexplicable du maxillaire au niveau ou dans le voisinage du procès alvéolaire avec cette différence qu'à son lieu d'implantation, on observe l'absence d'une dent, à moins, bien entendu, que la tumeur ne dérive d'une dent surnuméraire.

Il est fort difficile de se rendre compte du mode de développement de ces kystes ; ainsi, on rencontre souvent des dents incluses dans la mâchoire qui ne provoquent pas une semblable maladie. L'explication qui nous semble la plus rationnelle est celle que nous avons donnée dans un travail où nous exposions nos idées sur le mode d'éruption des dents (1). Des dents développées dans des positions anormales rencontrent, dans les couches d'os denses et plus stationnaires qui constituent les alvéoles des dents adjacentes, un obstacle à leur sortie : leur éruption se trouve ainsi interrompue, tandis que l'os environnant poursuit encore son travail évolutif.

Il faut encore tenir compte de ce fait que ces tumeurs se manifestent le plus souvent à une période qui succède à celle où les portions alvéolaires des maxillaires ayant été dans un état de développement actif peuvent facilement fournir une quantité d'os suffisante pour envelopper de pareilles dents. Il n'en sera bientôt plus de même quand cette activité diminuera, et il y aura alors tendance à la formation d'un hiatus à cette portion de la dent la plus éloignée de la portion nutritive ou médullaire de l'os. Or, J. Tomes a montré que la capsule de la dent, restes de ce qu'on appelle l'organe de l'émail, se détache entièrement des parties molles quand l'émail a achevé sa calcification et qu'il n'est pas rare de voir une petite quantité d'un fluide transparent se colliger dans l'intervalle ainsi formé. Si cet état progresse, le kyste se rapprochera de la surface et pourra

---

(1) *On the pathology of one form of dentigerous cyst, Saint-Bartholomew's Hospital Reports*, vol. XII, p. 91.

finir par se rompre et se vider. Mais il n'est pas rare que la portion radiculaire de la dent se trouve dénudée auparavant, au point que la dent elle-même se détache et tombe dans le kyste.

La troisième variété a probablement plus d'analogie avec les kystes dentigères que l'on trouve dans certaines tumeurs de l'ovaire qu'avec les formes ci-dessus décrites; ici nous avons évidemment affaire à un kyste développant des dents sur sa membrane muqueuse interne. Par leur forme et leur structure irrégulière, les dents ressemblent aussi à celles que l'on rencontre souvent dans les kystes de l'ovaire ; telles étaient celles qui se trouvaient dans les cas de Tellanders et de Mahias et où nous avons constaté l'absence de toute cavité pulpaire (1). Les kystes dentigères de ce genre pourraient encore, comme représentant une dent, être regardés comme des odontomes.

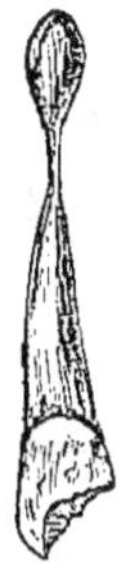

Fig. 250. — Petit kyste adhérent à l'extrémité d'une racine bicuspide. Ce kyste avait perdu sa vitalité et avait provoqué l'apparition d'un abcès dans son voisinage immédiat, mais il n'avait d'ailleurs aucune connexion avec l'abcès.

Dans le traitement des deux dernières variétés, nous adoptons à peu près le même procédé que pour la première, en ajoutant à l'ouverture du kyste l'extraction de la dent ou des dents qu'il renferme. En général, la tumeur se vide spontanément comme il arrive dans toutes les variétés de ces kystes abandonnés à eux-mêmes. Puis

(1) *Trans. odont. Soc.*, 2 novembre 1863.

quand le liquide séreux s'est écoulé pendant un certain temps, la sécrétion change de caractère et finit par devenir purulente. Dans cette condition, il n'est pas rare de voir confondre la maladie avec un abcès de l'alvéole ou du sinus maxillaire.

On a prétendu que les abcès alvéolaires se convertissent quelquefois en tumeurs kystiques, et Salter a publié l'observation d'un cas de ce genre (1) : sans nier la possibilité d'une semblable transformation, nous dirons que nous n'avons jamais observé de fait à l'appui. Nous avons rencontré deux cas d'abcès en rapport avec des racines dentaires qui présentaient un petit kyste à leur extrémité (fig. 250) ; ces kystes, résultant d'une inflammation, avaient été évidemment la cause des abcès. Si on les avait abandonnés à eux-mêmes et qu'ils eussent atteint des dimensions ordinaires, on en aurait conclu qu'ils devaient leur origine aux abcès. Nous doutons beaucoup qu'une surface, en supposant même qu'elle soit une véritable membrane séreuse, qui a une fois sécrété du pus et qui reste, par suite, plus ou moins altérée, soit capable de sécréter de nouveau un liquide séreux. Que faisons-nous, d'ailleurs, en essayant de détruire la sécrétion séreuse de ces kystes, sinon de les amener à suppuration ?

<hr>

CHAPITRE XX

MALADIES DU SINUS MAXILLAIRE

La cavité qui se trouve dans le maxillaire supérieur et qui est connue depuis des siècles sous le nom d'antre d'Highmore, est tapissée d'une mince couche muqueuse, qui se continue avec celle des voies respiratoires, par un petit orifice débouchant dans le méat moyen du nez. Cette membrane est sujette à des altérations pathologiques, de même que les parties osseuses environnantes.

<hr>

(1) *Dental pathology and surgery*, p. 241.

Dans le chapitre précédent, nous avons parlé de kystes dentigères qui occupent souvent la totalité ou une grande partie du sinus maxillaire et que l'on avait confondus avec une *hydropisie* de cette cavité, maladie que l'on attribuait à l'occlusion de son orifice et à la rétention du mucus sécrété. La sécrétion normale de la membrane qui tapisse l'antre ne s'accumule probablement jamais en quantité suffisante pour s'écouler au dehors et ne peut guère qu'en humecter légèrement la surface. Quand la muqueuse est congestionnée ou modérément enflammée, comme dans le catarrhe, elle fournit sans doute, comme celle des cavités frontale et sphénoïde, une partie des produits muqueux ou mucopurulents qui s'écoulent du nez en quantité anormale; mais même sur ce point, l'évidence directe fait défaut. Mais dans l'inflammation chronique, elle sécrète en proportion exagérée un liquide ténu et purulent, d'une odeur fétide, qui s'écoule continuellement dans la narine correspondante. L'origine de cette condition pathologique est obscure, car si, dans bon nombre de cas, on peut la rapporter à l'irritation provoquée par des dents malades, dont les racines sont quelquefois en contact absolu avec cette membrane, il en est beaucoup d'autres où cette relation est impossible. Les symptômes ne sont pas non plus très prononcés : une douleur sourde continue du côté du maxillaire affecté, de même que dans la région orbitaire correspondante, et un écoulement d'odeur repoussante par la narine, dont la quantité augmente quand la tête repose sur le côté opposé, sont les phénomènes les plus caractéristiques ; il faut cependant savoir qu'ils peuvent survenir quand l'un des cornets ou la muqueuse est affecté et que le sinus de ce côté est parfaitement sain. En ce qui concerne le traitement, personne ne contestera que les symptômes pénibles dont nous venons de parler exigent l'extraction de toutes les racines ou dents très gâtées du maxillaire supérieur correspondant. C'est un précieux moyen diagnostique et curatif, car, en sondant avec un stylet d'argent les alvéoles vacants, on peut arriver à le faire pénétrer dans le sinus avec une légère pression, et l'odeur que ramènera ou non l'instrument jugera immédiatement la question.

La suppuration du sinus maxillaire, appelée tantôt abcès, tantôt empyème de cette cavité, peut être confondue avec des abcès alvéolaires s'ouvrant dans son intérieur. La maladie s'annonce par une douleur plus intense au début, que le sujet rapporte surtout à une dent supérieure ; puis un soulagement plus ou moins grand succède à l'écoulement d'un pus abondant et bien formé par la narine de ce côté. L'extraction de la dent douloureuse est quelquefois suivie de la sortie du pus par son alvéole, soit immédiatement, soit après l'introduction d'un stylet dans le sinus par l'orifice alvéolaire.

Le traitement de la véritable inflammation chronique de la muqueuse du sinus maxillaire, tout en finissant généralement par aboutir à de bons résultats, est très ennuyeux et d'une longueur qui dépend beaucoup de l'âge et de la santé générale du sujet.

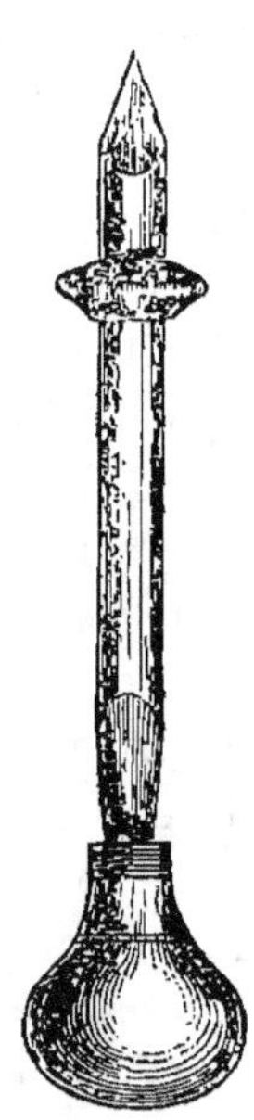

Fig. 251. — Instrument propre à faire une ouverture dans le sinus maxillaire.

Avant tout, il faut assurer une libre communication entre la cavité du sinus et la bouche. Si, après l'extraction d'une dent, on réussit à faire pénétrer un stylet dans l'autre à travers l'alvéole, on élargira l'orifice de manière à lui donner un diamètre d'environ 1 centimètre. Si le stylet ne pénètre pas, ou si l'on n'a pas enlevé de dent dont les racines aillent jusqu'au plancher du sinus, on fera une ouverture juste au-dessus de la première molaire dans la paroi externe de la cavité; nous ne saurions recommander l'extraction d'une dent saine pour faire une perforation à travers son alvéole. L'instrument le plus convenable pour l'opération est celui représenté fig. 251 que nous fabriquons avec une lime ronde aiguisée en pointe quadrangulaire : un bouton de vulcanite fixé à environ 2 centimètres de l'extrémité empêche le trocart de pénétrer assez avant pour blesser la cavité orbitaire; cet instrument permet d'exécuter la perforation en quelques secondes.

Le point qui vient ensuite et qui est très important, c'est de maintenir l'ouverture béante, parce qu'elle a une forte tendance à se fermer ; voici la meilleure manière d'arriver au but. On prend un bout de tube d'or ou de platine d'environ 0^m003 de diamètre, et l'on estampe une plaque métallique s'ajustant exactement sur la partie de la mâchoire où se trouve l'orifice, cette plaque pouvant servir au besoin à monter des dents artificielles. On y soude le tube dans une position telle qu'une fois la plaque mise en place, il pénètre dans le sinus d'une longueur d'à peu près 1 centimètre. Comme il importe de conserver exactement les positions relatives du tube et de la plaque avec la mâchoire et l'orifice, voici un moyen d'obtenir ce résultat : on fait dans la plaque une ouverture correspondant à celle qui conduit au sinus, et, une fois la plaque mise en place, on insinue le tube dans son orifice et on l'enfonce dans le sinus à la profondeur voulue, puis on fixe à la plaque son extrémité inférieure (qui se projette au-dessous de la plaque) avec du plâtre de Paris. Quand ce dernier s'est solidifié, on retire la pièce de la bouche, pour souder le tube dans la position voulue et on en retranche la portion superflue en la limant de niveau avec la plaque. La hauteur du tube dans le sinus empêche les produits purulents de s'écouler dans la bouche, tandis que son orifice permet au sujet de laver la cavité de la manière la plus simple possible. Il lui suffit de prendre du liquide dans la bouche, de fermer la narine du côté opposé avec le doigt, puis, en comprimant les joues, de forcer ce liquide à pénétrer par le tube dans le sinus et de revenir par la narine ouverte. Comme ces lavages répétés constituent un élément fort important du traitement, et comme il est désagréable et pénible de la faire avec la seringue, nous sommes certain qu'aucun de ceux qui auront essayé notre plan ne recourra jamais à l'ancien.

Parmi les agents détersifs recommandés, le liquide de Condy, l'acide phénique dilué, la soude chlorurée sont au nombre des plus employés, mais celui que l'expérience nous a montré le plus efficace pour réduire l'écoulement et ramener la cavité à l'état physiologique, est l'acide phosphorique en solution affaiblie : le sujet commencera avec une dilution très faible, soit une partie de l'acide dilué pour 20 d'eau, et augmentera graduellement la force jusqu'à ce qu'elle ne puisse plus être supportée sans désagrément. Il faut souvent continuer ce lavage pendant longtemps et généralement, dans les véritables cas d'inflammation chronique du sinus, pendant plusieurs années ; mais, avec notre procédé, le désagrément et l'ennui sont réduits au minimum. Les observations publiées de guérison rapide après l'extraction d'une dent cariée et quelques injections n'avaient trait, selon nous, le plus souvent qu'à des cas d'abcès alvéolaires ouverts dans le sinus, maladie dont le traitement est facile. Quand l'écoulement a tout à fait disparu, on peut interrompre l'usage de la plaque et du tube, ou si la première porte des dents, on peut supprimer le tube et alors l'ouverture du sinus se fermera. Nous n'avons jamais rencontré de cas où cette occlusion se fît attendre longtemps ; mais, en présence de la moindre difficulté, nous croyons que l'application d'un peu d'acide nitrique concentré au pourtour de l'orifice, comme l'a proposé F. Mason pour les petites fistules du palais, suffirait pour provoquer le développement de granulations qui finiraient par fermer cet orifice. Nous avons comblé des brèches beaucoup plus grandes consécutives à des nécroses, en avivant les bords et en les rapprochant à l'aide de sutures en fil d'argent. Quant au traitement de la fissure palatine, soit congénitale, soit acquise, il exige une opération, — la staphylorrhaphie, — qui appartient au domaine du chirurgien, le dentiste ne pouvant prétendre qu'à l'application des pièces prothétiques : et ici le lecteur désireux de renseignements ne saurait mieux faire que de consulter l'excellent ouvrage de Norman Kingsley (1).

On a cité des cas d'irritation du sinus maxillaire par le séjour dans cette cavité d'une racine qui s'y était introduite pendant des tentatives d'extraction. Un fait de ce genre, qui s'était présenté dans

---

(1) *Op. cit.*

la clientèle de Cattlin, a donné à ce praticien l'occasion de faire des études sur l'anatomie du sinus, et c'est à lui que nous devons la meilleure description de la forme et des variations de forme de cette cavité. Un autre cas s'est rencontré récemment à l'hôpital dentaire de Londres. Dans ces deux faits, le corps étranger fut retiré par un orifice fait avec le trépan, opération que nous ne recommanderions qu'autant qu'il existerait des désordres pathologiques manifestes ; car nous connaissons une personne qui a eu la racine d'une seconde bicuspide dans le sinus maxillaire, pendant au moins vingt années, sans en éprouver le moindre inconvénient.

Le sinus peut être le siège de productions morbides que l'on observe en d'autres parties de l'organisme. Les plus fréquentes paraissent être des tumeurs kystiques, soit uniloculaires, soit multi-loculaires. On y trouve encore des tumeurs muqueuses, fibreuses, fibroïdes et osseuses ; nous nous rappelons un cas intéressant de la dernière espèce, qui se présenta dans le service de Sir W. Lawrence, alors que nous étions son externe. Parmi ces tumeurs, les kystes et les néoplasmes muqueux peuvent généralement être enlevés par des ouvertures de diamètre modéré faites dans le sinus ; quant aux autres, ils exigent d'ordinaire la résection de la totalité du maxillaire correspondant.

———

CHAPITRE XXI

AFFECTIONS NERVEUSES ET MUSCULAIRES DÉPENDANT D'UNE
IRRITATION DENTAIRE

La douleur qui résulte de dents malades, loin d'être toujours rapportée à l'organe d'où elle émane, peut se faire sentir en quelque point distinct et souvent éloigné. L'exemple le plus fréquent est peut-être l'otalgie, ayant son origine dans une molaire défectueuse, surtout la dent de sagesse de la mâchoire inférieure. Quand un malade se plaint de souffrances vers la région de l'oreille, le côté de la face et de la tête, en descendant le long du cou jusqu'à la clavicule, il ne faut jamais négliger d'examiner ses dents, car souvent l'on en trouvera une qui est la cause du mal. D'autre part, il importe de savoir que toute irritation reçue par un nerf sensitif, dans son trajet au cerveau, détermine une douleur que le sujet rapporte aux extrémités périphériques des fibres irritées ; aussi voit-on quelquefois incriminer des dents parfaitement innocentes. Dans certains cas, l'erreur s'impose tellement qu'il est difficile de persuader au patient que la source de son mal n'est pas à l'endroit où il éprouve la souffrance, et il insiste pour qu'on lui enlève une dent saine, alors que la coupable est une dent cariée, souvent de la mâchoire opposée. Plus rarement, l'irritation dentaire causera de la douleur dans les centres nerveux de parties qui en sont fort éloignées ; ainsi nous avons vu récemment un cas où une odontalgie s'accompagnait invariablement de souffrances dans l'un des testicules. Brunton a montré que dans bon nombre de cas semblables, on peut s'expliquer ce phénomène par l'irritation transmise aux centres des branches sensitives de la cinquième paire, et passant ensuite à ceux des centres vaso-moteurs assez rapprochés, pour affecter ainsi les vaisseaux sanguins de parties distantes.

Mais, outre ce phénomène de transfert d'impressions sensorielles, la même irritation peut encore produire des mouvements musculaires. L'exemple le plus commun de cette action réflexe est celui dont nous avons déjà parlé, en traitant du resserrement des mâchoires qui accompagne la carie dentaire ; il s'agit là d'une contraction des muscles qui ferment la bouche et qui ne tardent pas à se relâcher après l'extraction de la dent. Un autre exemple familier est le strabisme dû à la dentition. Dans des cas plus rares, des parties éloignées sont aussi affectées, comme il arrive quand l'irritation de la dentition produit une contraction permanente des muscles jumeaux et soléaire (pied-bot équin) (1). Sercombe a cité un fait où l'irritation d'une dent dont la pulpe était mise à nu provoquait immédiatement des contractions de l'utérus ; si de pareils cas étaient fréquents, il serait certainement dangereux d'enlever des dents à des femmes en état de grossesse. Des spasmes intermittents,

---

(1) Il ne faut pas oublier que les conditions dont nous parlons dans ce paragraphe et le précédent peuvent résulter de la paralysie des muscles antagonistes.

ou cloniques sont parfois aussi la conséquence de la même irritation, et l'on voit de temps en temps des exemples de contractions
spasmodiques durant quelque temps et causés par une attaque
d'odontalgie ou l'avulsion d'une dent. Les convulsions des enfants
résultent très souvent de l'irritation provoquée par la première
dentition ; l'épilepsie, accident plus rare, s'observe plutôt dans la
seconde dentition (1).

L'état opposé à la contraction musculaire, la paralysie, peut également compliquer l'odontalgie. Ainsi, Gain, de Bath, a rapporté un
cas dans lequel une dent cariée amena non seulement la suppuration du sinus, mais encore la paralysie de la paupière supérieure;
la preuve, c'est qu'après l'extraction de la dent et la ponc-
tion du sinus maxillaire, la paralysie disparut ; mais une complication autrement grave, la cécité, persista. Des paralysies bien plus
étendues résultent quelquefois de l'irritation dentaire, surtout dans
la dentition,[comme l'ont démontré Romberg et Henock, et, d'après
Fliess, elles seraient plus fréquentes pendant la seconde que pendant la première dentition. Voici la symptomatologie de cette complication que nous empruntons à Fliess (2) : Début soudain. L'enfant paraît en bonne santé, mais son sommeil est agité, et il est un
peu fiévreux. A son réveil, le bras ou plus ,rarement le membre
inférieur est paralysé. Le bras est inerte ; il a une température modérée, mais est enflé et d'une couleur lie de vin. Malgré l'immobilité absolue de son membre, l'enfant souffre peu ou point. Assez
souvent la paralysie est précédée de mouvements choréiques. Tantôt la guérison est rapide, tantôt le membre s'atrophie et la paralysie peut s'accompagner des symptômes indiquant un désordre
plus étendu de la moelle épinière et du cerveau, tels qu'une difficulté de la respiration, de l'asthme, des palpitations, une distor-
sion de la face et du strabisme, se terminant par le coma et la mort.

---

(1) On observe cependant de vrais cas d'épilepsie déterminés par l'irritation consécutive à la carie des dents temporaires. L'auteur en a vu
dans lesquels il ne pouvait y avoir de doute relativement à la cause et à
l'effet. L'odontalgie produite par des dents malades était suivie d'attaques épileptiques incontestables, qui cessaient avec l'extraction des dents
douloureuses.

(2) Citation de Brunton *in Trans. odont. Soc.,* vol. XII, p. 163.

Dans ces cas, l'anatomie pathologique est difficile à expliquer : l'hypothèse la plus probable est qu'il s'agit de troubles du système vaso-moteur.

Les organes de sens spécial ne sont pas non plus exempts des influences de l'irritation dentaire, et c'est l'œil qui malheureusement paraît y être le plus exposé. Hutchinson regarde la cécité comme réflexe et analogue dans son étiologie à la paralysie essentielle des enfants. La perte de la vue est généralement précédée pendant longtemps de névralgie faciale, associée à l'odontologie. Dans d'autres cas, que nous avons observés, la cécité s'est manifestée sans la moindre douleur concomitante ; ainsi nous avons vu à l'hôpital dentaire un sujet chez qui l'application d'une dent à pivot (incisive supérieure) détermina une cécité unilatérale, qui disparut complètement après l'extraction de la dent. On a signalé également des faits de surdité provenant de la même cause ; et nous connaissons un monsieur, atteint de névralgie faciale, chez qui la dernière attaque fut suivie d'une perte totale du sens de l'odorat. Enfin, les facultés cérébrales peuvent reconnaître une semblable origine ; la science a enregistré des cas de folie survenus à la suite d'odontalgie intense et qui guérirent après l'extraction de la dent. Comme contraste, nous citerons le cas d'une jeune folle qui nous poursuivait continuellement, nous et d'autres praticiens, pour que nous lui enlevions ses dents saines à cause des sensations désagréables qu'elle rapportait à ces organes.

Le diagnostic de la cause des névralgies de la cinquième paire est extrêmement difficile. Quand on est consulté pour un cas de ce genre, le premier devoir est d'examiner parfaitement les dents du sujet. Il ne faut pas se contenter d'un examen visuel, mais l'on doit percuter toutes les dents, surtout celles qui sont en rapport avec les divisions du nerf les plus affectées. L'application de la chaleur et du froid, au moyen d'un jet d'eau, peut aussi aider à découvrir l'origine du mal. Dans la névralgie de la cinquième paire, la pression sur les branches terminales à leur pointe d'émergence des canaux osseux qu'elles occupent est ordinairement douloureuse, surtout quand on tombe sur la division la plus affectée. Trousseau prétend que, dans ces cas, la pression sur les apophyses épineuses des deux premières vertèbres cervicales développe aussi une grande sensibilité. Ces deux symptômes seraient admirables pour le diagnostic entre l'odontalgie et la névralgie proprement dite, si l'on n'avait constaté que les mêmes conditions sont déterminées par la carie dentaire, au moins à ses périodes ultimes. Le dentiste éprouve un grand embarras quand il est consulté pour des douleurs intenses, que le sujet rapporte à une dent saine et dans laquelle ni la percussion, ni les changements de température ne révèlent de sensibilité anormale. Il doit cependant se garder d'en conclure que la dent est complètement innocente. D'autre part, on voit de vraies névralgies où une dent accuse de la sensibilité après chaque attaque, sans être la cause de la souffrance. Dans le premier cas, la source du mal peut se trouver dans une formation de dentine secondaire, qui comprimerait les nerfs de la pulpe; nous avons, ainsi que d'autres, enlevé des dents paraissant saines, sur la prière instante des clients, et avons constaté l'existence de cet état pathologique. Mais aujourd'hui que nous disposons des anesthésiques, il vaut mieux ouvrir la cavité de la pulpe pour en extraire le contenu, que d'enleverla dent.

La périodicité dans les attaques est un caractère qui éclaire un peu sur la véritable nature du mal, mais elle est presque aussi commune dans les cas de névralgie d'origine dentaire, que dans ceux dus à la chlorose, l'anémie, le rhumatisme, etc.

D'après les remarques qui précèdent, on conclura que nous n'avons à offrir à l'étudiant que des données insuffisantes pour distinguer l'odontalgie de la névralgie, ayant une autre origine; en effet, il faut le reconnaître, nous manquons de signes vraiment pathognomoniques. Il en résulte que le traitement doit quelquefois être assez empirique. Après une complète inspection de la bouche, et quand on l'a remise parfaitement en ordre en enlevant ou rectifiant toutes les sources probables d'irritation, le dentiste doit diriger son attention sur l'état général. S'il reconnaît, par exemple, que le sujet est chlorofique, le fer sera indiqué et la combinaison qui nous semble la meilleure est l'ammonio-citrate; dans l'anémie, nous préférerions le ferro-citrate de quinine, surtout si la souffrance se caractérise par une grande périodicité dans les attaques; en cas d'origine rhumatismale, on peut commencer par les alcalins et continuer, au besoin, avec l'iodure de potassium. L'essai de médicaments considérés comme directement spécifiques de la névralgie ne saurait être négligé; tels sont la quinine, l'arsenic, le bromure de potassium, le chlorure d'ammonium à doses considérables et fréquemment répétées, ainsi que le gelsemium administré de semblable manière ; mais il faut interrompre l'usage des deux derniers au bout de douze heures s'ils ne produisent aucun effet, ou, si on les continue, ne les donner qu'à doses beaucoup plus faibles. La forme assez fréquente de névralgie dans laquelle les attaques surviennent après un sommeil d'une heure ou deux et qui a ordinairement une

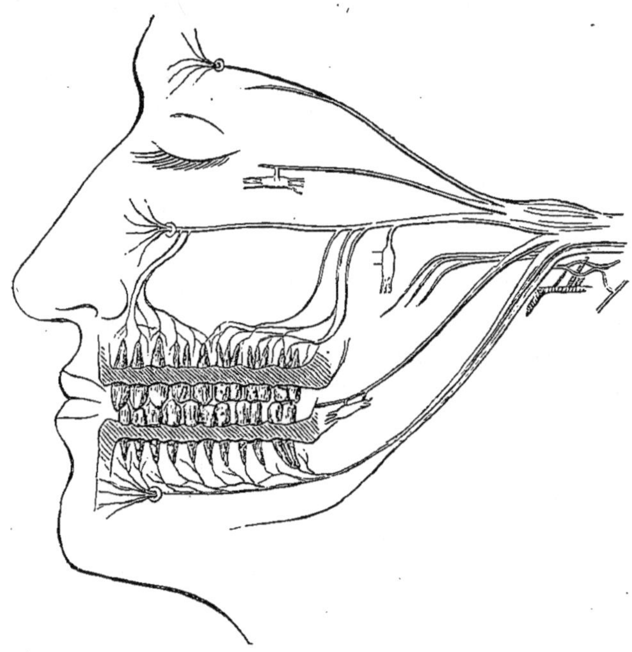

Fig. 252. — Distribution de la cinquième paire de nerfs cérébraux.

origine dentaire peut s'expliquer par une congestion locale, soit aux points douloureux, soit dans les centres nerveux. Elle est soulagée par la position assise dans le lit, ou par une promenade dans la chambre ; un verre de vin de Porto procure encore aussi un soulagement presque magique. Tous ces moyens, surtout le dernier, stimulent l'action du cœur, qui dissipe la congestion résultant du fonctionnement plus faible de l'organe durant le sommeil. Quand toutes les médications sont impuissantes, reste alors la question d'une intervention chirurgicale ; l'opération recommandée consiste à mettre le nerf à nu dans une partie de son trajet, pour l'étirer ou le sectionner.

Pour pratiquer l'étirement ou l'élongation, quand cette opération est possible, il faut mettre le nerf à découvert entre le cerveau et le point où la douleur est spécialement rapportée, et le saisir avec des pinces pour le tirer surtout du côté du cerveau. Dans le cas du trijumeau, il est clair que l'on ne pourrait agir de la sorte que sur la branche dentaire inférieure ; dans les autres cas, on découvre la branche terminale du nerf à son point d'émergence et on le tire en avant. Ce mode de traitement agit probablement en modifiant l'état de vascularité du nerf. Nous serions tenté d'attribuer à une action analogue le soulagement temporaire que produit souvent l'extraction de dents saines dans des cas de véritable névralgie faciale, les branches qui émettent les filaments dentaires se trouvant distendues ou influencées par l'opération.

Quand l'élongation ne réussit pas, on peut songer au sectionnement. Cette seconde opération, dans le cas de la cinquième paire, n'est encore applicable, jusqu'à un certain point, qu'au nerf dentaire inférieur, dans le trajet intra-osseux. Il ne faut pas se borner à diviser le nerf, mais le succès exige qu'on en résèque réellement une portion. Dans d'autres cas, le nerf peut être sectionné à son émergence de l'un ou l'autre des trois trous par où passent les branches terminales des trois principales divisions. Les objections que l'on fait à cette opération sont la production ultérieure d'anesthésie dans les parties innervées par la partie externe du nerf sectionné et le risque de déterminer un renflement douloureux à l'extrémité interne de la division. On voit quelquefois survenir une névralgie intense à l'emplacement d'une dent extraite ; or, nous sommes d'avis depuis longtemps que la douleur est très probablement due alors soit à la compression d'un filament nerveux par une production osseuse dans l'alvéole, soit à la cicatrice, soit enfin au renflement bulbeux de l'extrémité d'un rameau divisé de la branche dentaire. Notre traitement consistait à faire une incision au point sensible, à séparer la membrane muqueuse de la surface de l'os et à réséquer une partie de ce dernier, opération que nous pratiquâmes bien deux années avant qu'elle ait été recommandée par Gross dans son excellent ouvrage.

21

TABLE DES MATIÈRES

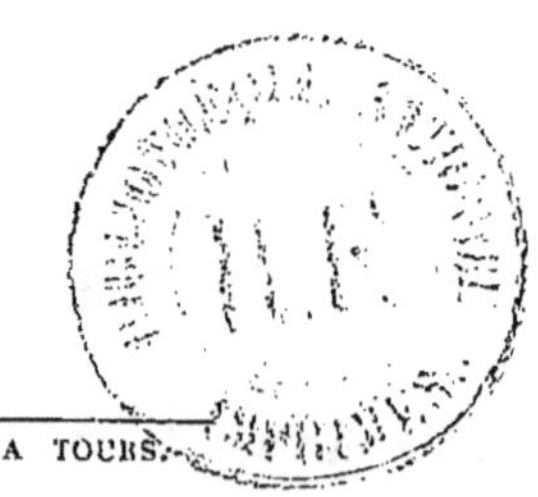

IMPRIMERIE PAUL BOUSREZ, RUE DE LUCÉ, 5, A TOURS.